Enfermería psiquiátrica

Enfermería psiquiátrica

Coordinadores

Julio Bobes García
Manuel Bousoño García
M.ª Paz González García-Portilla
Juan Luis López Rodríguez
Pilar Alejandra Sáiz Martínez

EDITORIAL
SINTESIS

Vallehermoso, 34. 28015 Madrid
Teléfono: (91) 593 20 98
http://www.sintesis.com

Depósito legal: M.-42.651-2001
ISBN: 84-7738-922-5

Impreso en España - Printed in Spain

Colaboradores

Elena Álvarez López
Profesora Titular de Psicología Médica
Área de Psiquiatría, Departamento de Medicina
Universidad de Oviedo

Julio Bobes García
Catedrático de Psiquiatría
Área de Psiquiatría, Departamento de Medicina
Universidad de Oviedo

Manuel Bousoño García
Profesor Titular de Psicología Médica
Área de Psiquiatría, Departamento de Medicina
Universidad de Oviedo

M.ª Teresa García Beovides
Profesora Asociada de Enfermería Geriátrica
Área de Psiquiatría, Departamento de Medicina
Universidad de Oviedo

M.ª Paz González García-Portilla
Profesora Titular de Psicología Médica
Área de Psiquiatría, Departamento de Medicina
Universidad de Oviedo

Juan Luis López Rodríguez
Profesor Asociado de Enfermería Psiquiátrica
Área de Psiquiatría, Departamento de Medicina
Universidad de Oviedo

Sara Martínez Barrondo
MIR Psiquiatría. Oviedo
Área de Psiquiatría, Departamento de Medicina
Universidad de Oviedo

M.ª Begoña Paredes Ojanguren
Especialista en Medicina Familiar y Comunitaria
Médico Adjunto del Servicio de Urgencias del Hospital San Agustín
Avilés (Asturias)

Sira Pedraces Fresno
Diplomada Universitaria de Enfermería
Oviedo

M.ª Luisa Prieto Cedrón
Diplomada Universitaria de Enfermería
Centro de Salud Mental II (Área IV)
Oviedo

Pilar Alejandra Sáiz Martínez
Profesora Titular de Psicología Médica
Área de Psiquiatría, Departamento de Medicina
Universidad de Oviedo

Aránzazu Sánchez García
Psiquiatra. Doctorando del Área de Psiquiatría, Departamento de Medicina
Universidad de Oviedo

José Alfonso Testón Blanco
Diplomado Universitario de Enfermería
Especialista en Psiquiatría
Centro de Atención Primaria "Paulino Prieto" (Área IV)
Oviedo

Índice

Parte I

Fundamentos de enfermería de salud mental

1

Concepto de salud y enfermedad mental

Objetivos

- Conocer la evolución de los conceptos de salud y enfermedad mental.
- Identificar las diferentes tendencias asistenciales en psiquiatría.
- Delimitar el rol del profesional de enfermería en salud mental.

1.1. La salud y la enfermedad en los pueblos primitivos

En un principio el cuidado no se constituye como un oficio ni profesión, sino solamente como ayuda para mantener las necesidades fisiológicas, psicológicas y sociales del individuo y del grupo.

Es difícil identificar y describir de forma adecuada los orígenes precisos de la Enfermería, ya que no sabemos prácticamente nada de la actividad de las "enfermeras" en la prehistoria. Todo lo que se ha escrito sobre la Enfermería en este periodo es una mera conjetura basada en los descubrimientos de los arqueólogos, antropólogos y estudiosos de la prehistoria.

Desde muy antiguo se identifica a la mujer, símbolo de fecundidad, con el cuidado de todo aquello que crece y se desarrolla hasta la muerte; cuidado de los niños (crianza), pero también de los enfermos, moribundos y muertos.

Así, la práctica del cuidado del cuerpo, ligada a dos de los mayores acontecimientos de la vida, el nacimiento y la muerte, y el conocimiento de las virtudes de las plantas, hacen que las mujeres se conviertan en "cuidadoras y sanadoras". Estas prácticas se transmitirán oralmente a través de varias civilizaciones constituyendo un gran patrimonio del saber.

El hecho de cuidar a los enfermos era, para la mujer, una prolongación de las tareas domésticas, algunas de las cuales se han dado en llamar en nuestros días "cuidados básicos". Por tanto, la naturaleza de la especie humana está intrínsecamente ligada al desarrollo de la enfermería.

Como tal, ha atravesado numerosas etapas y ha formado parte de los movimientos sociales. Ha sido partícipe de la cultura de una época, ha sido la historia de un grupo profesional cuyo *status* siempre ha venido marcado por las pautas prevalentes en la humanidad.

Los momentos decisivos para la Historia, también lo han sido para la enfermería. Pese a la visión más profesionalizada y "aséptica" de la actualidad, los acontecimientos que dan lugar a "un mayor grado de consideración hacia los desvalidos y oprimidos, benevolencia y compasión para con los desgraciados y los que sufren, tolerancia hacia aquellos de religión, raza o color diferentes, etc.", tienden a promover actitudes como la enfermería, que son fundamentalmente humanitarias.

Como parece lógico, el concepto de Enfermería, de cuidados, ha estado ligado históricamente al término de salud. Éste, ha evolucionado a través de los tiempos, influido por los valores económicos, sociales, religiosos o técnicos de la sociedad en cada uno de los momentos que se pueden considerar. En cierto modo, el concepto y el camino de la propia enfermería hacia la profesionalización ha estado íntimamente ligado a estos cambios en el concepto de salud y a los motivos que en ellos influían. Por ello, para realizar el análisis histórico del origen y evolución de la Enfermería de Salud Mental como profesión, es necesario apoyarse en la trayectoria y evolución de dos conceptos base: "salud" y "enfermedad".

A pesar de la continua evolución de ambos conceptos, hoy parecen asumidos por todos los estudiosos del tema los siguientes criterios básicos:

- La enfermedad es universal.
- Todos los grupos humanos han desarrollado y desarrollan formas de lucha contra la enfermedad.
- Dentro de sus marcos culturales se elaboran teorías más o menos complejas para explicar y definir la enfermedad.

Así, vemos, cómo en la era anterior al Cristianismo, el hombre reconoció por instinto una fuerza extraña y por encima de sí mismo, que actuaba como directriz de los elementos y del universo. Como reacción de esta misma fuerza, su vida era una constante lucha contra los elementos naturales y la experiencia le mostró que algunos fenómenos le eran favorables y otros desfavorables. Su fantasía empezó a crear dioses. Había dioses del mal o espíritus maléficos causantes de sus desgracias, y dioses o espíritus buenos que le ayudaban en sus empresas. Los espíritus eran los responsables de la salud y de la enfermedad, lo que influyó decisivamente en el desarrollo de las prácticas relacionadas con los tratamientos y remedios. Las ideas de una naturaleza oculta, las supersticiones, se vincularon fuertemente a la etiología de las enfermedades, ya que el hombre primitivo aceptaba el origen sobrenatural de la mayoría de los acontecimientos, incluyendo la enfermedad.

Parecía, pues, lógico que si la causa de los males y enfermedades se debía a espíritus malignos, la curación se intentara actuando sobre ellos. Así, con el tiempo, ciertos tipos de síntomas se atribuyeron a la influencia de espíritus concretos y se idearon formas para expulsarlos. El objetivo básico consistía en hacer que el cuerpo del paciente fuera una morada desagradable para el espíritu, por lo que era razonable entonces tratarlo mal para curar al paciente mediante una terapia que consistía en asustarlo para que saliera fuera.

Del mismo modo y ante la presencia constante de la muerte, nace la preocupación por lo que es bueno o malo para alejarla y asegurar la continuidad de la vida. En los pueblos primitivos se presentan muchas concepciones acerca del origen del la enfermedad, pero el *rapto del alma* es, con mucho, la predominante.

Resulta muy interesante el concepto que aparece en la obra de Hipócrates *Sobre los aires, las aguas y los sitios,* ya que aconseja al médico "observar de manera sostenida y con claridad a la persona y ver ese sujeto en contraste con todos los alrededores naturales, con sus propias leyes universales y sus características especiales", adelantándose varios siglos al concepto actual de salud.

Sobre la historia de la Enfermería en Psiquiatría existen pocos testimonios. Ello es debido a la falta de identidad de la enfermedad mental en sí y a la ubicación del cuidado en manos de carceleros. Los antecesores serían, pues, los primeros guardianes que, con la política de *no restreint* en Inglaterra y la reforma de Pinel se ocupan del cuidado de los enfermos mentales.

Al ser liberados los enfermos de las cadenas, se contempla la necesidad de personas que estén a su cuidado, que no respondan a las agresiones, que traten a estos enfermos de forma humanitaria y que sean capaces de poner límites a las situaciones que lo requieran. Estos guardianes solían ser gente de baja extracción social y su poder retributivo era muy bajo, contemplándose en algún momento la necesidad de adiestramiento en lo que sería hoy la relación terapéutica.

1.1.1. Concepto de salud

La salud es el elemento central en la práctica médica que diagnostica la pérdida de salud y prescribe un tratamiento para devolverla. Como señalaba Laín-Entralgo, la salud humana posee una estructura compleja, definida por criterios objetivos y subjetivos.

- *Criterio objetivo:* Necesitamos previamente percibir sensorialmente el organismo del paciente, es decir, considerarlo como "objeto perceptible". La objetividad puede ser establecida desde cuatro puntos de vista:

1. Morfológico: Salud como ausencia de malformaciones, lesiones y cuerpos extraños.
2. Funcional: Sano sería aquel cuyas funciones vitales se encuentran dentro de los límites que definen la norma funcional de la especie.
3. Rendimiento vital: Sano sería el que rinde sin fatiga excesiva lo que la sociedad o él mismo espera.
4. Conducta: Sin un comportamiento que se atenga a las pautas habituales no podría hablarse de salud.

– *Criterio subjetivo:* Salud como sentimiento difuso de bienestar.

Dependiendo del punto de vista en que nos instalemos, variará nuestra idea de salud. Cuando coexisten un sentimiento subjetivo de bienestar con una morfología, una actividad funcional, un rendimiento vital y una conducta, manifiestamente normales hablamos de "salud perfecta". Éste sería un estado límite al que se aproximan los diversos estados reales de la vida humana; lo que habitualmente se denomina buena salud sería una "salud relativa".

1.1.2. Concepto de enfermedad

Etimológicamente, enfermedad viene del latín *in firmitas,* esto es, aquello que no es firme, que no puede sostenerse por sí mismo.

Para Laín-Entralgo, la enfermedad es una pérdida de salud, es un estado defectivo de la vida humana, siendo el paso del estado de salud al estado de enfermedad paulatino. Como ejemplo del paso progresivo entre ambos estados veamos la cita de Castilla del Pino: "Las formaciones psicóticas son el resultado de un proceso, de un *continuum,* que se inicia desde las denotaciones y connotaciones correctas, o, cuando menos, no psicóticas, hasta las estrictamente psicóticas".

Para Carrino, los rasgos fundamentales de la identidad del enfermo serían:

1. *Pasividad forzada:* El enfermo se ve obligado a delegar en otros la gestión de su propia persona y se somete a una serie de actos incompresibles, convirtiéndose en objeto de producción de la institución sanitaria. Según el grado de pasividad, será calificado como buen o mal enfermo.
2 *Disociación:* La ciencia médica divide la totalidad de la persona asumida, aislando la parte que estima que es su campo de acción específico.
3 *Culpabilidad:* La idea de enfermedad ha estado reñida con una connotación negativa desde antiguo, generando rechazo y agresividad (siendo considerada incluso como castigo de un pecado). La agresividad social es una respuesta al peligro que el sufrimiento y la marginación suponen respecto a los valores dominantes.

En Psiquiatría, el concepto de enfermedad presenta unas dificultades importantes que se apartan de las que aparecen en el resto de las enfermedades médicas. Por ello, en la clasificación de la patología psiquiátrica de la OMS (CIE-10) no se habla ya de enfermedades sino de Trastornos Mentales y del Comportamiento.

La enfermedad mental raramente origina una amenaza vital en sí misma (con excepción de las conductas suicidas), lo que también la diferencia de un gran número de enfermedades somáticas, en las que este riesgo vital condiciona la actitud del paciente y médico.

Además, el enfermo mental no suele presentar dolor (no al menos de la forma que se presenta en otras patologías), y es la afectación de terceras personas muchas veces la única sintomatología que revela la existencia de la enfermedad.

Otro de los aspectos más destacables es la ausencia de conciencia de enfermedad que suele tener el enfermo mental. La Federación Mundial de Salud Mental ha dejado bien claro en la Declaración de Makurahi (Japón, 1993) que la enfermedad mental no puede ser discriminatoria para los ciudadanos y debe ser tratada de igual forma que cualquier otra enfermedad.

A raíz de estos enunciados conceptuales de salud, se han ido superando y cambiando las bases de la psicopatología tradicional de Kurt Schneider por el desarrollo de los sitemas multiaxiales de diagnóstico y por el progreso de la investigación biológica y psicosocial.

Estos dos últimos esfuerzos de grupos de profesionales de la Psiquiatría han sucedido a otras tendencias denominadas "antipsiquiátricas", vinculadas fundamentalmente a los movimientos de derechos civiles que se desarrollaron en torno a la década de 1960, y que obtuvieron un gran impacto en los medios de comunicación y en la propia praxis clínica.

Consecuencia del modelo antipsiquiátrico, que pone especial acento en los aspectos psicosociales, tanto de la salud como de la enfermedad mental, ha resultado ser el modelo de Psiquiatría biológica, que ha vuelto a tomar gran relevancia en la actualidad, y que ha profundizado de nuevo en las raíces médicas del quehacer clínico.

En la situación actual podríamos convenir en que existen desarrollos complementarios, tanto en la concepción como en la filosofía asistencial de atención a la salud y a la enfermedad mentales. Esta afirmación se deduce de la mayor y gradual *tendencia* que se registra a nivel universal en la *atención comunitaria* al enfermo y a la salud mental, y del extraordinario *desarrollo* habido en los últimos cuarenta años en los *conocimientos biológicos y psicológicos*.

En síntesis, podríamos asumir que la atención a la salud y enfermedad mentales sigue centrada en la patología del cerebro y del sistema nervioso en general, pero enriquecida por las aportaciones comunitarias de la sociología y de las diferentes ramas de la psicología.

A pesar del consenso alcanzado en torno al concepto de salud de la OMS y de trastornos mentales y del comportamiento de la OMS y de la Asociación Americana de Psiquiatría (APA), existe conciencia de que estas posiciones son transitorias y no tienen principios teóricos por haber abandonado los clásicos principios jerárquicos de localización, de causalidad, de patología y de la clínica.

A partir de estas incorporaciones, la enfermería psiquiátrica podría definirse como una especialidad de las ciencias de la salud y antropológicas, capaz de estudiar no sólo las causalidades biológicas, sino también las motivaciones psicológicas y psicodinámicas y los condicionantes socioculturales de la enfermedad mental en sus múltiples formas, aplicando los cuidados y atención pertinentes.

Virginia Henderson, en 1979, establece una de las definiciones clásicas de enfermería considerando a ésta como el encuentro con un paciente y su familia, durante el cual la enfermera observa, ayuda, comunica, atiende y enseña; contribuye, además, a la conservación de un estado óptimo de salud y proporciona cuidado durante la enfermedad, hasta que el paciente es capaz de asumir la responsabilidad inherente a plena satisfacción de sus propias necesidades básicas como ser humano; por otra parte, cuando se requiere, brinda al moribundo ayuda compasiva.

La mayor parte de los progresos logrados hasta la fecha durante la búsqueda de una teoría científica de la enfermería, han sido desarrollados durante las últimas décadas aunque estuviesen latentes o fuesen iniciados desde el principio del siglo XX.

1.2. Funciones y competencias profesionales

La evolución conceptual, tanto de la salud como de la enfermedad mentales, ha dado lugar a diferentes roles profesionales que en la actualidad tienden a desarrollarse más socializados y ampliados a toda la población.

En todas las ciencias de la salud las funciones a ejercer por los profesionales han sido modificadas y fundamentalmente ampliadas en los últimos años, de acuerdo a las directrices establecidas principalmente por la Organización Mundial de la Salud.

La enfermería no ha podido mantenerse al margen de estas recomendaciones supranacionales, por lo cual, a pesar de los objetivos vigentes para las escuelas de enfermería, existen no sólo otras concepciones latentes, sino que están a punto de ser traducidas en forma legal, en nuestro caso por el Ministerio de Sanidad y Consumo (Anteproyecto de funciones del Personal de Enfermería).

La política sanitaria actual de nuestro país considera que la función de los diplomados en enfermería es proporcionar cuidados de enfermería al individuo, la familia y la comunidad, de forma directa, integral y coordinada, a través de acciones dirigidas al fomento de la salud, a la mejora del medio físico y social, a la protección contra las enfermedades y accidentes, a la rehabilitación de las personas y a la asistencia en caso de enfermedad y muerte. El diplomado en enfermería realizará estas funciones promoviendo al máximo la capacidad de autocuidado del individuo, familia y comunidad.

Considerando las funciones anteriormente mencionadas, los diplomados en enfermería quedarían habilitados para ejercer las siguientes actividades:

1. Colaborar en las acciones de fomento de la salud y de protección contra la enfermedad y accidentes, de acuerdo con las disposiciones legales vigentes, interviniendo en:
   a) Control periódico de la salud del individuo sano en todas las etapas de la vida, para detectar precozmente grupos vulnerables, enfermedades y riesgos específicos.
   b) Orientación familiar.
   c) Educación sanitaria dirigida al individuo, familia y comunidad, tanto en los servicios de salud como en el medio donde la comunidad vive y trabaja.
   d) Contribuir en la identificación y aplicación de medidas individuales y colectivas en el medio físico y social para evitar condiciones de riesgo específico de accidente o enfermedad.
   e) Contribuir a garantizar un nivel inmunitario adecuado en la población en las distintas etapas, bajo su responsabilidad, en el caso de programas sanitarios generales, o bajo prescripción médica en los casos en que se estime precisa dicha indicación.

2 Contribuir a la atención de las necesidades físicas, psíquicas y sociales del enfermo, prestándole asistencia, tanto en los servicios de salud como a domicilio, en régimen normal y de urgencia, interviniendo en:
   a) Facilitar la comunicación del paciente con su núcleo familiar y social.
   b) Informar y/o colaborar en la información al paciente, y en su caso tutor o responsable legal sobre las actividades sanitarias que vayan a incidir sobre él, así como sus derechos y deberes en relación a los servicios de salud.
   c) Canalizar, si fuera preciso, las necesidades físicas, psíquicas y sociales detectadas en el enfermo y familia hacia los profesionales adecuados.
   d) Control y seguimiento del enfermo crónico mediante protocolos establecidos.
   e) Efectuar terapéutica medicamentosa física y farmacológica según prescripción médica.
   f) Colaborar en las distintas etapas de las intervenciones quirúrgicas.
   g) Realizar y/o colaborar en la ejecución de técnicas de diagnóstico y tratamiento por indicación médica.
   h) Asegurar el cumplimiento de las órdenes médicas.
   i) Asistir a partos cuando no exista el personal específico para ello.
   j) Prestar asistencia inmediata en casos urgentes hasta la llegada del médico.
   k) Garantizar que el paciente reciba los cuidados higiénicos, de aseo corporal y dietéticos precisos, mediante actuaciones propias o delegadas, según la complejidad de la situación del enfermo.

l) Garantizar el uso, conservación y limpieza adecuados del material utilizado a través de actuaciones propias o delegadas.

3. Colaborar en las acciones de rehabilitación y reinserción social del individuo, realizando las tareas que estén dentro del ámbito de cuidados de enfermería:
   a) Enseñar a los enfermos las técnicas terapéuticas necesarias que deba realizar por sí mismo, mediante protocolos establecidos.
   b) Enseñar u orientar al enfermo y su familia a adaptarse a la enfermedad y sus secuelas.

4. Aquellas otras acciones de análoga naturaleza que sean propias de los cuidados de enfermería.

2

Historia de la Psiquiatría y de la Enfermería Psiquiátrica

Objetivos

- Conocer la Historia de la Psiquiatría y de la Enfermería Psiquiátrica.
- Adquirir el conocimiento del nacimiento de la disciplina de la Enfermería Psiquiátrica.
- Identificar las tendencias contemporáneas en esta disciplina.

2.1. Introducción

Las enfermedades mentales tienen un largo pasado, y aunque las características de la vida actual, su desenfrenado ritmo, sobre todo, es seguro que inciden negativamente en la salud mental, no por ello hay que creer que las "psicopatías" son problemas planteados a la medicina contemporánea.

Lo dicho nos permite indagar en la historia de la medicina en busca de los capítulos psiquiátricos que alberga y, de esta forma, encontraremos suficientes indicios, datos y reseñas como para ir contruyendo una visión breve, pero suficiente, de la evolución que la consideración de las enfermedades y de los enfermos mentales ha ido experimentando a lo largo de los siglos de la historia humana, desde la más remota antigüedad hasta la definitiva eclosión del siglo XIX.

2.1.1. Mesopotamia y Egipto

Sucediendo al remoto hechicero, al *chamán,* al primitivo *sanador* de los primeros estadios de la civilización humana, tanto internista como cirujano (y, también psiquiatra en cuanto que se ocupa de las alteraciones del espíritu), aparecerán en las primeras colectividades urbanas nuevas figuras en relación con las prácticas sanatorias.

En las culturas mesopotámicas más antiguas, como la asirio-babilónica, se diferenciarán tempranamente dos tipos de sanadores: el sacerdote-médico *(iazû)* y el curador laico *(azu)*, este segundo fundamentalmente quiropráctico. El primero trata las dolencias ocultas, especialmente aquellas que se consideran originadas por la posesión de demonios y espíritus maléficos (*Idta* es el genio causante de la locura), muchas veces provocadas por la cólera de los dioses ofendidos por el pecado de los hombres; esto es, la enfermedad, sobre todo la interna, se entiende como castigo de la divinidad al pecador.

Lo quirúrgico y traumatológico quedaba en manos de los poseedores de los conocimientos técnicos y medicamentosos necesarios. Los sacerdotes sagrados, que también disponían de una abundante farmacopea, recurrían con preferencia a conjuros y sortilegios sanatorios, o sea, a una rudimentaria psicoterapia, quizá en muchas ocasiones eficaz.

En Egipto ocurría algo parecido; la enfermedad también se vinculaba con la voluntad divina e incluso con el castigo y el pecado, y allí también la medicina es una complicada mezcla de conocimientos empíricos, religión y magia. Quizá la mayor diferencia entre el tratamiento mesopotámico y el egipcio radique en que el sacerdote-médico adquiere en el país del Nilo una dimensión más "científica".

En los templos de algunas divinidades nilóticas tenía lugar el que se ha denominado "sueño de incubación" (o *incubatio*), también una forma de psicoterapia, multitudinaria en este caso. Pero quizá más relevante sea la preocupación de los sanadores egipcios por recomendar diversas distracciones para los ocios de sus contemporáneos, entre ellos la danza, la pintura, la música, excursiones en barca, etc.

En el papiro *Edwin Smith* (XVIII dinastía, hacia 1550 a. C.), y uno de los más valiosos de los varios que nos ha legado la medicina egipcia, puede encontrarse, quizá, la primera descripción del cerebro de la historia de la medicina, y, lo que es más importante, se le hace sede de las "funciones mentales", aunque las doctrinas egipcias consideran al corazón el órgano primordial.

Los sanadores egipcios se ocuparon de un trastorno emocional relacionable con lo que más adelante los griegos llamarán "histeria" (de *hysteron*, útero en griego). La explicación que se daba a esta alteración de la conducta era la desviación o el desprendimiento uterinos. Para solucionar tales defectos de colocación de la matriz, pero con intención de curar la histeria, se utilizaban pesarios constituidos por una almohadilla impregnada en serrín de abeto y heces de cerveza o vino, así como fumigaciones vaginales con excrementos humanos mezclados con esencia de trementina.

En contacto con el pueblo egipcio durante un sustancial periodo de su historia estuvo el pueblo hebreo, y en su antigua medicina también podemos rastrear aspectos psiquiátricos. Por ejemplo, en el Talmud, compendio de leyes judías, se habla de lo que hoy llamaríamos *proyección*, esto es, referir a una segunda persona aquello de lo que uno mismo es responsable. De igual modo, en el Deuteronomio puede leerse que Dios castiga con la locura, valiéndose de genios o espíritus mediadores.

Concretamente, en el Libro de Samuel, se describe la locura de Saúl como producido por un genio maléfico enviado por Yavéh; la Biblia da otros curiosos ejemplos de descripciones de *excitación catatónica, epilepsia* e incluso *de licantropía*, que hubiera afectado al mismísimo Nabucodonosor, rey de Babilonia.

2.1.2. China e India

La antigua China presenta una medicina basada en teorías cosmogónicas previas que, como en otras antiguas culturas, también contempla un antagonismo eterno y feroz entre fuerzas positivas y negativas. El *Yang* sería el principio activo, positivo, viril, y el *Yin* el pasivo, negativo, femenino. Ambos estarían en continua contradicción, pero su complementariedad resulta imprescindible. Sin embargo, más que las prácticas y consideraciones de este arte sanatorio, con tan complejos aparatos terapéuticos como la moxibustión y la acupuntura, además de una abundantísima farmacopea, nos interesa el de otra antiquísima cultura lejano-oriental.

Nos referimos a la India. También la medicina hindú, en este caso, se basa en concepciones previas apoyadas en proverbiales antagonismos. Aquí son las fuerzas malignas, con *Siva* a la cabeza, y las fuerzas benéficas, patrocinadas por *Visnú*, las que están en continua lucha, acompañadas de toda una cohorte de demonios, los negativos con la desagradable costumbre de posesionarse de los cuerpos de los pobres mortales para enfermarlos y enloquecerlos.

Durante el periodo brahmánico (800 a. C. a 1000 d. C.) los escritos médicos no hacen una verdadera separación radical entre conocimiento empírico-racional y prácticas rituales mágico-teúrgicas. Sin embargo, algunos médicos de esta época destacarán por sus finas apreciaciones. Es el caso de *Susruta* (siglo v d. C.) quien contempla la localización de ciertas características de la personalidad en zonas muy concretas del organismo. Así, por ejemplo, ubica la ignorancia en el abdomen, las pasiones en el pecho, y dispone la bondad en el cerebro. El mismo Susruta y otros médicos anteriores, como *Characa* (siglo II d. C.) y posteriores, aceptan que las emociones fuertes e intensas de los individuos pueden alterar su conducta de manera muy importante.

2.1.3. Grecia y Roma

Lo que llamamos "civilización occidental", su germen al menos, surge en la Grecia de los siglos VI-V a. C. Con respecto a la medicina, aunque son innegables las influencias que recibe desde Egipto y Mesopotamia, la griega tendrá unos comienzos similares a las de todos los pueblos: magia, religión y escasa farmacopea, pero, andando en el tiempo, será en la Hélade donde surjan los primeros sanadores "científicos", y lo harán como filósofos especializados en una práctica nosológica continuada, aunque durante mucho tiempo subsistirá una medicina de cariz sagrado, solapándose, incluso, con la práctica epistemológica.

En esa medicina de los templos, uno de los recursos terapéuticos más utilizados es el "sueño de incubación", muy parecido al que ya mencionamos en el antiguo Egipto. Se contarán por miles los enfermos que acudan a los muchos templos dedicados a Asklepios (dios griego de la medicina) repartidos por toda la geografía griega. Uno de los más célebres será el de Epidauro, un humilde lugar en la Argólida, donde los "asklepíades" (sacerdotes del dios de la medicina) admitirán a los peregrinos en el recinto donde tendrá lugar la *incubatio,* tras someterlos a diversas ceremonias preparatorias y purificadoras. El sueño terapéutico es inducido por los sacerdotes, tanto preparando "psicológicamente" a los enfermos como administrándoles un brebaje de efectos somníferos y posiblemente alucinógenos.

En la Grecia arcaica, la que podríamos llamar homérica, se creía que enfermar de locura era consecuencia de una grave ofensa infringida a los dioses.

Pitágoras (580 a. C.-500 a. C.) será uno de los primeros en considerar el cerebro como asiento del intelecto y en radicar en él las enfermedades mentales. Los pitagóricos comprendieron bien algunos aspectos de la patología mental y recomendaban, por ejemplo, la terapia musical para los trastornos emocionales intensos.

Hipócrates de Cos (460 a. C.-375 a. C.) fue el gran médico griego, y raro es abordar cualquier tema de la historia de la medicina sin tener que hacer referencia a sus consideraciones; los capítulos psiquiátricos no son una excepción. El autor de la teoría humoral (que justifica salud y enfermedad en el ajuste/desajuste, respectivamente, de cuatro humores orgánicos: sangre, flema, bilis rubia y bilis negra) rechaza que la llamada "enfermedad sagrada" (epilepsia) tenga un origen divino, considerándola como una afección cerebral. Del mismo modo, Hipócrates señala el cerebro como asiento de la razón y, por tanto, cree que ése es el órgano que enferma cuando se enloquece, considerando diferentes formas de trastornos mentales, según sea la flema, la bilis amarilla o la negra y el humor predominante.

El médico de Cos también se ocupa de la histeria, identificándola por diferentes trastornos; sofoco, afonía, espasmos y todo tipo de dolores. Los remedios hipocráticos más aconsejables son el matrimonio y el embarazo. Asimismo, estudiará el síntoma depresivo que hoy llamamos *melancolía* y anotará las particulares características de lo que llama "locura puerperal", y que en la actualidad podemos identificar como *psicosis puerperal.*

Platón (427 a. C.-347 a. C.) afirma en *La República* que durante el sueño se manifiestan los más íntimos y recónditos deseos del hombre, adelantándose, en cierto modo, a algunos planteamientos freudianos. También piensa que los fenómenos psicológicos son respuestas globales del organismo, capaces de mostrar cuál es el estado "interno" de éste.

Mientras esto ocurre al este del Mediterráneo, en el Occidente se está formando la que va a ser la gran potencia de los próximos siglos: Roma.

Areteo de Capadocia (50 d. C.-130 d. C.) es uno de esos médicos romanos, y en su obra *De causis et signis morborum* se ocupa de los enfermos mentales, llegando a la conclusión de que en un mismo individuo pueden alternarse crisis maníacas y depresivas, existiendo, incluso, intervalos de lucidez entre unas y otras. El médico de Capadocia describió también minuciosamente las personalidades y conductas de los individuos antes de presentarse la enajenación mental, esto es, se habría ocupado de un concepto tan importante en la psiquiatría moderna como la *personalidad prepsicótica*. En sus estudios observó, y esto es de la mayor relevancia, que no todas las enfermedades mentales suponen un deterioro intelectual.

Claudio Galeno de Pérgamo, se ocupó en su vasta producción médica de cuestiones psiquiátricas y del sistema nervioso. Apreciación suya es que las lesiones cerebrales de un hemisferio producen alteraciones en el lado contrario del cuerpo; distinguió entre nervios motores y sensitivos y anotó siete pares craneales, asegurando que la sección medular completa hacía perder a quien la sufría tanto la capacidad motora como la sensitiva por debajo del nivel de corte; enunció la teoría de que los nervios recibían impulsos cerebrales y medulares.

Algunas de sus consideraciones son irrefutables; así cuando dice que los actos de los hombres encolerizados demuestran la corta distancia existente entre la cólera y la locura.

Sorano de Efeso (a caballo entre los siglos I-II d. C.), médico de la escuela metódica que mantuvo una coherente postura ante los enfermos aquejados de *frenitis*, o sea, de trastornos mentales (así denominados por la creencia griega de que la actividad mental se ubicaba en el diafragma: *phren*). El médico de Efeso se oponía absolutamente a las teorías de su contemporáneo *Celso*, que propugnaba un trato duro a los enajenados para que éstos se curasen por puro miedo, y recomendaba que no se les encerrase en la oscuridad ni se les encadenase, tratándoles con paciencia y amabilidad, sin someterles a dietas rigurosas ni administrarles catárticos.

2.1.4. El mundo islámico

La medicina de Bizancio, víctima del progresivo anquilosamiento de todo el Imperio, no progresará como cabía esperar, lo que impide que se convierta en la escuela de referencia de este periodo altomedieval. Pronto se verá desbordada por el empuje, también científico, de los musulmanes. Éstos, cuando entren en contacto con las obras médicas grecolatinas, elaborarán una cuidada doctrina médica, lo que Laín Entralgo denomina "galenismo arábigo", cuya influencia será fundamental en todo el Occidente, algunos siglos después, hasta bien entrado el propio siglo XVII.

Rhazés (865-924), que alcanzó tan gran prestigio que llegaría a dirigir el hospital de Bagdad, creado en 670, tuvo que conocer allí numerosas psicopatías, ya que este centro estaba dotado de una sección especialmente dedicada a los enajenados mentales, al igual que otros célebres nosocomios musulmanes, como el creado en 875, en Egipto, por Ahmed Ibn-Tulun.

Estas secciones psiquiátricas parece que gozaron de gran prestigio ya en su época, y en cualquier caso debían ser bien distintos del primer "manicomio" del mundo islámico, el fundado en Fez a finales del siglo VII o principios del VIII, donde los enfermos eran pesadamente encadenados.

En la especial atención que la medicina islámica puso en los pacientes psiquiátricos debió influir, sin duda, las recomendaciones de Mahoma de considerar al alienado persona amada por Alá. Ello convertía casi en precepto la caridad y el buen trato debido a los locos. El caso es que hospitales con secciones especializadas en enfermos mentales proliferaron por todo el Islam, siendo especialmente destacables los de Damasco, Jerusalén, Antioquía, Alejandría y Alepo, algunos de los cuales llegaron a albergar más enajenados que enfermos de ningún otro tipo.

En el siglo IX, *Isaac-Ibn-Turan,* que ejercía su arte en Kairuán, escribía un *Tratado de la melancolía.* Cien años después, *Ahmed-Ibn-Aljazzar* dedicaba en su conocida obra médica *Zal al Monzafir* un capítulo entero a las enfermedades mentales, mencionando algunos síntomas y padecimientos: insomnio, frenesí, alcoholismo, y un buen número de "espasmos de origen psíquico".

2.2. El siglo XVI: reformistas y reaccionarios

En su momento vimos cómo, durante la Edad Media, la Iglesia y la religión (el Cristianismo en este caso) se imbricaban directamente con la medicina; y apuntábamos que si ello era bien notorio a todos los niveles de la práctica sanatoria, mucho más evidente resultaba para las enfermedades mentales, hasta el punto de que "Psiquiatría" y demonología significaban, frecuentemente, la misma cosa; y tal paralelismo era abiertamente suscrito por casi todos los médicos laicos finimedievales.

Durante la Edad Media los alienados han sido entendidos como "posesos", en el periodo prerrenacentista, y después, serán acusados, sin que desaparezca el anterior concepto, de brujos o "embrujados", confundiéndose frecuentemente el valor de ambos términos. Seguramente un elevado número de pacientes psíquicos de toda índole, sexo y condición han tenido como únicos "tratamientos" la prisión o la hoguera.

En el Renacimiento aparecerán los primeros científicos, los primeros médicos, capaces de cuestionar muchos de los planteamientos y errores, algunos de ellos de bulto, de la medicina galeno-arábiga.

Jerónimo Cardano (1501-1576) construyó una curiosa teoría sobre la relación de líneas faciales, expresiones y gestos y el carácter. Fue detenido en 1570 y acusado de herejía; la mayor falta que se le atribuía era la sacrílega osadía de haberse atrevido a elaborar el horóscopo de Cristo.

Algunas de sus frases favoritas pueden alcanzar hoy una extraordinaria dimensión psicológica: "Un hombre no es más que su mente. Si ésta se estropea, todo está perdido. Si funciona bien, todo lo demás es fácil..."; y otra, muy al caso del ejercicio de la psicoterapia: "Cura más aquel en quien más se cree". Con su segunda afirmación, Cardano manifiesta bien claramente su confianza en el poder de sugestión como cualidad terapéutica.

Otro destacado personaje, en relación con las cuestiones psiquiátricas del Renacimiento, fue *Paracelso* (1493-1541), médico y alquimista suizo cuyo verdadero nombre era Philippus Aureolus Theophrastus Bombastus von Hohenheim. Se opuso ferozmente a la medicina que se ejercía en su tiempo, afirmando: "Cuando vi que lo único que resultaba de su práctica era la muerte y la invalidez..., determiné olvidar un arte tan miserable y buscar la verdad en otra parte". Destaca especialmente por su vehemente oposición a la "caza de brujas".

Asimismo, *Juan Wier*, quien afirmaba que posesos y brujas no eran sino enfermos mentales y no "clientes de Satanás.

2.3. El siglo XVII: razón y observación

Las mayores aportaciones durante este periodo vienen de la mano de los filósofos, como ya ocurriera en más lejanas épocas. El primero al que podemos hacer referencia es *Thomas Hobbes* (1588-1679), racionalista y voluntarista y defensor de una *psicología mecanicista*, en la que las percepciones sensoriales son "las únicas fuentes de vida psíquica", estando asociadas entre ellas según secuencias temporales.

Mucha más importancia tiene la obra de *Baruch Spinoza* (1632-1677), un hijo de inmigrantes portugueses nacido en Amsterdam. Frente a la separación radical cartesiana entre mente y cuerpo, *Spinoza* introduce el concepto de *paralelismo psicofisiológico,* que considera al cuerpo y a la mente "idénticos" y, por ello, inseparables.

No se conforma con hacer consideraciones de carácter teórico y general, y entra en el análisis de estados emocionales concretos. Así, describe lo que dos siglos después *Bleuler* llamará *ambivalencia* y que él denomina "vacilación del alma", considerándolo un estado resultante de la fusión de dos emociones contrapuestas. De igual modo, detalla el tipo de "lástima" que los psiquiatras nombran *empatía* y los mecanismos psicológicos que hoy pueden responder a la denominación *Hipercompensación y formación reactiva:* "un afecto únicamente puede ser equilibrado o dominado mediante otro afecto opuesto y más poderoso".

Thomas Sydenham (1624-1689), médico británico, nacido en Dorsetshire, de rancia familia puritana y que sirvió en el ejército de Cronwell, graduándose en Medicina, en 1648, por la Universidad de Oxford. Se le considera el verdadero creador del "neohipocratismo" (y, con base en él, precursor de la nosografía clínica).

En su *Epistolary dissertation on the hysterical affections*, que en realidad era una carta dirigida a su colega William Cole, Sydenham describe con exactitud y acierto sorprendentes la sintomatología de la *histeria*; proceso que considera como la dolencia crónica más frecuente de su tiempo, no haciendo su padecimiento sólo exclusivo de las mujeres, pese a que el nombre de la enfermedad derive, como ya sabemos, del vocablo griego *hysteron* (que significa útero).

Fue el primero en darse cuenta de que los síntomas de la histeria pueden confundirse con los de muchas enfermedades orgánicas, y relata diferentes casos en los que pudo constatar desde una hemiplejía (que considera achacable a alguna violenta conmoción de la mente) hasta crisis convulsivas epileptoides, pasando por multitud de otras manifestaciones, como cefaleas, palpitaciones cardiacas, vómitos y la que él llamó "tos histérica".

Con referencia al "dolor histérico", afirma que puede hacer pensar en diferentes dolencias orgánicas, especialmente en un cólico nefrítico, y añade que el "estado psicológico" del paciente puede ser de gran ayuda para identificar, sobre todo en relación con el momento de comienzo del dolor, cuál puede ser su verdadero origen.

William Harvey (1578-1657) descubridor de la circulación sistémica, verdadero ordenador del aparato circulatorio, con relación a la Psiquiatría afirmó que "toda afección de la mente que se acompaña de dolor o placer, esperanza o temor, es la causa de una agitación cuya influencia alcanza el corazón.

La idea de Harvey de que el cuerpo y la mente constituyen un conjunto inseparable y de latido unísono, una totalidad que se afecta al hacerlo cualquiera de sus partes, queda bien claro en afirmaciones de este calibre: "Y lo que es realmente más digno de atención es el hecho de que en casi toda afección, apetito, esperanza o temor, nuestro cuerpo sufre, el semblante cambia y la sangre muestra un curso cambiante. En la cólera, los ojos son ardientes y las pupilas están contraídas; en la modestia, las mejillas están teñidas por el rubor; en el temor y cuando se experimenta infamia y vergüenza, la cara está pálida, pero las orejas queman como si hubieran escuchado o fueran a escuchar el mal; en la lujuria, ¡cuán pronto se distiende con sangre y entra en erección el miembro viril!...".

Recogiendo la obra de los médicos ingleses que hemos visto, un alemán, *George E. Stahl* (1660-1734), tratará en su *Tehoria médica vera* (1707) los trastornos mentales, considerando una fuerza vital psicológica, capaz de alterarse (de enfermar) a la que llamó "alma". Pero la más importante contribución del médico germano fue su consideración de que muchas enfermedades mentales (y también dolencias físicas) eran debidas a causas exclusivamente psicológicas, y perfectamente diferenciables de otras enajenaciones mentales de causa primariamente "orgánica", como los "delirios tóxicos.

Además de médicos y filósofos, hay que traer a colación, en los apuntes psiquiátricos de esta centuria, los nombres de algunos insignes literatos. No vamos a hacer hincapié en la gran capacidad de penetración psicológica de autores como William Shakespeare y Miguel de Cervantes, que con sus *Hamlet, Macbeth, Otelo, Don Quijote, El Licenciado vidriera...* dan ejemplos más que notorios de hasta qué punto el "trastorno mental" está presente en todos los campos de la cultura.

Robert Burton (1577-1640); en realidad, teólogo, pero con una visión tan clara de la enfermedad mental que no deja de sorprender. Su obra *La anatomía de la melancolía*, publicada en 1621, muestra claramente cuáles son los "componentes psicodinámicos" que pueden ser origen de la melancolía, rozando, incluso, concepciones "psicoanalíticas". Parece claro que Burton está contando su propia experiencia, y que su relato es tan exacto porque se trata de una confesión autobiográfica. El propio teólogo inglés no lo oculta: "Otros hombres obtienen su conocimiento de los libros, yo obtengo el mío poniéndome melancólico". En las páginas de Burton, en su autodesprecio, puede rastrearse aquella concepción de la melancolía que considera que la hostilidad y resentimiento frente al mundo exterior son redirigidas, por el sujeto afecto, contra él mismo.

El teólogo no olvida hacer recomendaciones terapéuticas, probablemente experimentadas previamente por él. Así, habla de ejercicio físico, juegos que distraigan la mente, lecturas, viajes, baños y musicoterapia, esto en cuanto a una pretendida "terapia ocupacional", y purgantes, alimentos especiales y medicamentos más o menos específicos, además de dietas y moderación sexual, en lo que se refiere a los aspectos medicamentoso e higiénico-dietético.

Por último, debemos comentar que, además de quejarse de lo difícil que resulta encontrar un amigo sincero, Burton barrunta, dentro de sus consideraciones "psiquiátricas", el fenómeno que hoy se llama *transferencia*, dándole incluso un notable valor terapéutico, sobre todo, dice el escritor inglés, si tal identificación se consigue con el propio médico.

2.4. El siglo XVIII: clasificadores y charlatanes

El siglo XVIII es, quizá, el gran siglo de la ciencia, donde fraguarán, en muchas ocasiones definitivamente, buen número de los "proyectos" y planteamientos de la centuria anterior; no olvidemos que en su seno tiene lugar la que ha dado en llamarse *Revolución Científica*.

Para la Psiquiatría, la centuria empieza con las consideraciones que *Georg Stahl* hace sobre las enfermedades mentales en su *Theoria medica vera* (1707) y se continúa con los primeros intentos de sistematización y clasificación de las enfermedades mentales, de sus síntomas, al menos.

La primera clasificación que tendremos en cuenta es la de *George Cheyne* (1671-1743), que pretende basarse en la psicología para su ordenación de las enfermedades mentales, afirmando, además, en su obra *The english malady: or a treatise of nervous diseases of all kinds, as spleen, vapours, lowness of spiritis, hypocondriacal and hysterical distempers*, publicada en 1733, que los ingleses son especialmente propensos a evidenciar conductas neuróticas.

Otra clasificación a tener en cuenta es la de *Robert Whytt* (1714-1766), que dividía las diferentes afecciones psicopáticas en *hipocondriasis, histeria y agotamiento nervioso*, considerándolas debidas frecuentemente a "movimientos anormales en el interior del sistema nervioso".

Una tercera clasificación es la *William Cullen* (1712-1790), quizá la más coherente de todas. El aparato nosológico que recogió, y en el que la basó, era impresionante, y en su obra más destacada, *First lines of the practice of Physick* (1777), dedica cuatro libros a las enfermedades mentales, en el seno de una clasificación de casi todas las especies morbosas conocidas en su tiempo. Una de las mayores aportaciones del médico británico fue la acuñación del término "neurosis", con el que pretendía designar todas las dolencias no acompañadas de fiebre ni alteraciones individualizables. A su vez subdividió estas "neurosis" en varios tipos: *comata* (la apoplejía sería un ejemplo); *adynamiae* (trastornos del Sistema Nervioso Vegetativo) y la *spasmi* (alteraciones de la musculatura voluntaria de tipo convulsivo).

Philippe Pinel (1745-1826), reformador tanto de la Psiquiatría como de las condiciones y trato de los ingresados en los "asilos" para enfermos mentales, muchas veces puras y simples cárceles.

Este "alienista" fue médico jefe en Bicêtre y en la Salpêtrière, donde pudo poner en práctica su "asistencia moral" a los enfermos mentales. Fundamentalmente pragmático, dividió las afecciones de la mente de forma muy simple, hablando de *melancolías, manías sin delirio, manías con delirio,* y *demencia* (entendida como "deterioro intelectual"). Por otra parte, diferenció lúcidamente los trastornos de la atención, la memoria y el juicio, concediéndole toda su importancia al significado de los afectos.

La orientación de Pinel es abiertamente psicológica, y considera que, además de la herencia, las alteraciones mentales pueden deberse tanto a una educación no adecuada como a pasiones violentas, del tipo del miedo, el odio, la ira e incluso el júbilo vehemente.

Sus más denodados esfuerzos se encaminaron, como ya avanzábamos, a la reforma profunda de las condiciones de terapia e internamiento de los alienados, pudiendo decirse que es uno de los verdaderos fundamentadores de la *psicoterapia*, ya casi entendida en su acepción moderna. Con su trabajo, Pinel consiguió un doble objetivo, el inmediato fue la humanización de los manicomios, tantas veces representada por la liberación de las cadenas de los pobres enfermos, y el diferido, un cambio de mentalidad social hacia los dementes, para que se les considerase seres humanos dignos de respeto físico y moral, sin conformarse, sólo, con no quemarlos ya.

Algunos consideraron loco al propio Pinel por soltar los grilletes de sus enfermos, inundarles de luz sus estancias, darles una alimentación adecuada y tratarles como a personas, pero otros, en toda Europa, siguieron su ejemplo, y los "manicomios humanitarios" proliferaron. A finales del siglo XVIII, existían muchos establecimientos de estas características, destacando la labor de hombres como el duque de Toscana *Pietro Leopoldo* (1747-1792) o el barón *Pietro Pisani* (1760-1837), ambos en Italia. En Alemania, siguieron las nuevas concepciones terapéuticas médicos como *Anton Müller* (1755-1827) y *Johann Grottfried Langermann* (1768-1832). En Inglaterra, donde el *Bethlehem Hospital*, de triste y bien ganada fama, se había convertido en una afrenta para los alienistas, se fundaron otras instituciones, como el *St. Luke's Hospital*, más de acuerdo con la nueva corriente europea, preconizada, en las islas, por médicos como *William Tuke* (1732-1822). Las reformas terapéuticas y asistenciales se exportaron de Europa a América, y allí también la Psiquiatría comenzó a desgarrar los negros velos de la brutalidad y la incomprensión.

Sin embargo, y ahora vamos a dar un giro de ciento ochenta grados, en plena era científica tenían vigencia, y grande, viejas y esotéricas formas de curación, métodos que para los "cultos" serían pura superchería, pero que gozaban de la absoluta aceptación del pueblo llano. En realidad, vamos a hablar de los curanderos.

Inglis dice que el siglo de la Revolución Científica es también "la edad de oro del charlatanismo"; tiene razón. Podemos empezar la relación por *Joanna Stephens*, que allá por los años 1730 aseguraba disponer de la cura radical de la litiasis biliar, estando dispuesta a venderla por la "insignificante" cantidad de cinco mil libras.

Otros "curanderos" recurrieron a algo que estaba extraordinariamente de moda: el magnetismo. El escocés *James Graham* inventó nada más y nada menos que el "lecho celestial". En 1780 abrió un lujoso local de evocaciones griegas, atendido por un buen número de diligentes, gráciles y semivestidas señoritas. La pieza nuclear del establecimiento era el lecho, "soportado por cuarenta pilares de vidrio brillante". La fuerza curativa la suministraban "quince quintales de imanes". El mangnetismo de Graham se pretendía útil para cualquier afección y especialmente para realizar el anhelo de muchas parejas sin suerte: concebir un hijo.

Otros "paracientíficos" se interesaron por el control del dolor. En este sentido se orientó un religioso suizo, el padre *Gassner*, cuya labor alcanzó prestigio y aceptación en toda Europa. Precisamente en relación con este último personaje, aparece el más importante de los "charlatanes" del siglo XVIII: *Franz Anton Mesmer* (1733-1815), natural de Sajonia, y que llegó al convencimiento de que el poder terapéutico no radica en uno u otro individuo "elegido", sino que se transmite desde el cosmos como una extraordinaria fuerza terapéutica, que cabe denominar "magnetismo animal".

Su aceptación en París fue tan noble que la Academia de las Ciencias se sintió intrigada por el mesmerismo. En la comisión que investigó los métodos del médico alemán figuraba el mismísimo Pinel, además de Benjamin Franklin (embajador de los EE.UU. en Francia), Bailly (futuro alcalde de París), Lovoisier y el doctor Guillotin, inventor de la macabra máquina que lleva su nombre. La conclusión de la investigación fue rotundamente negativa, y una de las frases del informe presentado resulta especialmente significativa: "...habiendo demostrado mediante experimentos decisivos que la imaginación, sin ayuda del magnetismo, produce convulsiones, mientras que el magnetismo sin la imaginación no produce nada..."; sin darle la menor importancia, los sesudos comisionados habían puesto de manifiesto el gigantesco poder de la "sugestión".

2.5. Siglos XIX y XX

Johann Christian Reil, médico alemán, autor del primer tratado de psicoterapia digno de ese nombre (1803). Su *Rhapsodien über die Anwendung der psychischen Curmethode auf Geisteszerruttüngen* (literalmente *Rapsodias sobre la Aplicación de Psicoterapia a los Trastornos Mentales*) es la primera sistematización médica sobre las bases y las diferentes formas de aplicación de determinadas técnicas de "tratamiento psicológico" que, aun reconociendo su condición de rudimentarias, son de una importancia capital.

Reil comprendía perfectamente la dificultad de la psicoterapia, y era plenamente consciente de que antes de procurar solucionar los problemas de la personalidad perturbada era imprescindible la comprensión de los aspectos definidores de la personalidad normal, sana.

El médico alemán considera la observación clínica un instrumento imprescindible, oponiéndose, como era de esperar, al empleo indiscriminado o abusivo de fármacos, y advirtiendo de que algunos de los habitualmente empleados, como los derivados del opio, por ejemplo, podían ser responsables de síntomas de alteración mental.

Otra destacada aportación a la Psiquiatría del siglo XIX se debe a un médico francés, *Jean Etienne Dominique Esquirol* (1772-1840), el más insigne discípulo de nuestro ya conocido Philippe Pinel, y continuador de la reforma de las condiciones y la clínica de los hospitales para alienados. El catálogo de sus precisas descripciones clínicas es extenso, y a él corresponde, por referirnos a lo más destacado, la primera descripción de la *idiocia*. De igual manera, diferenció nítidamente, por primera vez, las "alucinaciones" (término que él concibió) de las "ilusiones"; su explicación era precisa: las alucinaciones son falsas impresiones sensoriales debidas a perturbaciones mentales, las ilusiones, en cambio, son impresiones erróneas de un estímulo sensorial verdadero.

La obra más importante de J. E. D. Esquirol fue *Des maladies mentales considérées sous les rapports médical, hygiénique et médico-légal* (1838), texto clave hasta el final de la centuria, consiguiendo un buen número de seguidores y continuadores, de entre los que cabe destacar a *Jean Pierre Falret* (1794-1870) y a *Jules Baillarger* (1809-1890).

Falret consideró impropia la terminología que venía usándose hasta el momento para denominar a los enfermos mentales, y propuso un nuevo concepto para referirse a las psicopatías: "alienación mental". Por otro lado, anotó la alternancia de fases deprimidas con otras de excitación maniaca en los pacientes "melancólicos", denominando tal circunstancia como *folie circulaire*.

Baillarger, por su parte, además de preferir el término *Folie à double forme* para las manifestaciones alternantes recién mencionadas, estudió las alucinaciones en estado hipnagógico (a caballo entre la vigilia y el sueño), y las debidas a delirios tóxicos de origen alcohólico.

Jean Moreau de Tours (1804-1884), el primero que consideró los síntomas de la perturbación mental como manifestaciones de la alteración de la "personalidad total". También se ocupó de los sueños, llegando a afirmar, anticipando más de una consideración freudiana, que en ellos se encuentra la clave para descifrar y conocer múltiples facetas de las perturbaciones mentales: "El soñar es la psicopatología transitoria de la persona normal". También se le atribuye la aproximación al concepto del "inconsciente" (aunque él no llegase nunca a darle tal denominación), o al menos, de esa manera entendemos la siguiente frase: "Parece, pues, que dos formas de existencia sean dadas al hombre. La primera resulta de nuestra comunicación con el mundo externo, con el universo. La segunda no es sino el reflejo de uno mismo y se nutre de sus propias fuerzas interiores".

Johann Christiansen Heinroth (1773-1843), educado en la más estricta tradición luterana, mantiene planteamientos dinámicos para el estudio de las psicopatías, elaborando una compleja doctrina en la cual los conceptos se expresan tanto en una terminología psicológica como en otra derivada de la teología protestante. Tres son los niveles de funcionalidad que Heinroth confiere a los procesos de la psique. El más inferior vendría representado por lo instintivo, con el placer como objetivo prioritario; el intermedio, estaría dirigido por la capacidad intelectual, sería el "ego" (Ich); y el tercero, el nivel superior, sería la "conciencia" *(Gewissen),* desarrollada a partir del ego, pero superándolo, posteriormente, y entrando, incluso, en conflicto con él. La fuerza que separa y enfrenta a ego y conciencia es lo que el médico alemán llama "super-nos" *(Uber-uns),* y en ella hace radicar la parte divina de la psique, aunque afirma que no todos los individuos llegan a desarrollar el super-nos de manera conveniente y suficiente.

Otros partidarios de la enfermedad mental juzgada como alteración de la personalidad fueron *Alexander Heindorf* (1782-1862), *Friedrich Eduard Beneke* (1798-1854) y *Karl Gustav Karus* (1789-1869).

Heindorf intentó relacionar las causas fisiológicas de los impulsos con el razonamiento, y todo ello, a su vez, con partes concretas del cerebro; y expuso la idea de que los "conflictos emocionales" pueden conducir a la enfermedad mental.

Beneke se adelantaba a su tiempo, perfilando una concepción psicosomática muy lúcida cuando afirmaba que las ideas podían "expresarse" en forma de reacciones físicas.

Karus, por su parte, en su libro *Psyche* (1846) habla de una "fuerza vital creadora" que podría extrapolarse al futuro concepto de "inconsciente" freudiano.

En cierta medida, como reacción a los psiquiatras casi exclusivamente psicólogos que acabamos de ver, el final del siglo XIX va a conocer un fuerte desarrollo de teorías que se fundamentan, casi con la misma exclusividad, en mecanismos fisiopatológicos cerebrales; considerando a éstos los únicos capaces de explicar las enfermedades mentales. Estas hipótesis son el precedente seguro de la neuropsiquiatría.

El pionero puede ser *Moritz Romberg* (1795-1873), un prestigioso neurólogo berlinés que, en su obra *Lehrburch der Nervenkrankheiten*, sentó las bases definitivas de la neurología como especialidad médica bien definida.

Wilhelm Griesinger (1817-1868), sucesor de Romberg en la Universidad berlinesa y seguidor de muchas de sus ideas, era, simultáneamente, neurólogo y psiquiatra. De aquella combinación de saberes surgirían importantes consideraciones, sobre todo en lo que al diagnóstico y tratamiento de las enfermedades psiquiátricas se refiere. Su más importante afirmación radica en su creencia de que toda psicopatía tenía su origen en una acción, fuese directa o indirecta, sobre las células cerebrales. Las pautas terapéuticas de Grisenger se oponían abiertamente a cualquier método cruel, incluyendo las sangrías, los purgantes y los eméticos y cualquier tipo de coerción. Sus preferencias se inclinaban por los baños sedantes y los narcóticos, a los que adjudicaba una gran efectividad para calmar la "excitación".

De igual manera, pensaba que una actividad ocupacional podía resolver los trastornos de más de un enfermo, así como "que la actividad cerebral puede modificarse mediante la evocación de estructuras mentales, emociones y pensamientos".

Henry Mausdley (1835-1918) también creía que la demencia era una afección fundamentalmente orgánica, manteniendo que el carácter venía marcado por las estructuras cerebrales, aunque su "materialismo" se veía desvirtuado por su creencia en que las leyes fisiológicas eran "voluntad de Dios". En cualquier caso, su obra

The Physiology and Pathology of the Mind, publicada en 1867, constituyó todo un hito en la Psiquiatría inglesa.

Eduard Hitzig (1838-1907), discípulo aventajado de Griesinger, que trabajó sobre la estimulación eléctrica de cerebros de perros (1860), realizó estudios basados en las experiencias de *Theodor Fritch* (1838-1897), durante la guerra prusodanesa de 1864, con heridos en la cabeza. El médico alemán pudo comprobar que la estimulación de un hemisferio cerebral producía movimientos musculares en el lado contrario del cuerpo.

Pero esto no era todo lo que la neurofisiología podía demostrar. Muchos llevaban a cabo estudios sobre animales, y algunos llegaban a conclusiones de primera magnitud: *Paul Broca* decía, en 1869, haber localizado la sede de la facultad del lenguaje articulado al pie de la tercera circunvolución frontal izquierda, aunque *Trousseau* y *Charcot* refutaban tales observaciones (1863), al haber encontrado esa área intacta en varias necropsias llevadas a cabo sobre cadáveres de sujetos afásicos.

Pero uno de los más grandes nombres en la investigación del sistema nervioso fue *Ivan Petrovich Paulov* (1849-1936). Este "pope" arrepentido estudió fisiología en Alemania, y en 1904 recibiría el Premio Nobel por sus trabajos sobre la secreción gástrica; no es necesario insistir aquí en la importancia de sus experiencias sobre los reflejos condicionados. Según el científico ruso, incluso los más complicados procesos cerebrales superiores son consecuencia de simples reflejos condicionados. Sus teorías le llevaron a la elaboración de un concepto mecanicista del comportamiento, construyendo una clasificación de los tipos de personalidad, basada en las diferentes respuestas de los individuos ante los "estímulos irritantes". Así, habría algunos que se pondrían melancólicos, y otros, coléricos, habiendo, incluso, otros caracteres, "flemáticos" y "sanguíneos", de clara evocación hipocrática.

Otro investigador fue *Karl Wephal* (1833-1890), que estudió las neurosis obsesivas, las fobias y las psicopatías de origen sexual. Asimismo, *Wilhelm Erb* (1840-1921), autor de una terapia antineurótica, basada en la aplicación a los enfermos de corrientes eléctricas de baja potencia.

Theodore Meynert (1833-1892) que, entre otras muchas cosas, consideraba que el exceso de la afluencia de sangre al cerebro era causante de las depresiones, así como una inadecuada circulación sanguínea cerebral podría ser origen de excitaciones importantes.

Un discípulo del anterior, *Carl Wernicke* (1848-1905), estudió detenidamente la afasia, en cualquiera de sus formas, y demostró que uno de los dos hemisferios era dominante.

Santiago Ramón y Cajal (1852-1934), quien recibía el Premio Nobel en 1906 (junto con Camilo Golgi) por sus fundamentales estudios sobre las neuronas.

Silas Weir Mitchell (1829-1914), neurólogo estadounidense con amplia y bien ganada fama de cirujano militar, consideraba esenciales en el tratamiento de los psicópatas la nutrición adecuada, el reposo en cama y la ausencia absoluta de presiones psicológicas de cualquier tipo. La "cura de reposo" iba a convertirse en método casi de primera elección para el tratamiento de los trastornos mentales.

En la Inglaterra victoriana destacaba un eminente neurólogo, *John H. Jackson* (1835-1911), gran estudioso de la epilepsia, demostró, notablemente influenciado por las teorías evolutivas darwinianas, que no todo el sistema nervioso central aparecía en el mismo momento, demostrando que los niveles cerebrales y medulares que se encargan de los movimientos más simples y elementales son los más antiguos en el tiempo, habiendo, luego, un nivel medio y uno, el encargado del pensamiento abstracto y simbólico. Desde estas experiencias, sus conclusiones fueron brillantes: los centros cerebrales más elevados son los primeros que se ven afectados por la enfermedad o los tóxicos (el alcohol, por ejemplo), su alteración trastoca también el funcionamiento de los niveles más inferiores y, cuando ello ocurre, se produce una desinhibición liberadora de las pautas de conducta más primitivas y elementales.

Pero, aun dentro del neorganiscismo decimonónico, la nosología psiquiátrica tomará un giro notable con la obra del médico alemán *Karl Kahlbaum* (1828-1899), agrupador de los síntomas mentales en conjuntos bien organizados y creador de conceptos de absoluta vigencia actual: "complejo sintomático", "ciclotimia", "catatonía"... Un discípulo suyo, *Ewald Hecker* (1843-1909), describirá un caso de *hebefrenia* (psicosis con pautas conductuales extremadamente regresivas) introduciendo el concepto de "deterioro mental" en el mismo.

J. Prichard (1786-1848) consideraba la conducta antisocial como una forma de locura, y *Cesare Lombroso* (1836-1909) insistía abiertamente en la relación entre la criminalidad y la degeneración cerebral (de carácter biológico). Afirmaba, incluso, que los diferentes tipos de criminales podían ser identificados por sus rasgos y gestos faciales.

En cualquier caso, la inmensa proliferación de estudios clínicos sobre las enfermedades mentales había llevado a tal cúmulo de datos, que su clasificación y ordenación rigurosa se hacía inevitable. En tal empeño destacó *Emil Kraepelin* (1856-1926), cuya obra "constituye la culminación de la concepción neurofisiológica".

El 6 de mayo de 1856 nacía en la localidad de Freiberg (Austria) el que iba a convertirse en el verdadero padre de la Psiquiatría contemporánea: *Sigmund Freud*. Estudió medicina en Viena, alcanzando el grado de doctor. En 1885 era profesor de neuropatología, y, poco después, marchaba a París, donde estudiaba un año con el eminente neurólogo Paul Charcot, ocupándose, básicamente, de la histeria como enfermedad psíquica (1886-1887). De regreso en su país, obtendría, en 1902, la cátedra de neuropatología de la Universidad vienesa.

En un principio se había ocupado de investigar las propiedades anestésicas de la cocaína, pero desde siempre sus mayores empeños se volcaban en el estudio de las enfermedades mentales. Puede ser que la chispa que dio origen a sus extraordinarios trabajos fuese la curación obtenida por su colega Josef Breuer de un caso de histeria, al hacerse patente el hecho que había ocasionado la neurosis. Sin embargo, en 1894 Freud abandonaba la colaboración con Breuer, prefiriendo la libre asociación de ideas para explorar la personalidad del paciente a los métodos hipnóticos de este último.

Entre sus títulos más destacados, es ineludible citar: *Estudios sobre la histeria* (1895); *La interpretación de los sueños* (1900); *Introducción al psicoanálisis* (1916).

El método psicoanalítico surgió al darse cuenta Freud de las limitaciones terapéuticas de la hipnosis (con la que había trabajado, previamente, en compañía de Charcot y Breuer).

La nueva técnica pretendía que el sujeto enfermo desinhibiese absolutamente su mente para que toda la carga inconsciente, latente, pudiera aflorar y manifestarse, exhibiendo una serie de asociaciones espontáneas del mayor valor diagnóstico. Freud pudo comprobar que el empleo reiterado de semejante técnica permitía a los enfermos no sólo recordar acontecimientos ya olvidados, sino revivirlos emocionalmente. En 1896, por primera vez, el propio Sigmund bautizaba su exploración de la personalidad con el término *psicoanálisis.*

Otra aportación importantísima de Freud a la Psiquiatría radica en su "teoría de la libido", formulada a costa de no poco escándalo y reprobación. En realidad, tal elaboración derivó también de sus interpretaciones de las manifestaciones oníricas, que pudo comprobar, y más a medida que era capaz de acceder a los más intrincados significados, la importancia que los estímulos e impulsos sexuales tenían en un elevado número de los neuróticos por él tratados. De consideraciones en este sentido nació su "complejo de Edipo", entendido como el deseo sexual que siente el niño hacia el padre de sexo distinto, así como el sentimiento de rivalidad que le provoca el progenitor de igual sexo al suyo. De todas estas experiencias es resultado la obra *Tres ensayos sobre la teoría de la sexualidad* (1905).

Entre los precursores de la exploración psicológica de los enfermos mentales podemos encontrar a *Karl Abraham* (1877-1925), médico de Bremen que, en principio, sólo había tenido "contactos" con la Psiquiatría. Sus aportaciones abarcan muy diversos aspectos, que van desde el estudio de la demencia precoz al del complejo femenino de castración, pasando por el análisis de la relación entre el sueño psicológico y la mitología, sin olvidar un intento pionero de llevar a cabo una "psicobiografía" utilizando métodos psicoanalíticos.

Sándor Ferenczi fue uno de los más íntimos amigos de Freud y autor de la llamada "terapéutica activa", una aportación singular al tratamiento de las psicopatías.

No obstante, la teoría psicoanalítica tuvo disidentes entre los cuales cabe destacar a: *Alfred Adler* (1879-1937), para el que las causas de las neurosis se encontraban en la pugna entre los instintos del "ego" y los instintos sexuales. *Gustav Jung* (1875-1961) y *Otto Rank* (1884-1939), un "herético" del psicoanalismo, que afirmaba que el ser humano pasaba toda su vida anhelando volver al reposo intrauterino.

La Psiquiatría había entrado en el siglo XX de la mano del psicoanálisis, pero ello no quiere decir que sólo Freud y sus seguidores, aun siendo su obra decisiva, fueran los únicos en hacer aportaciones de primera magnitud al estudio y tratamiento de las enfermedades mentales. De ellos caben destacar:

Eugene Bleuler (1857-1939), quien sí aceptaba que el psicópata debía ser estudiado y comprendido desde un punto de vista psicológico, por lo que se interesó por el pensamiento freudiano, aunque sin llegar a aceptarlo en su esencia. Su preocupación primordial era descubrir "el componente humano universal de la enfermedad mental", y para ello empleaba métodos no muy alejados de los de Freud, dando extraordinaria importancia, asimismo, a las manifestaciones inconscientes, que consideraba más arcaicas y lejanas de la realidad, llamando a este pensamiento elemental y primitivo "pensamiento autista".

De igual manera, Bleuler conoció que algunos psicóticos manifestaban, simultáneamente, dos tendencias o impulsos absolutamente opuestos, como amor y odio, por ejemplo, denominando a este fenómeno "ambivalencia", aunque poco después la rebautizaría con el nombre de "esquizofrenia"; un proceso cuyo rasgo primordial sería la disociación de la personalidad a consecuencia de trastornos mentales de uno y otro tipo, y cuyos síntomas cardinales vendrían dados por alteraciones manifiestas de la afectividad y la asociación, un autismo intenso y ambivalencias muy marcadas.

Jean Piaget (1896-1980), médico suizo al que podemos atribuirle estudios fundamentales para la comprensión del desarrollo del pensamiento normal o, lo que es lo mismo, para entender la formación de las facultades intelectuales del ser humano.

El psicólogo suizo considera cuatro fases en el desarrollo de las capacidades intelectuales infantiles:

- Periodo sensorial-motor; durante los dos primeros años de vida.
- Periodo preoperacional; entre los dos y los siete años.
- Periodo de operaciones concretas; de los siete a los doce años.
- Periodo de operaciones formales; que comienza a los doce años y llega a la madurez.

Durante el primer estadio aparece una inteligencia primitiva, restringida a movimientos y percepciones y sin componente verbal. En el segundo aparece una inteligencia capaz de representar las percepciones materiales recibidas por símbolos. En el tercer nivel aparecen las primeras actividades "lógicas", así como las primeras clasificaciones de objetos en arreglo a semejanzas y diferencias. Por fin, la cuarta fase supone la adquisición de la capacidad intelectual plena.

Alfred Binet (1857-1911), vinculado de pleno con el desarrollo de pruebas psicológicas que muy bien pueden ser llamadas "tests de inteligencia".

En compañía de *Teodore Simón*, obtuvo la que se denominó "Escala de Binet-Simón", eficaz en la medida de la capacidad de comprensión y razonamiento, la habilidad para la abstracción y el juicio, expresándolo en términos de "edad mental".

Quizá mayor importancia, todavía, tenga la obra de *Hermann Rorschach* (1884-1922), esta vez dedicada a la elaboración de los llamados "tests de proyección", basados en manchas de tinta de muy diferentes formas y varios colores.

Y concluimos con *Adolph Meyer* (1866-1950), otro médico suizo de gran relevancia para la Psiquiatría. Para Meyer, los trastornos mentales eran las manifestaciones visibles de alteraciones funcionales, y no tenía mayor interés en diferenciar la psicología del consciente o la del inconsciente.

La terapéutica recomendada por Meyer consistía en conjugar, de la mejor manera posible, el punto de vista que el propio enfermo tiene de su padecimiento con el que elaborará el médico, tratando de aproximar ambos juicios al máximo.

2.6. Historia de la enfermería psiquiátrica

Se dice de la historia que es la herramienta que nos permite comprender el presente a través del estudio y el análisis del pasado. Así pues, el conocer y relacionar los diferentes hechos y procesos que han marcado la evolución de la enfermería, nos resultará imprescindible para situarla en el contexto actual.

La salud y la enfermedad son parte de la vida humana y *cuidar* es la función básica de la institución de enfermería en función de los patrones socio-culturales y económicos que, a su vez, determinan sus actividades.

Al igual que otras profesiones, la enfermería no ha permanecido inmutable en el transcurso del tiempo, sino que ha ido evolucionando tanto el enfoque como el campo de actuación de acuerdo a los cambios sufridos por la humanidad.

El conocimiento base de la profesión ha cambiado gradualmente, progresando a través de la especulación, la racionalización y el empirismo hasta el enfoque científico-tecnológico actual.

Cuidar es una de las prácticas más antiguas de la historia del hombre. Para Yura en 1983, es sinónimo de *calidad de vida*, pero en su origen representó un conjunto de actos cuya finalidad fue conservar la vida de los seres vivos con vistas a reproducirse y a perpetuar el grupo.

A lo largo de la historia hemos citado que las instituciones estaban en manos de la Iglesia, por lo que más exactamente serían personas del clero los enfermeros que se cuidaban de los enfermos mentales. Juan de Dios, fue uno de los precursores del tratamiento moral, a pesar de la inespecificidad de la locura en su tiempo. Su obra describe el trato humanitario a personas que hoy catalogaríamos de enfermos mentales.

Pero la primera escuela de enfermeras psiquiátricas aparece a finales del siglo XIX en Alemania, fundada por Theodor y Friedericke Fliedner, en 1836.

En 1872, el New England Hospital para mujeres y niños estableció la primera escuela de enseñanza para enfermeras, basada en el sistema Nightingale. Fue aquí donde se desarrolló la enfermería psiquiátrica en EE.UU. Linda Richards, la primera enfermera graduada del curso anual, ayudó de forma importante al establecimiento de doce escuelas de enseñanza en EE.UU. Cuatro de estas escuelas se establecieron en hospitales para enfermos mentales, ya que como ella decía: "Los padecimientos mentales tienen el mismo derecho que los padecimientos físicos a tener una adecuada atención de enfermería".

En 1882, el McLean Asylum en Waverly, Massachusetts, abrió la primera escuela en un hospital para enfermos mentales. En 1886, se afilió al Massachusetts General Hospital para impartir enseñanza sobre enfermería general. Sin embargo, las escuelas establecidas por hospitales generales no contemplaban la enseñanza sobre enfermería psiquiátrica. La construcción de hospitales generales aumentaba, pero casi ninguno admitía pacientes psiquiátricos. Linda Richards, junto con otras iniciadoras de la enfermería en EE.UU., continuó enfatizando la importancia de recibir capacitación en el tratamiento de enfermos mentales.

En 1903, se aprobó la primera Ley para la Práctica de la Enfermería, que estableció normas aceptadas por el Estado para capacitar y autorizar licencias para enfermeras. A los hospitales psiquiátricos privados y estatales que tenían escuelas de enseñanza para «enfermeras mentales» se les exigió la afiliación a las escuelas de capacitación médica, quirúrgica, obstétrica y pediátrica para calificar a las alumnas en todas las áreas y, por consiguiente, obtuvieran la licenciatura de enfermera titulada.

En 1915, la Asociación Norteamericana de Enfermeras, con apoyo financiero del Comité Nacional para la Higiene Mental, realizó un estudio de las 41 escuelas en EE.UU. que manejaban los hospitales para enfermos mentales. En esa época, Linda Richards reiteró su convicción acerca de la necesidad e importancia de capacitar a todas las enfermeras en la rama psiquiátrica: "... con frecuencia un curso en un hospital del estado ayuda a la formación de una alumna de enfermería de una manera asombrosa. Ésta debe poseer tacto y mucha paciencia... cualidades que deben cultivarse para cuidar a un enfermo mental".

Isabel Hampton Robb, directora de la escuela de enfermería John Hopkins Hospital en Baltimore, Maryland, y otros líderes en el mismo campo, continuaron promocionando la necesidad de poner más atención en el cuidado del paciente psiquiátrico mediante la enfermería.

La participación de EE.UU. en la Primera Guerra Mundial, en 1917, detectó la escasez de enfermeras capacitadas para trabajar con pacientes psíquicos. Al Bloomingdale Hospital y a la unidad psiquiátrica del New York Hospital se les reconoce haber realizado "un servicio leal" al preparar enfermeras para que trabajaran con eficiencia con las víctimas de la guerra.

En 1930 aumentaron los esfuerzos de colaboración entre las organizaciones de enfermería y psiquiatría. En 1933, el Dr. Alfred P. Noyes, al hablar en una sesión dedicada a la enfermería psiquiátrica realizada durante la Convención de la Liga Nacional de Educación de Enfermería, predijo un "futuro brillante para la enfermería psiquiátrica".

La intervención de EE.UU. en la Segunda Guerra Mundial, en 1941, aumentó la necesidad de una educación sobre los principios de salud mental y enfermería psiquiátrica. Las víctimas de los estragos de la guerra obligaron a las enfermeras psiquiátricas a realizar un esfuerzo máximo como parte de un deber militar. El número de escuelas de enfermería que incluían la enfermería psiquiátrica en el currículum básico aumentó considerablemente.

La experiencia de la Segunda Guerra Mundial confirmó la necesidad y conveniencia de elaborar un plan concertado y masivo, debido al sufrimiento humano ocasionado por las enfermedades mentales. Se pidió con insistencia al Congreso para que actuara tanto en favor de los profesionales de la salud como de los ciudadanos. En 1946, el primer Congreso de la postguerra aprobó la Ley Nacional de Salud Mental, la cual estipulaba el establecimiento del National Institute of Mental Health para que implementara los programas autorizados por dicha Ley.

El libro de H. Peplau, *Relaciones Interpersonales en Enfermería,* publicado en 1952, causó un profundo impacto en la dirección y el contenido de la enseñanza de la enfermería psiquiátrica y salud mental, y proporcionó un marco teórico para la práctica e investigación en este campo.

En noviembre de 1982, las enfermeras norteamericanas organizaron la celebración del "Centenario de Gala" para conmemorar el cien aniversario de la primera capacitación formal en enfermería psiquiátrica en Estados Unidos.

En la mayoría de los países europeos se dan varias categorías profesionales que suponen, lógicamente, una formación con diferentes grados y niveles. Para el personal enfermero de más alta cualificación existen dos fórmulas, según su esquema de formación: un título polivalente y una posterior especialización en Psiquiatría, como es el caso de Bélgica, Italia y Noruega; o bien un título de especializado de entrada, como es el caso de Inglaterra, Alemania Federal y Portugal.

En Francia, hasta 1958, no existía una verdadera planificación de la enseñanza de la enfermería psiquiátrica y cada hospital psiquiátrico formaba su personal según sus propios criterios, dándose por tanto una gran variedad de niveles. Sin embargo, y a partir de las leyes sociales de 1936, el personal cuidador pudo desarraigarse de la tradición de tener carácter de guardián más que de terapeuta, y tuvo un mayor acceso a una competencia profesional. No obstante, hasta 1958, se puede decir que la situación del personal de los hospitales psiquiátricos era equiparable, en la mayoría de los casos, a los actuales auxiliares psiquiátricos españoles. Con los decretos de 1956 y 1958 cambia la normativa de la enfermería psiquiátrica y en 1970 se modifican de manera notable determinados aspectos de la enseñanza.

Otro planteamiento de interés en relación a la formación en enfermería psiquiátrica es el de Gran Bretaña. En general, la enfermería inglesa goza de una gran capacidad de autonomía propia. Existe un órgano central, el "General Nursing Council", que marca las líneas generales a seguir en cuanto a docencia y organización. Los órganos regionales y locales desarrollan esas líneas en función a sus necesidades y recursos. Por otra parte, todo el sistema está dotado de una gran flexibilidad y dinamicidad.

Toda la enseñanza de enfermería psiquiátrica en Gran Bretaña se puede decir que está montada sobre unas bases generales muy coherentes que, dado su interés, resumimos a continuación:

- El plan de estudios hace hincapié en la relación entre la salud mental y la enfermedad mental.
- La base del currículum es el estudio de las relaciones humanas.
- Se procura que el estudiante sea capaz de adaptarse inteligentemente a los cambios de circunstancias.
- Se pone mayor énfasis en las ciencias relacionadas con la conducta humana.
- Se ofrece una formación básica pero da a entender que el aprendizaje debe continuar.

– Se tiende a despertar el interés del estudiante hacia los problemas de la psicología, psiquiatría, sociología, etc.

En España, los primeros antecedentes de la enfermería psiquiátrica hay que buscarlos en la Hermandad del Hospicio de pobres mendigos del Ave María y San Fernando, Rey de España, en Madrid en el año 1675 que hace alusión en sus estatutos a que los enfermeros que recibieran a los locos deberían remitirlos al hospital que había para ellos en la corte, dada su peligrosidad.

En las Constituciones del Hospital Real, de Granada de 1593, actualizadas de aquellas que dejaron los Reyes Católicos; y las reformadas el 24 de noviembre de 1632 por Felipe II a las de 1593 se recoge en el artículo 3 que los visitadores han de nombrar loquero.

En 1547 San Juan de Dios (enfermería juandediana) estando como enfermero en el Hospital Real relataba cómo "unos hombres honrados sacaban del tumulto del pueblo a un ciudadano y lo llevaban al Hospital Real, que era el lugar donde recogían y curaban a los locos de la ciudad".

En 1684 en el Hospital San Juan de Dios de Cádiz se lee cómo el Hospital "mantendrá abiertas las puertas día y noche para toda clase de heridos de ambos sexos, recibirá a forasteros, a los extravíos de razón...".

En 1915 se crea el Ministerio de Instrucción Pública: Inspección Médico-Escolar y Patronato Nacional de Anormales.

Actualmente, en España, la carencia de personal de enfermería con suficientes conocimientos psiquiátricos, así como la falta de enfermería psiquiátrica debidamente cualificado constituye, sin duda, uno de los problemas más graves de los que tiene hoy en día planteados la asistencia psiquiátrica en España.

La viabilidad de un desarrollo de la asistencia psiquiátrica depende, en gran parte, de poder contar con el suficiente personal cualificado para poder asumir las diferentes funciones asistenciales dentro de esta área de la sanidad. El futuro de la Psiquiatría en España no depende tanto de la existencia de buenos y numerosos psiquiatras, cuanto de que se disponga del suficiente personal en todas las áreas de la asistencia: enfermería, trabajo social, terapia ocupacional, socioterapia, etc. Se puede afirmar que no existe en España una auténtica asistencia psiquiátrica o, si se quiere, la que hay establece una imagen deformada de lo que la asistencia psiquiátrica debería ser.

En España no existe un cuerpo de enfermería psiquiátrica unificado y homogéneo. En la práctica cada centro resuelve sus problemas de enfermería de forma autónoma y recurriendo a las posibilidades que se le ofrecen, y que son muy variables.

Por otra parte, no existen prácticamente profesionales de la enfermería psiquiátrica trabajando en la comunidad ni en ningún otro campo que no sean los centros psiquiátricos de hospitalización.

Dentro de la práctica psiquiátrica, se pueden reconocer cinco elementos que desempeñan funciones propias de la enfermería psiquiátrica: los cuidadores, los auxiliares psiquiátricos diplomados, los miembros de las órdenes religiosas, los ayudantes técnicos sanitarios y diplomados en enfermería generales, y los ayudantes técnicos sanitarios y diplomados en enfermería especializados en Psiquiatría.

En el año 1967 se crea en nuestro país la especialización en Psiquiatría para ATS generales. El primer curso organizado con carácter de oficialidad por parte de la Dirección General de Sanidad se hizo en el Departamento de Psiquiatría de la Universidad de Navarra. Posteriormente, por Decreto 3.193/1970 de 22 de octubre, se crearon las Escuelas de Especialización en Madrid, Barcelona, Sevilla y Valladolid.

Apenas ninguna de las enfermeras especializadas ocupan puestos de trabajo en centros psiquiátricos. Las causas de dicho fenómeno pueden ser múltiples, pero una de las principales es el no reconocimiento por parte del Insalud de la especialidad de Psiquiatría para enfermeras.

La situación actual de la Psiquiatría en España es especialmente crítica y la enfermería psiquiátrica no hace más que reflejarla. La creación y puesta en marcha de nuevos servicios de Psiquiatría están absolutamente condicionadas al hecho de contar con el suficiente número de personal cualificado de enfermería. La formación de este personal de enfermería habrá de ser coherente con la orientación que se dé a la asistencia y a los equipos asistenciales que se creen y parece claro que dicha orientación estará basada en una Psiquiatría de equipo y en un trabajo tanto intrahospitalario como extrahospitalario.

Según Matheney *et al.* la enfermería psiquiátrica sería la atención brindada a pacientes buscando el tratamiento y la rehabilitación de trastornos psiquiátricos. En esa tarea, la función de la enfermera no difiere en carácter de la que desarrolla en otros campos clínicos, si bien la única diferencia es su orientación primaria, dirigida a las relaciones interpersonales entre enfermera y paciente, y grupos de pacientes.

El campo de la salud e higiene mentales tiene como finalidad la prevención primaria y secundaria de la enfermedad mental. La prevención primaria entraña buscar ante todo la salud mental, y la secundaria el diagnóstico y el tratamiento tempranos de la enfermedad mental. Una cosa es indudable: el campo de la enfermería en la higiene mental es amplio y con perspectivas de futuro.

Coincidimos con Irving en que la enfermería psiquiátrica es diferente de todas las demás clases de enfermería, aunque similar a ellas. Algunos consideran la enfermería psiquiátrica como la base, el núcleo, el mismo arte de la enfermería. Otros juzgan la enfermería psiquiátrica como estrictamente limitada al cuidado de pacientes diagnosticados como enfermos mentales. Definitivamente, la enfermería psiquiátrica no es un claro conjunto de procedimientos o rituales que terminan con una cura. Más bien es una ardua, personal y humana lucha hacia la salud.

La enfermería psiquiátrica es un proceso de relación humana que relaciona a dos personas, una de ellas la enfermera y la otra el paciente, y su relación, la suma de sus acciones mutuas. El motivo principal de su relación es ayudar al paciente a encontrar una mayor satisfacción de sus necesidades básicas y formas más eficaces de comportamiento para lograr dicha satisfacción, en otras palabras, ayudar al paciente a obtener más éxito en la vida. Además, es responsabilidad de la enfermera establecer, mantener y concluir tal relación. Que la relación sea o no terapéutica, útil o aun saludable puede medirse muy sencillamente por la sensación de bienestar que experimenta el paciente como resultado de ella.

La asistencia de enfermería psiquiátrica eficaz requiere que la enfermera logre los conocimientos, la comprensión y la destreza necesarios para poder observar, analizar y responder terapéuticamente a las necesidades del paciente. Debe dedicar su esfuerzo continuo a mejorar la conciencia de sí misma, sus percepciones del mundo que la rodea y de relaciones sensitivas con otras personas. No es algo que le llegue a ella de forma natural o automática mágicamente. Requiere mucho trabajo, práctica, evaluación sobre la marcha y continuo aprendizaje. Requiere valor, humildad y fuerza para tolerar el fracaso y la frustración inevitables que acompañan al servicio prestado a otras personas. Requiere suficientes fuentes de satisfacción para mantener su estado de salud y su sentido de seguridad. Pero el conocimiento de que ha ayudado a hacer más tolerable, cómoda o venturosa la vida de otra persona hace que su esfuerzo sea valioso.

En 1986 desaparece por Decreto la especialidad de Enfermería Psiquiátrica en España. No obstante, se fija en 1987 un Decreto por el cual a la entrada en vigor de la Especialidad de Salud Mental, los ATS y diplomados en enfermería que lleven cuatro años prestando servicios en centros de salud mental o en psiquiátricos podrán acceder a la especialidad a través o bien de un examen o bien de la presentación de un trabajo de investigación.

En enero de 1999 comienza la primera promoción de especialistas en salud mental tras una prueba de carácter general, con un total de cuatro escuelas para todo el territorio nacional (Vitoria, Madrid, Sevilla, y Asturias) y 21 alumnos, los cuales finalizaron sus estudios el 31 de diciembre de 1999.

3

Modelos de enfermería en salud mental

Objetivos

- Comparar diferentes conceptos de enfermería y establecer semejanzas y diferencias entre ellos.
- Analizar los elementos conceptuales de la profesión de enfermería.
- Explicar el concepto de modelos de enfermería.
- Explicar y caracterizar los modelos y teorías de:
  - Modelo naturalista.
  - Modelo de suplencia.
  - Modelo de interrelación.
- Seleccionar para su aplicación una o varias de las teorías y los modelos expuestos.

3.1. Bases en las que se asientan la enfermería psiquiátrica y la salud mental

Desde hace mucho tiempo se ha venido intentando encontrar una definición de la enfermería. Siguiendo los rasgos más señalados por los trabajos de J. Sue Cook sobre las últimas tendencias de enfermería se puede aceptar la definición "La enfermería es el diagnóstico y tratamiento de las reacciones ante problemas reales o posibles de la salud".

Esta definición es un estudio de muchas contribuciones de profesionales de los cuidados sanitarios, últimamente, debido a las muchas aportaciones, se han ido especializando de manera más científica.

En 1976 Evans dio una definición acerca de la asistencia especializada de enfermería psiquiátrica y salud mental: "Es un área muy especializada dentro de las diferentes prácticas de la enfermería teniendo en cuenta las teorías del comportamiento humano, es ciencia y arte dirigidos a los aspectos preventivos, curativos de los trastornos psíquicos y cualquier secuela dejada por la enfermedad, y debiéndose intentar fomentar en el ámbito de la sociedad una salud mental óptima".

Teniendo en cuenta toda la filosofía de la enfermería nos puede servir para:

a) identificar,
b) clarificar,
c) justificar, y
...cualquier práctica de la enfermería científica.

Analizando todas las teorías de la enfermería, es posible clarificar muchas actuaciones del personal de enfermería psiquiátrica, así como ver desde una visión real cuál es la naturaleza de la mente, del ser humano, aspectos sociales de los mismos, cómo debe actuar la enfermera ante la problemática social, con todas las necesidades de la misma.

Podemos basar la enfermería psiquiátrica en los aspectos de la experiencia del ser humano, sus actitudes, los valores sociales, en los sentimientos y emociones, y en los conocimientos históricos culturales de la sociedad; todo esto nos ayuda con la interiorización de la experiencia y los comportamientos humanos. La toma de decisiones de nuestra vida viene dada a partir de esta fuente interna.

La Asociación Americana de Enfermería ha desarrollado diferentes pautas de actuación para el personal de enfermería psiquiátrica marcando niveles o estándares teniendo en cuenta los diferentes modelos de enfermería; a la hora de actuación hace hincapié sobre los procesos de atención de enfermería psiquiátrica: prevención, asistencia, rehabilitación y resocialización.

3.2. Aspectos teóricos en los que se basa la enfermería psiquiátrica

Es muy importante que el personal de enfermería comprenda la filosofía de la salud mental; sus actuaciones han sufrido últimanente una gran evolución, debido a los cambios sociales, científicos y tecnológicos; pero sobre todo ha avanzado en las teorías de enfermería.

3.2.1. Teoría general de los sistemas

L. von Bentalaffy dice que la teoría de los sistemas es aplicable a las diferentes disciplinas.

Entendemos por *sistema* un conjunto de elementos interactivos que contribuyen al objetivo global del sistema. Dentro de un sistema, existen subsistemas, que están distribuidos en una jerarquía, que va desde un nivel más bajo al más alto. Estos sistemas pueden ser:

– Abiertos: Caracterizados por la libertad de la energía, materia e información que se mueve dentro de los límites del sistema.
– Cerrados: Éstos son teóricamente lo contrario de los abiertos; en ellos no existen movimientos de energía, de materia o de información dentro del sistema; sabemos que realmente ningún sistema es totalmente cerrado.

Podemos ver a la familia como un sistema cerrado en salud mental, o también como un sistema abierto. La familia es cerrada, ya que el movimiento de energía y de información permanece dentro de los límites de una unidad familiar; pero al mismo tiempo la familia interactiva cambia con otros sistemas, así todas las interacciones tienen su efecto dentro de la unidad familiar.

Todos los sistemas abiertos mantienen un estado de equilibrio dinámico dentro del sistema: esto es conocido como homeostasis y hemodinámica.

Hablamos de mecánica de regeneración cuando el sistema se mantiene en estado firme.

En la enfermería psiquiátrica los conceptos provienen de la teoría de los sistemas y son usados para comprender el comportamiento del enfermo; así, la enfermera y el paciente son parte tanto del sistema abierto como cerrado. Se entiende por regeneración la interacción entre enfermera/enfermo.

3.2.2. Teoría de la adaptación

La teoría de la adaptación ayuda a explicar y entender cómo se mantiene el equilibrio, y para asegurar la supervivencia de los sistemas abiertos.

Generalmente, se refiere a reacciones biológicas, fisiológicas y psicológicas del individuo. Muchas terapias médicas están basadas en esta teoría.

Los sistemas de regulación operan a través de un mecanismo conocido por "compensación". Cuando aparecen presiones que pueden alterar el equilibrio de un individuo, entonces actúa el sistema de compensación regulando el desequilibrio o desajuste.

Los mecanismos de defensa son los ejemplos más claros de adaptación.

3.2.3. Teoría de las necesidades

La teoría de las necesidades está basada en el concepto de que una necesidad crea una tentación interna.

Existen una serie de necesidades que todo ser humano debe satisfacer, siendo las más básicas:

a) Fisiológicas.
b) Seguridad.

c) Pertenencia y amor.
d) Estimación.
e) Autorrealización.

Para poder explicar estas prioridades del comportamiento humano, Abraham Maslow desarrolla la pirámide de necesidades.

A. Maslow nos habla de necesidades básicas refiriéndonos al bienestar físico de la persona (aire, alimento, agua, sueño), todas ellas deben ser satisfechas. Por eso una de las funciones del personal de enfermería psiquiátrica es ayudar a aquellos enfermos que son incapaces de hacerlo por sí mismos.

En la necesidad de seguridad es importantísimo la intervención de enfermería, como puede ser la protección, en la libertad de los cuadros de ansiedad, miedo, evitar intentos de suicidio, etc.

Las necesidades de amor y correspondencia es expresada a través de los padres, esposas, hijos, amigos, etc. Éstas aparecen cuando las necesidades de seguridad han sido satisfechas. Muchas veces en la enfermedad mental estas necesidades no han sido satisfechas.

La siguiente necesidad es la de estima, que aparece una vez satisfechas las de amor y correspondencia. Esta necesidad incluye el deseo de éxito, estar en posición de autoridad, competencia, etc. Cuando todas las necesidades no han sido satisfechas llevan al individuo a un comportamiento compensatorio, siendo incapaces de adaptarse.

El personal de enfermería durante el proceso de atención debe valorar todos estos comportamientos.

Cuando todas las anteriores han sido satisfechas plenamente aparece la de autorrealización como cima de la pirámide de A. Maslow.

3.2.4. Teoría de la percepción

Para explicar el sistema de comportamiento para satisfacer las necesidades humanas se desarrolló la teoría de la percepción.

Cada persona tiene una manera de resolver situaciones críticas. El estudio de la percepción tiene diferentes variables:

a) El entorno físico.
b) Los procesos fisiológicos.
c) Las alteraciones.

El individuo tiene contacto con el entorno a través de los receptores sensitivos de la energía. Existen tres tipos de células receptoras:

a) Exteroceptoras. Son principalmente células orgánicas sensoras que reciben energía del entorno exterior.

b) Interoceptoras. Éstas se encuentran dentro del organismo y reaccionan ante los cambios de presión, temperatura, dolor, etc.
c) Propioceptoras. Las células propioceptoras actúan ante los cambios de energía, actividad por el movimiento y la postura.

El desarrollo de la percepción va desde lo simple a complejo, relacionado con los estímulos; éstos son aprendidos, afectando al máximo la percepción cuando el estímulo aparece de forma ambigua.

En primer lugar, la generalización se refiere al aprendizaje, que tiene lugar "en una situación aplicándose a otra situación", para que los seres humanos reaccionen de forma adecuada usan situaciones pasadas que tienen mucho que ver con la situación presente. Hay una segunda suposición: es que los niños y adultos son capaces de distinguir sucesos u objetos, de aquellos que acontecen de forma casual en segundo término. La última suposición se conoce por "discriminación verbal" necesitada para dar nombres, codificar y clasificar experiencias.

En la enfermería psiquiátrica, las percepciones que ha coleccionado el paciente de experiencias pasadas y actuales interactúan con las percepciones del personal de enfermería. Clarificar y validar las percepciones son los objetivos de la comunicación entre enfermera/o-paciente.

3.2.5. Teoría del aprendizaje

El inglés John Locke dio forma a una teoría sobre el aprendizaje, basada principalmente en las experiencias y principios de asociación de actos de repetición.

Ivan Pavlow desarrolló la teoría del condicionamiento clásico; más tarde Thordnike complementó los descubrimientos de Pavlow introduciendo la teoría sobre las asociaciones de respuestas. Los últimos trabajos realizados por B. F. Skiner sobre el reforzamiento, añade la conceptualización a la teoría del aprendizaje.

El estímulo-respuesta es el principio más importante de la teoría del aprendizaje. Los conceptos de estímulo, respuesta y reforzamiento son las descripciones primarias del comportamiento dentro de la teoría del aprendizaje. Son la base de las teorías conductistas, las cuales son muy utilizadas por la enfermera psiquiátrica con cierto tipo de pacientes.

3.2.6. Teoría de la comunicación

La teoría de la comunicación principalmente está centrada en las conexiones que existen por debajo de las interrelaciones e interacciones dentro o entre sistemas; es la base de la comunicación entre enfermera/paciente.

Un sistema de comunicación incluye: un código, un emisor, un canal, un receptor, y un destino.

a) El código se refiere a la formulación del significado del mensaje.
b) El emisor transforma el mensaje en información.
c) Los canales pueden darse por escrito o verbalmente.
d) El receptor transforma los aspectos físicos de la información en un mensaje.
e) Destino es la interpretación del lenguaje utilizando la percepción.

La regeneración es un factor importante en la comunicación actuando en dos direcciones. El personal de enfermería usa la resolución de problemas para la comunicación entre él y el paciente.

3.2.7. Tendencias en enfermería

La enfermería psiquiátrica podría definirse como una especialidad de las ciencias de la salud y antropológicas capaz de estudiar no sólo las causalidades biológicas, sino también las motivaciones psicológicas y psicodinámicas y los condicionantes socioculturales de la enfermedad mental en sus múltiples formas, aplicación de los cuidados y la atención pertinente.

Existen muchas tendencias y modelos sobre la enfermería que ofrecen diferentes definiciones y objetivos a la labor de la enfermería.

Etimológicamente, método es equivalente a procedimiento siempre que se procede de un modo racional y controladamente y no al acaso y a la ligera. Hoy diríamos un "proceder programado".

Más estrictamente es un conjunto de principios que coordinan las diferentes técnicas investigadoras, técnicas que a su vez pueden dividirse en: de observación, experimentación, control, valoración de datos, etc. El método, en sí mismo, ya es un medio de control, por lo menos de la actividad del científico.

Se entiende por teoría de enfermería las estructuras de conocimiento útiles y necesarias para alcanzar las metas de la enfermería. Se distinguen cuatro niveles:

1. Teoría del aislamiento.
2. Teoría de relación (teorías descriptivas de la situación).
3. Teoría de situación-relación (teorías predictivas y de promoción o de inhibición).
4. Teoría de situación-producción (teoría prescriptiva).

Dickoff y James sugieren que la teoría de enfermería deberá ser una teoría de situación-producción. El día a día de la práctica de enfermería está compuesto de elementos prescriptivos, ha de haber una prescripción para la acción, y esta prescripción viene de una teoría de situación-producción.

Entendemos por modelo la representación simbólica, en términos lógicos, de una situación relativamente simple e idealizada demostrando la estructura del sistema original. Es una representación conceptual de la realidad.

Johnson (1975) define el modelo de enfermería como el conjunto de conceptos construidos sistemáticamente, con una base científica y relacionados de forma lógica, que identifican los componentes esenciales de la práctica de enfermería junto con las bases teóricas de estos conceptos y los valores requeridos en su uso por el profesional.

Un modelo de enfermería está hecho de ideas y conceptos generales, las partes o componentes están relacionadas entre sí a través de una aproximación al paciente, sistemática y cohesiva.

Los modelos existentes en Enfermería se han agrupado de distintas formas, como se puede ver en el cuadro 3.1:

1. Modelo de sistema (Betty Neuman, Roy, King).
2. Modelo de desarrollo (Rogers, Watson, Chrismanl).
3. Modelo de interacción (Levine, Orem, Riehl).

CUADRO 3.1
Modelos conceptuales en enfermería (tendencias generales)

MODELO	REPRESENTANTE	OBRA MÁS DESTACADA
• Ecologista o naturalista	• Florence Nightingale (1859)	• *Notes on nursing: what it is and what it is not*
• Procesos vitales o proceso cósmico	• Martha Rogers (1971)	• *Theoretical basis of nursing*
• Sociológico o de autocuidados	• Dorothea Orem (1971) • Virginia Henderson (1960)	• *Nursing: conceps of practice* (Principios fundamentales de enfermería)
• Existencialista o de adaptación	• Callista Roy (1971) • Hildegard Peplau (1952) • Nancy Roper (1976)	• *Adaptation: a basis for nursing practice (Nursing Outlook)* • *Interpersonal relation in nursing* • *A model for nursing and nursology*
• Sistemas de conducta	• Dorothy Johnson (1974)	• *Development of theory: a requisite for nursing as a primary health profession*

Otra de las formas en que se dividen es teniendo en cuenta la relación del enfermero con los pacientes/clientes:

1. *Modelo naturalista.* Su máximo representante es Florence Nightingale, que ve los cuidados de enfermería como facilitadores de la acción que la naturaleza ejerce sobre los individuos enfermos.
2. *Modelo de suplencia o ayuda.* Los representantes más destacados de esta tendencia son Virginia Henderson y Dorotea Orem (cuadro 3.1).

Para ambas, el papel de la enfermera es concebido como quien realiza las acciones que el paciente/cliente no puede llevar a cabo en un determinado momento de su ciclo vital, fomentando ambas el autocuidado en mayor o menor grado por parte del paciente.

Virginia Henderson

Las aportaciones más importantes a este modelo vienen dadas por A. Maslow desde la psicología humanista, y Thordnike siguiendo las teorías del aprendizaje. No hay que olvidar que el modelo humanista surge de las aportaciones del conductismo y del psicoanálisis.

Por primera vez aparecieron los trabajos de V. Henderson en 1939, influenciado principalmente por la teoría de las necesidades humanas. Una de las claves de Henderson es acerca de la personalidad y dice que el cuerpo y el espíritu son inseparables.

Por la influencia del modelo de Marlow y a partir de la división de necesidades básicas y superiores que el ser humano necesita para autorrealizarse, V. Henderson elaboró nueve necesidades que suponen una combinación de las necesidades básicas y superiores.

V. Henderson nos dice que la función del personal de enfermería es ayudar a las personas a realizar actividades que contribuyan a la salud. Esta ayuda es necesaria tanto cuando el individuo es enfermo o sano, y también para ayudarle a recuperarse o, finalmente, poder tener una muerte en paz.

El personal de enfermería puede ayudar al paciente a recuperar la fuerza, la voluntad o el conocimiento para que se independice lo antes posible.

Virginia Henderson también pudo ver los procesos de atención de enfermería de forma individualizada basándose en las necesidades del paciente.

Dorothea E. Orem

Dorothea Orem desarrolló los conceptos de autocuidados, dio a conocer su concepto de modelo de cuidados de enfermería en su libro *Nursing: Concepts of practice* publicado en 1971.

Dorothea Orem coincide sustancialmente con el modelo de V. Henderson y para ella el objetivo de la enfermería es “ayudar al individuo a llevar a cabo y mantener por sí mismo acciones de autocuidados para conservar la salud y la vida, recuperarse de la enfermedad y/o afrontar las consecuencias de dicha enfermedad.

Por autocuidados Orem entiende las acciones personales que aprende a realizar cada individuo con el fin de mantener la vida, su salud, su bienestar y responder de una forma constante a sus necesidades en materia de salud.

Orem identifica tres etapas en el proceso de enfermería:

a) El diagnóstico de enfermería.
b) El diseño de un sistema de enfermería.
c) La actuación del personal de enfermería.

MODELO DE INTERRELACIÓN DE HILDEGARD PEPLAN (véase cuadro 3.1)

Se incluyen en este grupo, entre otros, los modelos de Peplau, Roy, Rogers y Roper.

La base fundamental de este modelo es el concepto de relación del cliente con la enfermera y las relaciones con su medio; se concibe al ser humano como individuo bio-psico-social.

El modelo de H. Peplau es el de interrelación. En 1952 escribió *Interpersonal relation in Nursing*.

Las teorías de la comunicación, especialmente los trabajos de H. S. Sullivan, tuvieron grandes influencias en la forma de describir la enfermería, desde la teoría interpersonal y las de A. Marlow desde la psicología humanista.

En sus escritos nos expresa su concepto de enfermería como: "Un proceso interpersonal terapéutico y significativo que funciona en cooperación con otros procesos humanos con el fin de hacer alcanzable la salud a los individuos y a la comunidad. La enfermería es un instrumento educativo, una fuerza que ayuda a madurar y que se propone facilitar el movimiento hacia una vida personal comunitaria creativa, constructiva y productiva".

H. Peplau identifica tres ideas básicas referidas al concepto del hombre, del personal de enfermería y de la propia enfermería.

1. El hombre es un organismo que vive en equilibrio inestable y que tiene la capacidad de aprender y desarrollar aptitudes para solucionar problemas y adaptarse a las tensiones creadas por las necesidades.
2. La personalidad del personal de enfermería marca una diferencia sustancial en los resultados del aprendizaje del paciente durante el periodo en que se prestan los cuidados.
3. La función de la enfermería es favorecer el desarrollo de la personalidad hacia la madurez.

La definición que realiza la "enfermera psicodinámica" refleja la influencia de las teorías psicoanalíticas, que se refuerzan con la importancia que el personal de enfermería comprende su propio comportamiento a través de su autoconocimiento.

Tiene en cuenta los elementos inconscientes que influyen en sus actuaciones. Peplau describe cuatro experiencias psicobiológicas:

a) Necesidad.
b) Frustración.
c) Conflictos.
d) Ansiedad.

Estas cuatro experiencias se convierten en acción, elementos sacados también de la psicología dinámica sirviéndole para elaborar conceptos prácticos.

También concibe el proceso de enfermería como una relación terapéutica que consta de cuatro fases:

a) Orientación.
b) Identificación.
c) Exploración.
d) Resolución.

La influencia de Miller, teniendo en cuenta los principios del aprendizaje social, se refleja a través de la función del liderazgo que Peplau describe en las funciones de enfermería.

Ida Jean Orlando

Presentó una publicación titulada *The dynamic nurse-patient relationship* (la relación dinámica paciente-enfermera).

Todos los trabajos de Orlando fueron muy influenciados por la teoría de la comunicación. Lo redactó a partir de sus propias notas de enfermería; insiste en la responsabilidad del personal de enfermería para satisfacer las necesidades del paciente, ya sea a través de su propia actividad o con la ayuda de los demás.

El proceso de atención de enfermería empieza con la expresión del paciente del significado de su comportamiento; nos puede determinar la naturaleza de muchos signos y síntomas, el dolor, etc., asimismo, la ayuda que necesita para curarlo, lo debe estudiar con el propio enfermo.

Orlando puede ver los procesos de atención para obtener los resultados a través de la resolución del problema.

Callista Roy

C. Roy se basa principalmente en las teorías del estrés de Selpey y Lazarus, y el concepto de sí mismo de Coombs y de Nyss (véase cuadro 3.1).

Se tienen también en cuenta las teorías de interacción social de Erickson y Sullivan, con los diferentes enfoques.

4

Nosología y nosografía psiquiátricas *versus* diagnósticos de enfermería

Objetivos

- Determinar criterios estables de diferenciación de las entidades clínicas y psiquiátricas.
- Manejar las reglas preestablecidas que permitan asignar los signos y síntomas psíquicos de un sujeto a un grupo de enfermedades dentro de las clasificaciones más importantes.
- Verificar el uso de una taxonomía dagnóstica (Nanda) como lenguaje unificador de enfermería.

4.1. Las clasificaciones

En el principio, G. Spencer-Brown escribió: "¡Trazad una distinción!". Este mandato básico, obedecido consciente o inconscientemente, es el punto de partida de cualquier acción, decisión, percepción, pensamiento, descripción, teoría y epistemología. En una obra clásica, *Laws of Form,* Spencer Brown (1973) enuncia que "un universo se engendra cuando se separa o aparta un espacio"; de este modo, a partir del acto creativo primordial de establecer distinciones pueden engendrarse infinitos universos posibles. "El acto más básico de una epistemología es crear una distinción."

Levi-Strauss (1962) escribe: "Cualquier clasificación es superior al caos; e incluso una clasificación a nivel de las propiedades sensibles es un paso hacia un orden racional". En otra de sus obras, señala "ninguna ciencia puede actualmente considerar que las estructuras que pertenecen a su campo de estudio se reducen a un ordenamiento cualquiera de partes cualesquiera. Sólo es estructurado el ordenamiento que cumple dos condiciones: es un sistema, regulado por una cohesión interna; y esta cohesión, inaccesible a la observación de un sistema aislado, se revela en el estudio de las transformaciones gracias a las cuales es posible hallar propiedades semejantes en sistemas en apariencia diferentes".

4.1.1. ¿Qué es clasificar?

Clasificar es el proceso por el cual el hombre reduce la complejidad de los fenómenos agrupándolos en categorías y siguiendo unos criterios establecidos con uno o más propósitos.

Todo sistema de clasificación trata de ordenar y agrupar entre sí ciertos elementos u objetos en conjuntos o clases, según sus propiedades comunes, ignorando las diferencias entre los mismos, no juzgadas relevantes para los propósitos de la clasificación.

La clasificación constituye la base de toda ciencia, ya que supone el proceso básico de identificación de un fenómeno, lo que permite poder medir los distintos acontecimientos y hacer posible con ello la comunicación entre los científicos y los profesionales.

Toda clasificación supone una simplificación y, por ello, una pérdida de información, pasando por alto ciertas peculiaridades y características propias del sujeto concreto que estamos estudiando. Lo importante a este respecto es decidir si la información que se pierde con la clasificación es relevante o si, por el contrario, carece de importancia y podemos prescindir de ella.

4.1.2. Características de una clasificación correcta

Uno de los principios de la clasificación correcta dice que los caracteres o propiedades elegidos para llevar a cabo la agrupación debe mantenerse a lo largo de todo el trabajo. Otra regla de la clasificación es que los conjuntos de un mismo rango jerárquico deben ser exhaustivos y disyuntos dos a dos, o sea, deben cubrir, juntos, el campo entero, y no deben tener ningún miembro en común.

Según Rösch (1976) los principios en los que se basa cualquier clasificación se sintetizan en:

1. Exhaustividad de la clasificación.
2. Conceptualización o definición.
3. Denominación.
4. Criterios de clasificación.
5. Ordenamiento de la clasificación.

Entre las principales ventajas ofrecidas por la clasificación se encuentran las siguientes:

1. Aporta la terminología y la nomenclatura necesarias para hacer posible la comunicación entre los científicos y los profesionales que trabajan en un determinado campo.
2. Sirve de base para la acumulación y ordenación de los conocimientos disponibles, así como para la obtención de nueva información en relación con las diferentes categorías.
3. Es de utilidad, asimismo, para la descripción de las entidades básicas estudiadas por cada ciencia.
4. Permite igualmente hacer predicciones en torno a las diferentes categorías del sistema clasificador.
5. La clasificación proporciona los conceptos básicos que posibilitan el desarrollo de formulaciones teóricas más amplias o leyes generales, lo que constituye un objetivo fundamental en toda ciencia.

4.2. Nosología

Se entiende por nosología "la parte de la medicina que estudia las enfermedades diferenciándolas con arreglo a criterios que permiten su individualización".

Nosografía es "la parte de la medicina que se ocupa de la descripción y clasificación de las enfermedades".

Resulta difícil concebir la individualización sin la clasificación, y a la inversa, por lo que ambas definiciones tienen muchos puntos de conexión.

El proceso de describir, individualizar y clasificar las entidades clínicas da lugar al llamado diagnóstico. Etimológicamente, esta palabra significa "conocimiento profundo". Se trata de "un proceso por el que se intenta someter a verificación científica la hipótesis de la pertenencia de determinadas manifestaciones clínicas observadas a una clase o dimensión dentro de una clasificación de referencia".

Los objetivos del diagnóstico son:

a) Diferenciar una entidad clínica de otras.
b) Predecir una posible evolución.
c) Realizar estudios etiológicos.
d) Utilizar un nombre que facilite la comunicación entre profesionales.

Psiquiatría, a diferencia de otras ramas de la medicina, el diagnóstico no se apoya en signos y síntomas palpables sino que constituye un constructo teórico que deberá ser verificado paralelamente por la investigación.

4.2.1. La nosología pre-kraepeliniana

Considerando la aparición de la Psiquiatría como especialidad médica en la primera mitad del siglo XVIII, se inicia el estudio de la enfermedad mental en el marco del empirismo como metodología, destacando Pinel y Esquirol (ambos formaron parte de los "alienistas" durante la Ilustración).

Pinel establece una clasificación nosográfica de las enfermedades mentales basándose en la observación de los síntomas y agrupamiento de éstos en síndromes fijos. Así, establece su clasificación nosográfica de las enfermedades mentales:

1. Melancolía.
2. Manía sin delirio.
3. Manía con delirio.
4. Demencia o abolición del pensamiento.
5. Idiotismo u obliteración de las facultades intelectuales y afectivas.

Esquirol (1838), discípulo de Pinel, mejora la nosología de éste, añade las monomanías y da una definición de enfermedad mental: "La locura en su forma pura, está exenta de base lesional y consiste en una modificación funcional desconocida del cerebro".

Griessinger (1817-68) fue el pionero en crear una psiquiatría alejada de la psicología. Bajo la influencia de Mueller (fisiólogo) y Virchow (anatomopatólogo), lanza su lema "las enfermedades mentales son enfermedades del cerebro", inclinándose así la psiquiatría alemana a una corriente somaticista.

Kraepelin

Aúna las directrices de las escuelas psiquiátricas francesa y alemana, y establece el curso y evolución de los procesos patológicos como la guía más importante para el diagnóstico. Así, estructura Kraepelin una nosología (cuadro 4.1) basada en unidades nosológicas naturales, con una misma etiología, evolución, curso, terminación y pronóstico. Describe la demencia precoz y la psicosis maniaco-depresiva. Aquí aparece la primera selección de síntomas para un diagnóstico transversal de estos trastornos.

Kraepelin, en su primera clasificación, se dedica a la simple compilación de los conocimientos psiquiátricos hasta la fecha. Más tarde, en su cuarta edición (1893) y tomando conceptos de Kalhbaum y Hecker, que siguen un criterio clínico fenomenológico, introduce un nuevo capítulo al que designaría "Procesos degenerativos" dividiéndolo en tres apartados: demencia precoz, catatonía y demencia paranoide.

En la quinta edición aúna las tres enfermedades anteriores en una, la demencia precoz, dividiéndola en tres manifestaciones: hebefrénica, catatónica y paranoide. Esto lo hace así basándose en que evolucionan hacia un estado terminal igual para las tres, la debilidad mental, que es lo que le da la categoría de enfermedad única. Diferencia la demencia precoz de la locura maniaco-depresiva y de la paranoia (cuadro 4.2).

CUADRO 4.1
Clasificación psiquiátrica de Kraepelin

I	Alteraciones en los traumatismos craneales.
II	Alteraciones psíquicas en otras encefalopatías orgánicas.
III	Alteraciones mentales en las intoxicaciones.
IV	Alteraciones mentales en las enfermedades infecciosas.
V	Sífilis.
VI	Procesos arterioescleróticos y de la involución.
VII	Epilepsía genuina.
VIII	Esquizofrénias.
IX	Psicosis maniaco-depresiva.
X	Psicopatías.
XI	Reacciones psicógenas.
XII	Paranoia.
XIII	Oligofrenias.
XIV	Casos oscuros.

CUADRO 4.2
Sexta clasificación de Kraepelin

I	Psicosis infecciosas.
II	Psicosis de agotamiento.
III	Psicosis tóxicas.
IV	Locura tireogénica.
V	Demencia precoz.
VI	Parálisis general.
VII	Psicosis orgánicas (cerebrales).
VIII	Psicosis de involución.
IX	Psicosis maniaco-depresiva.
X	Paranoia.
XI	Neurosis generales.
XII	Estados psicopáticos.
XIII	Detenciones del desarrollo psíquico.

Para algunos, el mérito de Kraepelin está en establecer una clasificación operativa, que se ha mantenido hasta nuestros días, la cual favoreció la comunicación entre psiquiatras y es este espíritu el que algunos consideran que influyó en las clasificaciones que luego hizo la APA y se plasmaron en la aparición del DSM-III.

4.2.2. Los albores de la nosología moderna

Hacia la década de 1950, volvió a crecer el interés por el diagnóstico con la aparición de los psicofármacos, la investigación biológica y, ulteriormente, con el acercamiento de la Psiquiatría a los centros sanitarios generales lo que exigía mayor precisión diagnóstica.

Podemos considerar tres acontecimientos sucesivos como precursores de cambio:

A) Proyecto Gran Bretaña-Estados Unidos

A principios de la década de 1970 se trató de averiguar por qué los norteamericanos diagnosticaban esquizofrenia nueve veces más que los ingleses. Se vio que las cifras epidemiológicas reales eran casi idénticas, pero los criterios diagnósticos utilizados eran diferentes (Cooper, 1972). Esto reforzó como señalan Hezler y cols. (1981) la necesidad de emplear entrevistas estructuradas para obtener mayor concordancia diagnóstica.

B) Criterios de Feighner

Feighner y el grupo de trabajo de San Louis con arreglo a una tradición diagnóstica descriptiva utilizaron unas reglas operativas para señalar los síntomas necesarios y suficientes paras efectuar el diagnóstico de una categoría. Así, se enunciaron unos criterios que constituyeron el germen del llamado movimiento "neokraepeliniano" (Klerman, 1978).

C) Criterios diagnósticos de investigación

Son las llamadas RDC de Spitzer, Endicott y Robins. Estos autores elaboraron unos criterios de tipo descriptivo señalando:

1. Síntomas necesarios.
2. Síntomas suficientes.
3. Duración mínima.
4. Criterios de exclusión.

Estos criterios presentan una fiabilidad y validez mayor que en clasificaciones anteriores y fueron la base del DSM-III. Sin embargo, al igual que los criterios de Feighner, el campo de aplicación era restringido; autores como Ries (1980) señalan que un 40% de los pacientes no entraría en estos criterios.

4.2.3. La nosología moderna: DSM-III, DSM-III-R, DSM-IV y CIE-10

A finales de la década de 1970, la Asociación Psiquiátrica Americana propuso una clasificación con criterios que cubriesen unas 150 categorías diagnósticas frente a las 21 de las RDC.

Así se gestó el DSM-III que, además de ofrecer descripciones detalladas de cada una de las categorías, incluyó un sistema multiaxial del que hablaremos más adelante. Antes de que saliese a la luz pública se hizo un ensayo de campo con 12.000 pacientes (Spitzer y Forman 1979).

El DSM-III se publicó en 1980 y a los tres años se comenzó a elaborar la revisión con el fin de modificar diversas categorías y añadir algunas nuevas. El DSM-III-R se publicó en 1987.

El impacto de esta clasificación ha sido importante en todo el mundo, constituyendo un material didáctico esencial en la formación de estudiantes y residentes. Además, sus características básicas han servido de guía para la elaboración del CIE-10.

Las características fundamentales del DSM-III-R son :

1. *Criterios diagnósticos:* Específicos para todas las categorías.
2. *Enfoque descriptivo:* No entrando en consideraciones ideológicas excepción hecha de: los trastornos mentales orgánicos en los que la causa es conocida. La descripción es asimismo sistemática comenzando por los signos y síntomas clínicos, pasando después a antecedentes familiares, curso, complicaciones, diagnóstico, diagnóstico diferencial, etc.
3. *Jerarquías diagnósticas:* Aunque en el DSM-III existía un mayor número, en la revisión se redujeron a 2:
   a) Prioridad de un trastorno mental orgánico sobre otro que puede dar los mismos síntomas (por ejemplo: depresión).
   b) Si hay un trastorno con efectos más globales sobre el individuo acompañado de otro con efectos menos globales, se diagnosticará el primero considerando el segundo derivado o asociado.
4. *Sistema de evaluación multiaxial.*

En 1995 se publica el DSM-IV en el que se efectúa un proceso empírico a tres niveles, que incluye:

1. Revisiones sistemáticas de la literatura hasta entonces publicada.
2. Reanálisis de los datos recogidos hasta ese momento.
3. Estudios de campo.

Asimismo, presenta una evaluación multiaxial que implica una evaluación en varios ejes, cada uno de los cuales concierne a un área distinta de información que puede ayudar al clínico en el planteamiento del tratamiento y en la predicción de resultados. En la clasificación DSM-IV se incluyen cinco ejes:

Eje I: Trastornos clínicos. Otros problemas que pueden ser objeto de atención clínica.
Describe todos los trastornos incluidos en la clasificación excepto los trastornos de la personalidad y el retraso mental.

Eje II: Trastornos de la personalidad. Retraso mental.
Eje III: Enfermedades médicas.
Eje IV: Problemas psicosociales y ambientales.
Eje V: Evaluación de la actividad global.

En 1992, aparece la décima revisión de la Clasificación Internacional de las Enfermedades, figurando los trastornos mentales y del comportamiento en capítulo V.

Han sido publicadas las descripciones clínicas y pautas para el diagnóstico, así como:

a) Criterios de investigación.
b) Sistema multiaxial de diagnóstico.
c) Clasificación para atención primaria.
d) Glosario breve para uso administrativo.

En la CIE-10 se describen las características clínicas principales del trastorno, así como las características secundarias.

Después se formulan los requisitos para que el diagnóstico sea seguro, provisional o probable. Al igual que el DSM-III, esta clasificación tiene una escasa connotación etiológica.

Se ha utilizado el término "trastorno" en lugar de enfermedad para señalar la presencia de "un comportamiento o grupo de síntomas identificables en la práctica clínica que en la mayoría de los casos se acompañan de malestar o interfieren en la actividad del individuo".

Otras aportaciones de la CIE-10 son:

1. Se elimina la distinción entre "psicótico" y "neurótico", manteniendo el primero sólo como término descriptivo sin implicaciones etiopatogénicas.
2. Desaparición del término "psicógeno", debido a que tiene distintos significados según el idioma y la escuela.
3. Desaparición del término "psicosomático".
4. Adscripción a los trastornos del niño y del adolescente únicamente a las entidades clínicas específicas de estas edades.

4.2.4. Otras clasificaciones

Los sistemas de clasificación que hemos descrito no son los únicos existentes y tampoco se puede afirmar que exista unanimidad en su aceptación universal.

La DSM y la CIE poseen los mayores índices de aceptación y grado de consenso entre los profesionales clínicos. No obstante, dichas clasificaciones resultan insuficientes entre quienes dedican su trabajo preferente a la investigación.

Por ello, encontraremos otras clasificaciones diagnósticas en Psiquiatría, que, siguiendo diferentes líneas de investigación, realizan aportaciones muy significativas a la materia. Las más importantes son:

1. Criterios de St. Louis (Robins y Guze, 1970).
2. Criterios diagnósticos para la Investigación (Research Diagnosis Criteria [RDC]).
3. Examen del Estado Clínico Actual (Present State Examination [PSE]) (Wing *et al.*, 1962).
4. PSE/CATEGO.
5. LICET.

4.3. Diagnóstico de enfermería. Concepto y evolución

Aunque la expresión "diagnóstico de enfermería" aparece en la literatura en la década de 1950 (V. Fry, 1953), con un primer esbozo de categorización de la enfermería y la publicación de una lista de 21 problemas, los diagnósticos de enfermería se empiezan a plantear como tema de estudio en la primera Conferencia de la "North American Nursing Diagnosis Association" (NANDA) sobre clasificación de diagnósticos de enfermería, celebrada en St. Louis, Missouri, en 1973. En los debates de esta asamblea se pone en evidencia la necesidad imperiosa no solamente de identificar los problemas percibidos en la práctica clínica, sino de etiquetarlos adecuadamente. En esa primera conferencia ya se empieza a trabajar aceptando un esbozo de definición, según la cual el diagnóstico de enfermería es un "juicio o conclusión al que se llega como resultado de una valoración de enfermería". Se empieza a barajar, asimismo, una terminología novedosa para enfermería en la que entran expresiones como "problemas del paciente", "conceptos y categorías", "categorías diagnósticas", etc. Los trabajos de esta asamblea culminan con la publicación de una lista de 34 diagnósticos. Sin embargo, no es hasta finales de la década de 1970 e inicios de 1980 cuando el trabajo del grupo de la NANDA empieza a ofrecer resultados satisfactorios y de impacto internacional.

Pero, ¿qué es diagnóstico? Si tomamos la definición general que nos proporciona Edel: "Cualquiera que haga una afirmación o conclusión acerca de la causa o esencia de un estado, situación o problema está haciendo un diagnóstico". Y, siguiendo esta línea argumental, definiremos el diagnóstico de enfermería como "el resultado de la identificación y valoración de datos sobre las necesidades de salud de las personas, recogidas, interpretadas y definidas por enfermeras".

En la década de 1980, sobre todo a raíz de la declaración de política social de la American Nurses' Association (ANA, 1980), la enfermería se define y acepta como el diagnóstico y tratamiento de las respuestas del individuo ante problemas actuales o potenciales de salud. De hecho, y según la ANA, al propio tiempo que el concepto de diagnóstico de enfermería ha evolucionado, su utilización en la práctica clínica se ha convertido en un componente integral del estándar de cuidados de enfermería.

A la vez que las conferencias de la NANDA se van sucediendo (la segunda en 1975, la tercera en 1978 y la cuarta en 1980), en la literatura aparecen diversas definiciones de diagnóstico de enfermería, cada una de las cuales hace hincapié en algún aspecto matizador. Sin embargo, la nomenclatura utilizada contribuye más a la confusión que a la claridad, no sólo de la definición, sino también de las etiquetas diagnósticas con sus correspondientes definiciones aportadas.

Los matices de las distintas definiciones propuestas son diversos. Con todo, parece que todas tienen en común que se trata de un enunciado en el cual se describe el estado de salud del paciente como resultado de una valoración. Carpenito (1987) describe el diagnóstico como un enunciado posible, potencial o real, mientras que Gordon (primero en 1976, y sucesivamente hasta 1987), ampliando este concepto, añade que estos enunciados diagnósticos son respuestas del paciente que “el personal de enfermería, por su educación y experiencia, está capacitado y legalmente autorizado para tratar”.

En 1990, en su novena Asamblea General, la NANDA propone la siguiente definición de diagnóstico de enfermería con la que se pretende abarcar todas y cada una de las matizaciones propuestas por sus miembros:

> Juicio clínico sobre las respuestas de un individuo, familia o comunidad a los problemas de salud y/o procesos vitales, reales o potenciales. Los diagnósticos de enfermería proporcionan la base para la elección de intervenciones de enfermería mediante las cuales se consiguen los resultados cuyo responsable es la enfermería.

CUADRO 4.3

Problemas de enfermería (NANDA, 1984)

PE I - ACTIVIDAD/REPOSO

I.1. Intolerancia a la actividad.
I.2. Intolerancia potencial a la actividad.
I.3. Déficit de actividades recreativas.
I.4. Trastorno de los patrones del sueño.

PE II - APARATO CIRCULATORIO

II.1. Alteración en el rendimiento cardiaco: disminución.
II.2. Alteración en la perfusión de los tejidos.

PE III - ELIMINACIÓN

III.1. Alteración en la eliminación intestinal: estreñimiento.
III.2. Alteración en la eliminación intestinal: diarrea.
III.3. Alteración en la eliminación intestinal: incontinencia debida a causas orgánicas o quirúrgicas.
III.4. Incontinencia urinaria.
III.5. Alteración en los patrones de eliminación urinaria:
  5.1. Disminución.
  5.2. Aumento.
III.6. Retención urinaria

PE IV - REACCIONES EMOCIONALES

IV.1. Deterioro en la adaptación.
IV.2. Ansiedad.

IV.3. Ineficacia del individuo para enfrentarse a los problemas.
IV.4. Temor.
IV.5. Aflicción anticipatoria.
IV.6. Aflicción disfuncional.
IV.7. Desesperanza.
IV.8. Reacción postraumática.
IV.9. Impotencia.
IV.10. Síndrome de trauma por violación.
IV.11. Trastornos del autoconcepto:
  11.1. Imagen corporal.
  11.2. Autoestima.
  11.3. Rol.
  11.4. Identidad personal.
IV.12. Deterioro en la interacción social.
IV.13. Aislamiento social.
IV.14. Potencial de violencia: auto y/o hétero-agresiva.

PE V - ALTERACIÓN EN LOS PATRONES FAMILIARES
V.1. Afrontamiento de la familia: posible aumento.
V.2. Afrontamiento ineficaz de la familia: comprometida.
V.3. Afrontamiento ineficaz de la familia: incapaz.
V.4. Alteración en el proceso familiar.
V.5. Alteración real o potencial en el rol de padres.

PE VI - INGESTA
VI.1. Alteración en el volumen de líquidos por exceso.
VI.2. Déficit real del volumen de líquidos.
VI.3. Déficit potencial del volumen de líquidos.
VI.4. Alteración en la nutrición: inferior a las necesidades del organismo.
VI.5. Alteración en la nutrición: superior a las necesidades del organismo.
VI.6. Alteración en la nutrición: potencialmente superior a las necesidades del organismo.
VI.7. Alteración en las membranas mucosas orales.
VI.8. Deterioro en la deglución.

PE VII - HIGIENE
VII.1. Déficit de autocuidados.
VII.1.1. Ingesta.
VII.1.2. Baño/limpieza/aseo.
VII.1.3. Vestido/arreglo personal.
VII.1.4. Eliminación.

VIII - ALTERACIONES COGNITIVO-PERCEPTIVAS
VIII.1. Deterioro en la comunicación verbal.
VIII.2. Falta de sensibilidad unilateral.
VIII.3. Alteración sensorial y perceptiva: visual, auditiva, cinestésica, gustativa, táctil, olfatoria.
VIII.4. Alteración en los procesos cognitivos.

PE IX - DOLOR
IX.1. Alteración en el bienestar: dolor agudo.
IX.2. Alteración en el bienestar: dolor crónico.

PE X - SEGURIDAD
X.1. Alteración potencial en la temperatura corporal.
X.2. Hipertermia.
X.3. Hipotermia.
X.4. Posibilidad de infección.
X.5. Posibilidad de lesión.
X.6. Deterioro físico en la movilidad.
X.7. Deterioro real en la integridad de la piel.
X.8. Posible deterioro en la integridad de la piel.
X.9. Termorregulación ineficaz.
X.10. Deterioro en la integridad de los tejidos.

PE XI - SEXUALIDAD
XI.1. Disfunción sexual.
XI.2. Alteración en los patrones sexuales.

PE XII - ENSEÑANZA Y/O APRENDIZAJE
XII.1. Alteración en el crecimiento y desarrollo.
XII.2. Alteración en el mantenimiento de la salud.
XII.3. Deterioro en la dirección y mantenimiento del hogar.
XII.4. Déficit del conocimiento: necesidad de aprendizaje.
XII.5. Alteración en la obediencia.

PE XIII - VENTILACIÓN
XIII.1. Ineficacia en la limpieza de las vías aéreas.
XIII.2. Ineficacia en los patrones respiratorios.
XIII.3. Alteración en el intercambio gaseoso.

CUADRO 4.4
Diagnósticos de enfermería (NANDA, 1990)

I. INTERCAMBIO (Modelo de respuesta humana en el que se implica un mutuo dar y recibir.)

I.1. Alteración en la nutrición: superior a las necesidades corporales.
Estado en el cual el individuo consume más de la toma nutritiva adecuada en relación a las necesidades metabólicas.

I.2. Alteración en la nutrición: inferior a las necesidades corporales.
Estado en el cual el individuo consume una toma nutritiva inadecuada en relación a las necesidades metabólicas.

I.3. Alteración en la nutrición: potencialmente superior a las necesidades corporales.
Condición en la cual el individuo corre el peligro de ingerir una cantidad de nutrientes que exceda a las necesidades metabólicas.
I.4. Posibilidad de infección.
Estado en el cual el individuo corre el riesgo de ser invadido por organismos patógenos.

I.5. Posibilidad de alteración de la temperatura corporal.
Estado en el que el individuo corre el riesgo de fallo en el mantenimiento de la temperatura corporal.

I.6. Hipotermia.
Estado en el cual la temperatura corporal de un individuo se sitúa por debajo del nivel normal.

I.7. Hipertermia.
Estado en el cual el individuo corre algún riesgo de que la temperatura corporal se eleve por encima del nivel normal.

I.8. Termorregulación ineficaz.
Estado en el cual la temperatura del individuo fluctúa entre hipotermia e hipertermia.

I.9. Disreflexia.
Estado en el cual un individuo con una lesión en la médula espinal a la altura de la T7 (vértebra torácica o dorsal 7) o superior experimenta una respuesta del sistema nervioso simpático, desinhibida y peligrosa, a un estímulo nocivo.

I.10. Estreñimiento.
Estado en el cual el individuo experimenta un descenso en el movimiento intestinal en relación con el modelo normal de evacuación: eliminación de heces duras y secas, o ausencia de heces.

I.11. Estreñimiento percibido.
Estado en el cual un individuo se autodiagnostica un estreñimiento y asegura un movimiento intestinal diario mediante el abuso de laxantes, enemas y supositorios.

I.12. Estreñimiento de colon.
Estado en el cual el modelo de eliminación de un individuo se caracteriza por heces duras y secas que resultan de un retraso en el tránsito de los residuos alimenticios.

I.13. Diarrea.
Estado en el cual el individuo experimenta o corre el riesgo de experimentar un cambio en los movimientos intestinales normales como resultado de heces frecuentes, sueltas o líquidas.

I.14. Incontinencia intestinal.
Estado en el cual un individuo experimenta incapacidad de controlar el tránsito de los movimientos intestinales.

I.15. Alteración en los patrones de eliminación urinaria.
Estado en el cual un individuo experimenta o corre el riesgo de experimentar un cambio en la micción.

I.16. Incontinencia por estrés.
Estado en el cual un individuo experimenta una emisión involuntaria de orina inferior a 50 ml acompañada con un aumento de la presión abdominal.

I.17. Incontinencia refleja.
Estado en el cual un individuo experimenta la emisión involuntaria de orina, que ocurre a intervalos predecibles, cuando se alcanza un determinado volumen en la vejiga.

I.18. Incontinencia con sensación de urgencia.
Estado en el cual un individuo experimenta la emisión involuntaria de orina, que ocurre poco después de una fuerte sensación urgente de evacuar.

I.19. Incontinencia funcional.
Estado en el cual un individuo experimenta la emisión involuntaria e impredecible de orina.

I.20. Incontinencia total.
Estado en el cual un individuo experimenta la continua e impredecible emisión de orina.

I.21. Retención urinaria.
Estado en el cual un individuo experimenta un vaciado incompleto de la vejiga.

I.22. Alteración en la perfusión de los tejidos (especificar tipo): renal, cardiopulmonar, cerebral, gastrointestinal, periférica.
Estado en el cual un individuo experimenta o corre el riesgo de experimentar un descenso en el aporte sanguíneo arterial, venoso o capilar.

I.23. Exceso en el volumen de líquidos.
Estado en el cual un individuo experimenta o corre el riesgo de experimentar un exceso en los líquidos corporales.

I.24. Déficit real o potencial en el volumen de líquidos.
Estado en el cual un individuo experimenta o corre el riesgo de experimentar una alteración en los líquidos corporales que conduce a la deshidratación.

I.25. Disminución del rendimiento cardiaco.
Estado en el cual un individuo experimenta o corre el riesgo de experimentar síntomas cardiovasculares, cerebrales o respiratorios como resultado del volumen insuficiente de sangre bombeada por el corazón.

I.26. Deterioro en el intercambio gaseoso.
Estado en el cual un individuo experimenta una interferencia en la ventilación celular como resultado de un intercambio gaseoso inadecuado en la membrana alveolo-capilar.

I.27. Ineficacia en la limpieza de las vías aéreas.
Estado en el cual un individuo experimenta una interferencia en la ventilación normal como resultado de una obstrucción parcial o completa de las vías aéreas.

I.28. Ineficacia en los patrones respiratorios.
Estado en el cual un individuo experimenta un deterioro en la función respiratoria como resultado de un cambio en los patrones respiratorios.

I.29. Alteración en la protección.
Estado en el cual un individuo experimenta una disminución en su capacidad de resguardarse uno mismo de las amenazas tanto internas como externas, como enfermedad o lesión.

I.30. Posibilidad de lesión.
Estado en el cual un individuo está predispuesto a lesiones debido a factores internos o externos.

I.31. Posibilidad de asfixia.
Estado en el cual un individuo corre un alto riesgo de asfixiarse accidentalmente (disponibilidad insuficiente para la inhalación).

I.32. Posibilidad de intoxicación.
Estado en el cual un individuo corre alto riesgo de exposición o ingestión accidental de drogas o productos peligrosos en dosis suficientes para causar intoxicación.

I.33. Posibilidad de traumatismo.
Estado en el cual un individuo corre alto riesgo de lesión tisular accidental asociada con factores internos o externos.

I.34. Posibilidad de aspiración.
Estado en el cual un individuo corre el riesgo de aspirar secreciones gastrointestinales y orofaríngeas, sólidos o líquidos, hacia los pasajes traqueobronquiales.

I.35. Síndrome de atrofia.
Estado en el cual un individuo corre el riesgo de sufrir un deterioro de los sistemas corporales como resultado de inactividad músculo-esquelética prescrita o inevitable.

I.36. Deterioro de la integridad de los tejidos.
Estado en el cual un individuo experimenta daño en las membranas mucosas y en los tejidos corneal, integumentario o subcutáneo.

I.37. Alteración en las membranas mucosas orales.
Estado en el cual un individuo experimenta una alteración en la integridad de la cavidad oral.

I.38. Deterioro real o potencial en la integridad de la piel.
Estado en el cual un individuo experimenta o corre el riesgo de experimentar una alteración o desgarro de la piel.

II. COMUNICACIÓN (Modelo de respuesta humana que implica el envío de mensajes.)

II.1. Deterioro en la comunicación verbal.
Estado en el cual un individuo experimenta una disfunción en la capacidad de verbalizar adecuadamente o de interpretar el significado de las palabras.

III. RELACIÓN (Modelo de respuesta humana que implica vínculos establecidos.)

III.1. Deterioro en la interacción social.
Estado en el cual un individuo participa insuficientemente en el intercambio social, tanto en cantidad como en calidad.

III.2. Aislamiento social.
Estado en el cual un individuo experimenta soledad que se percibe como impuesta por otros y como un estado negativo o amenazador.

III.3. Alteración en el desempeño del rol.
Estado en el cual un individuo experimenta un cambio, conflicto o denegación de sus responsabilidades o incapacidad de realizarlas.

III.4. Alteración del rol de padres.
Estado en el cual un individuo experimenta una alteración real o potencial en su capacidad de crear un ambiente que promueva el crecimiento y desarrollo óptimos de un niño.

III.5. Disfunción sexual.
Estado en el cual el funcionamiento o salud sexual de un individuo se considera inadecuado o insatisfactorio.

III.6. Alteración en los procesos familiares.
Estado experimentado por una familia normalmente constituida que se ve afectada por un factor de estrés y que resulta en la alteración del funcionamiento familiar.

III.7. Conflicto en el rol de padres.
Estado en el cual uno de los padres experimenta confusión y conflicto con su papel en respuesta a una crisis.

IV. VALORACIÓN (Modelo de respuesta humana que implica asignar un valor relativo.)

IV.1. Aflicción espiritual.
Estado en el cual un individuo experimenta un trastorno en sus creencias religiosas o en su sistema de valores.

V. ELECCIÓN (Modelo de respuesta humana que implica la elección de alternativas.)

V.1. Afrontamiento ineficaz del individuo.
Estado en el cual un individuo demuestra un deterioro en sus comportamientos de adaptación y en su capacidad de resolver problemas.

V.2. Deterioro en la adaptación.
Estado en el cual un individuo es incapaz de modificar su estilo de vida y/o comportamiento de una manera acorde con un cambio en el estado de salud.

V.3. Afrontamiento defensivo.
Estado en el cual un individuo proyecta falsamente un concepto positivo de sí mismo basado en un modelo de autodefensa que le defiende contra amenazas subyacentes que percibe contra su autoconcepto positivo.

V.4. Negación ineficaz.
Estado en el cual un individuo, consciente o inconscientemente, intenta rechazar el conocimiento o significado de un suceso para reducir la ansiedad y/o temor en perjuicio de la salud.

V.5. Afrontamiento ineficaz de la familia: incapacitante.
Estado en el cual una familia constantemente responde a factores normales/inusuales de estrés con comportamientos destructivos.

V.6. Afrontamiento ineficaz de la familia: comprometido.
Estado en el cual una familia responde temporalmente a factores normales/inusuales de estrés con comportamientos ineficaces.

V.7. Afrontamiento de la familia: potencial de desarrollo.
Estado en el cual la familia maneja con eficacia tareas de adaptación relacionadas con el reto de la salud y exhibe el deseo de acrecentarla.

V.8. Disconformidad (especificar).
Estado en el cual un individuo es incapaz o no desea adherirse a las recomendaciones terapéuticas.

V.9. Conflicto en la toma de decisiones (especificar).
Estado en el cual un individuo experimenta incertidumbre sobre la línea de acción a seguir cuando la elección entre acciones contrapuestas implica riesgo, pérdida o desafío a los valores personales de la vida.

V.10. Comportamientos generadores de salud (especificar).
Estado en el cual un individuo que goza de salud estable busca activamente maneras para alterar los hábitos y/o entorno personales de salud para alcanzar un nivel más alto de salud. (El estado de salud estable se define cómo, adoptadas las medidas de prevención de la enfermedad apropiadas a la edad, el individuo informa de que disfrutar de buena o excelente salud, y se controlan los signos o síntomas de enfermedad, en el caso de que existan.)

VI. MOVIMIENTO (Modelo de respuesta humana que implica actividad.)

VI.1. Deterioro en la movilidad física.
Estado en el cual un individuo experimenta la limitación del movimiento físico debido a su incapacidad o desgana.

VI.2. Intolerancia real o potencial a la actividad.
Estado en el cual un individuo experimenta incapacidad real o potencial para mantener la energía requerida para las actividades de la vida diaria o para tolerar un aumento en la actividad.

VI.3. Fatiga.
Estado en el cual un individuo experimenta una sensación abrumadora de agotamiento y una disminución en la capacidad para el trabajo físico y mental.

VI.4. Alteración de los patrones del sueño.
Estado en el cual un individuo experimenta un trastorno en la calidad o cantidad de los patrones del sueño que ocasiona malestar.

VI.5. Déficit de actividades recreativas.
Estado en el cual un individuo experimenta desgana o incapacidad para participar en actividades para pasar el tiempo o que proporcionan distracción o gratificación.

VI.6. Dificultades en la dirección y mantenimiento del hogar.
Estado en el cual un individuo experimenta incapacidad para mantener por sí mismo un entorno inmediato y seguro que genere crecimiento para sí y para los demás.

VI.7. Alteración en el mantenimiento de la salud.
Estado en el cual un individuo experimenta una disminución en su capacidad de sostener/dirigir comportamientos para mantener o mejorar su estado de salud.

VI.8. Déficit de autocuidados: alimentación.
Estado en el cual un individuo experimenta deterioro en su capacidad de autoalimentarse.

VI.9. Deterioro en la deglución.
Estado en el cual un individuo tiene reducida la capacidad de pasar voluntariamente líquidos y/o sólidos de la boca al estómago.

VI.10. Lactancia materna, ineficaz.
Estado en el cual una madre, bebé o niño experimenta insatisfacción o dificultad en el proceso de amamantar.

VI.11. Lactancia materna, eficaz.
Estado en el cual el grupo familiar madre-hijo exhibe destreza y satisfacción en sus comportamientos de amamantar.

VI.12. Déficit de autocuidados: baño/higiene.
Estado en el cual un individuo experimenta un deterioro en la capacidad de bañarse por sí mismo.

VI.13. Déficit de autocuidados: vestido/arreglo personal.
Estado en el cual un individuo experimenta un deterioro en la capacidad de vestirse por sí solo.

VI.14. Déficit de autocuidados: eliminación.
Estado en el cual un individuo experimenta un deterioro en su capacidad de eliminación por sí mismo.

VI.15. Alteración en el crecimiento y desarrollo.
Estado en el cual un individuo se desvía de las pautas de conducta en relación con su grupo de edad.

VII. PERCEPCIÓN (Modelo de respuesta humana que implica la recepción de información.)

VII.1. Trastorno de la imagen corporal.
Estado en el cual un individuo experimenta una percepción negativa y distorsionada del cuerpo.

VII.2. Trastorno de la autoestima.
Estado en el cual un individuo posee un autoconcepto/sentimientos negativos sobre sí mismo y sobre su capacidad, que se puede expresar directa o indirectamente.

VII.3. Déficit de autoestima: crónico.
Estado en el cual un individuo posee desde hace tiempo sentimientos/autoconcepto negativos sobre sí y sobre su capacidad.

VII.4. Déficit de autoestima: situacional.
Estado en el cual un individuo posee un autoconcepto negativo sobre sí mismo que se ha producido como respuesta a una pérdida o cambio en un individuo que previamente tenía un autoconcepto positivo.

VII.5. Trastorno de la identidad personal.
Estado en el cual un individuo experimenta una incapacidad para discernir la relación entre su cuerpo y el entorno.

VII.6. Alteración sensorial y/o perceptiva: visual, auditiva, cinestésica, gustativa, táctil, olfatoria.
Estado en el cual un individual experimenta una interrupción o cambio en la recepción y/o interpretación de estímulos por los receptores mediante la vista, el oído, la posición del cuerpo, el gusto, el tacto o el olfato.

VII.7. Falta de respuesta unilateral.
Estado en el cual un individuo no percibe un lado de su cuerpo.

VII.8. Desesperanza.
Estado subjetivo en el cual un individuo no percibe ninguna alternativa o elección personal disponible, y es incapaz de hacer un esfuerzo por su propio bien.

VII.9. Impotencia.
Estado en el cual un individuo percibe la sensación de que sus propias acciones no afectarán de un modo significativo los resultados, o bien percibe la falta de control sobre una situación actual o acontecimiento inmediato.

VIII. CONOCIMIENTO (Modelo de respuesta humana que implica un significado asociado con la información.)

VIII.1. Déficit de conocimiento (especificar).
Estado en el cual un individuo carece de técnicas/conocimiento específicos que afectan a su capacidad para mantener la salud.

VIII.2. Alteración en los procesos cognitivos.
Estado en el cual un individuo experimenta un deterioro en los procesos mentales, por ejemplo: en la percepción, la orientación de la realidad, la memoria, el razonamiento y el criterio.

IX. SENTIMIENTO (Modelo de respuesta humana que implica el conocimiento de información.)

IX.1. Dolor.
Estado en el cual un individuo experimenta dolor/incomodidad durante un corto periodo de tiempo.

IX.2. Dolor crónico.
Estado en el cual un individuo experimenta un dolor que se prolonga durante más de seis meses.

IX.3. Aflicción disfuncional.
Estado en el cual un individuo experimenta una respuesta exagerada a una pérdida real o potencial de una persona, objeto o capacidades funcionales.

IX.4. Aflicción anticipatoria.
Estado en el cual un individuo experimenta una respuesta a una pérdida real o percibida de una persona, objeto o capacidades funcionales, antes de sufrir la pérdida.

IX.5. Potencial de violencia: auto y/o hétero-agresiva.
Estado en el cual un individuo experimenta una predisposición a actos violentos y destructivos tanto para sí mismo como para los demás.

IX.6. Respuesta postraumática.
Estado en el cual un individuo experimenta una respuesta sostenida y dolorosa a un suceso traumático sobrecogedor.

IX.7. Síndrome de trauma por violación.
Estado en el cual un individuo experimenta un síndrome traumático como resultado de la violación y consiste en una fase aguda de desorganización del estilo de vida de la víctima y un proceso de reorganización a largo plazo.

IX.8. Ansiedad.
Estado en el cual un individuo experimenta una sensación vaga de desasosiego cuyo origen es a menudo desconocido o inespecífico.

IX.9. Temor.
Estado en el cual un individuo experimenta la sensación de terror relacionada con un origen identificado que se percibe como peligroso.

4.4. PND-I

La primera edición de los Psychiatric Nursing Diagnosis (PND-I) se realiza en 1986 por la División de Salud Mental y Psiquiatría de la Asociación Norteamericana de Enfermeras (ANA).

Desde la primera reunión nacional del grupo de diagnósticos de enfermería en 1973, aparece la necesidad de colaboración de las enfermeras psiquiátricas, para contribuir a incrementar el conocimiento científico de la descripción de los fenómenos que conciernen a esta disciplina.

Con el objetivo de desarrollar un listado que identifique y describa los fenómenos específicos que conciernen a la enfermería de salud mental y psiquiátrica, la ANA autoriza y da soporte a un proyecto para identificar estos fenómenos (cuadro 4.5). Convoca a un grupo de especialistas clínicos que elaboran un primer sistema de clasificación conceptual, organizado de acuerdo con el estudio y seguimiento de tres clases de respuestas genéricamente humanas:

1. Respuestas individuales.
2. Respuestas interpersonales/familiares.
3. Respuestas comunitarias/entorno.

CUADRO 4.5

PND-I

1. Patrones de respuesta humana en los procesos de actividad
   1.1. Comportamiento motor alterado
   1.2. Patrones lúdicos alterados
   1.3. Autocuidado alterado
   1.4. Patrones de sueño/despertar alterados

2. Patrones de respuesta humana en los procesos cognitivos
   2.1. Toma de decisiones alterada
   2.2. Juicio alterado
   2.3. Proceso de conocimiento alterado
   2.4. Proceso de aprendizaje alterado
   2.5. Memoria alterada
   2.6. Orientación alterada
   2.7. Contenido del pensamiento alterado
   2.8. Proceso del pensamiento alterado

3. Patrones de respuesta humana en los procesos ecológicos
   3.1. Mantenimiento comunitario alterado
   3.2. Integridad del entorno alterada mentalmente
   3.3. Incapacidad para el mantenimiento del hogar

4. Patrones de respuesta humana en los procesos emocionales
   4.1. Patrones de respuestas abusivos
   4.2. Patrones sentimentales alterados
   4.3. Patrones sentimentales indiferenciados

5. Patrones de respuesta humana en los procesos interpersonales
   5.1. Proceso comunicativo alterado
   5.2. Proceso de conducta/impulso alterado
   5.3. Rol de actuación alterado
   5.4. Proceso sexual alterado
   5.5. Interacción social alterada

6. Patrones de respuesta humana en los procesos perceptivos
   6.1. Atención alterada
   6.2. Bienestar alterado
   6.3. Autoconcepto alterado
   6.4. Percepción sensorial alterada

7. Patrones de respuesta humana en los procesos fisiológicos

8. Patrones de respuesta humana en los procesos validativos
   8.1. Proyecto vital alterado
   8.2. Espiritualidad alterada
   8.3. Valores alterados

Fuente: Clasificación de respuestas humanas individuales (ANA, 1986).

Parte II

Trastornos psiquiátricos

5

Trastornos mentales orgánicos

Objetivos

- Describir el concepto de trastorno mental orgánico, tipos y características.
- Señalar la etiología de los trastornos mentales orgánicos.
- Describir las manifestaciones clínicas de los trastornos mentales orgánicos.
- Identificar los diagnósticos enfermeros de los trastornos mentales orgánicos.
- Establecer los cuidados enfermeros que requieren los pacientes con trastorno mental orgánico.

5.1. Concepto de trastorno mental orgánico

Los trastornos mentales orgánicos son un conjunto de síndromes que se caracterizan por alteraciones de la conducta y se pueden atribuir a alteraciones estructurales, bioquímicas o funcionales del sistema nervioso central. En estos trastornos pueden identificarse, generalmente, las causas que los originan.

El número de los trastornos mentales orgánicos varía según los distintos autores. Se menciona la clasificación según la CIE-10 y según el DSM-IV y de ellos se estudiarán los dos más frecuentes: delirium y demencia.

5.1.1. Trastornos mentales orgánicos según la CIE-10

- Demencias.
- Síndrome amnésico.
- Delirium.
- Trastorno de la personalidad y del comportamiento.

- Otros trastornos mentales:
  - Alucinosis.
  - Trastorno catatónico.
  - Trastorno afectivo orgánico.
  - Trastorno por ansiedad orgánico.
  - Trastorno de labilidad emocional.
  - Trastorno cognoscitivo leve.

- Trastorno mental orgánico o sintomático sin especificación.

5.1.2. Trastornos mentales orgánicos según el DSM-IV

- Demencias de aparición senil o presenil.
- Trastornos mentales orgánicos inducidos por sustancias psicoactivas.
- Trastornos mentales orgánicos asociados con trastornos físicos:
  - Delirium.
  - Demencia.
  - Síndrome amnésico.
  - Trastorno delirante orgánico.
  - Alucinosis orgánica.
  - Trastorno orgánico del estado de ánimo.
  - Trastorno orgánico de ansiedad.
  - Trastorno orgánico de la personalidad.
  - Trastorno mental orgánico no especificado.

Se describen factores predisponentes que favorecen la aparición de un trastorno mental orgánico y son tan variados como: transmisión hereditaria, predisposición genética, deficiente estimulación sensorial, estrés prolongado, pérdidas afectivas no resueltas, marginación sociocultural, etc., y con frecuencia se superponen en el origen de ellos.

Las características clínicas de los trastornos mentales orgánicos pueden presentarse aisladas o asociadas a cada trastorno.

Las más significativas son:

- Alteración de la memoria.
- Alteración de las emociones.
- Alteración de la orientación.
- Disminución de las actividades intelectuales.
- Alteración de la capacidad de juicio.
- Alteración del movimiento.
- Alteración del comportamiento general.

5.2. Síndrome confusional agudo/delirium

Es conocido desde tiempos de Hipócrates y está bien descrito en la literatura desde el siglo XVI. A lo largo de la historia ha recibido diferentes nombres: confusión aguda, síndrome cerebral agudo, disfunción mental, encefalopatía metabólica, fracaso cerebral agudo, nublamiento de la conciencia, etc. Hoy día se denomina únicamente delirium o síndrome confusional agudo.

Es el síndrome psiquiátrico orgánico más frecuente en ancianos; se da aproximadamente en el 40% de los pacientes ingresados en servicios médicos o quirúrgicos agudos en algún momento de su enfermedad. Se puede presentar en cualquier edad aunque la incidencia es más elevada en mayores de 60 años.

Toda confusión aguda es una señal de alarma en personas mayores porque denota una enfermedad orgánica cerebral o extracerebral; de esta forma, ante los síntomas de confusión aguda se sugiere pensar siempre en una enfermedad física hasta que no se demuestre lo contrario. Pero el síndrome confusional agudo también puede manifestarse en un paciente afectado de demencia o de otro cuadro psiquiátrico previo.

Es tan importante este tema en los ancianos que el síndrome confusional agudo está incluido en la clasificación de enfermedades mentales de la vejez (Informe de expertos en psicogeriatría, OMS 1972). Es una urgencia en geriatría y debe estar bien diagnosticado porque si no puede dificultar los cuidados agudos en el anciano, especialmente si está fuera de su medio (hospital), siendo causa de lesiones o caídas.

Consiste en una alteración global de las funciones cognitivas, tiene etiología múltiple y se caracteriza por la presencia simultánea y en grado variable de trastornos de conciencia, atención, percepción (incluyendo alucinaciones, principalmente visuales), emociones (depresión, ansiedad, miedo, euforia), memoria, psicomotricidad y del ciclo sueño/vigilia.

5.2.1. Etiología

Las causas que pueden originar un síndrome confusional agudo son muy variadas. Generalmente es multicausal y es importante tener en cuenta la polifarmacia que utiliza el anciano con posibles errores en las tomas; además hay medicamentos utilizados en el síndrome confusional agudo (neurolépticos, benzodiacepinas) que pueden paradójicamente perpetuarlo.

5.2.2. Causas del síndrome confusional agudo (SCA)

A) Enfermedades intracraneales:

- Infecciones del SNC (meningitis, encefalitis).
- Traumatismos craneoencefálicos.

– Tumores cerebrales.
– Crisis comiciales.

B) Enfermedades extracraneales:

– Intoxicaciones por diversas sustancias (psicofármacos, salicilatos, alcohol, digoxina, diuréticos, anestésicos, antihipertensivos...).
– Venenos (monóxido de carbono, metales pesados...).
– Enfermedades endocrinas.
– Enfermedades sistémicas (insuficiencia cardiaca, insuficiencia respiratoria, insuficiencia renal, encefalopatía hepática...).
– Déficit vitamínicos.
– Alteraciones del equilibrio ácido-básico e hidroelectrolítico.
– Procesos infecciosos agudos (principalmente respiratorios y urinarios).

Concurren, además, otros factores: intervenciones quirúrgicas, anestesia, deprivación sensorial visual o auditiva (es frecuente por la oclusión ocular en el postoperatorio de la intervención de cataratas), aislamiento social (ingreso en UCI), cambios frecuentes de domicilio (el reparto de los padres por meses genera una situación de adaptación continua en el anciano que exige un esfuerzo no siempre asumible por él), etc.

Estos factores explicarían la fisiología del síndrome confusional agudo a través de una disminución del aporte de oxígeno y de glucosa a la célula cerebral, con lo que se produce una disfunción en el metabolismo oxidativo de la célula. En la vejez, este proceso está agravado por las alteraciones que se producen en el riego sanguíneo cerebral originadas por la arteriosclerosis cerebral.

El comienzo del síndrome confusional agudo puede ser súbito, pasando de la normalidad a los síntomas de la confusión en minutos u horas, con o sin antecedentes previos de la enfermedad. En otros casos, el inicio puede ser confuso y el cuadro clínico se instala en uno o varios días. En cuanto a la intensidad de los síntomas, pueden ser leves, moderados o graves, dependerá de la gravedad de los trastornos orgánicos de base, de la vulnerabilidad de las funciones cerebrales y de la personalidad del individuo.

5.2.3. Clínica

La sintomatología es característica; hay síntomas prodrómicos, como insomnio, pesadillas nocturnas, alteraciones del carácter, excitación psicomotriz, ansiedad, inquietud, cefaleas y mareos.

El periodo florido del síndrome se caracteriza por alteraciones de la conciencia, desorientación en tiempo y espacio, alteración en la percepción del esquema corporal, alteración de la memoria reciente. Si está acostado, la confusión mental lo lleva a levantarse con excitación psicomotriz y deambular sin rumbo fijo; esta conducta se vuelve, a veces, incontrolable y causa alarma y ansiedad, tanto en el entorno familiar como institucional; además es causa frecuente de accidentes y caídas.

El síndrome confusional suele estar acompañado de una "experiencia delirante-alucinatoria" llamada onirismo, que se caracteriza por alucinaciones visuales, rápidas, caóticas, de caras monstruosas o animales repugnantes. Los temas del delirio onírico son diversos; por una parte, puede haber un delirio ocupacional y, por otra, un delirio terrorífico plagado de alucinaciones en las que el enfermo es un ejecutador activo, pudiendo llegar a comportamientos auto o heteroagresivos. En ocasiones, pueden estar implicados otros componentes sensoriales y existir alucinaciones auditivas, cenestésicas, etc.

Hay alteración del ritmo sueño-vigilia, con adormecimiento diurno y fragmentación y reducción del sueño nocturno. La agitación y las alucinaciones suelen aparecer a la caída de la tarde y persistir durante las primeras horas de la noche mejorando con la llegada del alba. Además, pueden aparecer manifestaciones somáticas: incontinencia de esfínteres, temblor, trastornos de la marcha, taquicardia, etc.

Se pueden distinguir tres formas de presentación clínica:

- *Hiperactivo:* El enfermo está agitado, nervioso, habla y se mueve incansablemente, tiene hiperactividad del sistema nervioso simpático. El comportamiento se caracteriza por un escaso control de los impulsos con un aumento del riesgo de accidentes (caídas, fracturas, etc.). Es la forma de presentación en un 63% de los pacientes con un cuadro confusional agudo.
- *Hipoactivo:* El paciente está adormilado, responde lentamente a los estímulos y apenas se mueve; surge cuando es un cuadro secundario a alteraciones metabólicas; se da en un 15% de los pacientes.
- *Mixto:* Fluctúa de forma impredecible de un tipo a otro.

5.2.4. Diagnóstico

En algunos casos la sintomatología no ofrece dificultades en el diagnóstico, pero en otros pacientes la presentación del cuadro clínico no es tan claro y apunta hacia un solo síntoma, por lo que el control clínico diario de la evolución del paciente será la forma de confirmar el diagnóstico.

5.2.5. Criterios diagnósticos

A) CIE-10

- Deterioro de la conciencia y de la atención.
- Trastorno cognoscitivo global (percepción distorsionada, alucinaciones e ilusiones, sobre todo visuales, deterioro del pensamiento, comprensión y memoria).

– Trastornos psicomotores (hipoactividad o hiperactividad).
– Trastorno del ciclo sueño/vigilia.
– Trastornos emocionales (depresión, ansiedad, miedo, euforia...).

B) DSM-IV

– Alteración de la conciencia, con reducción de la capacidad para centrar, mantener o dirigir la atención.
– Cambio de las funciones cognoscitivas (como deterioro de la memoria, desorientación, alteración del lenguaje) o presencia de una alteración de percepción que no se explica por una demencia previa o en desarrollo.
– La alteración se presenta en un corto periodo de tiempo (habitualmente en horas o días) y tiende a fluctuar a lo largo del día.
– Demostración a través de la historia, de la exploración física o de las pruebas de laboratorio de que el delirium tiene una o varias etiologías orgánicas.

Es preciso hacer el diagnóstico diferencial entre la confusión aguda y la crónica; es frecuente encontrarse con pacientes que han sido diagnosticados de demencia por haber sufrido en alguna ocasión un síndrome confusional agudo. Durante el proceso del diagnóstico es útil no usar psicofármacos para que los síntomas aparezcan sin distorsionar. También hay que considerar que en algunas ocasiones el síndrome confusional lo puede originar una sobredosis de fármacos.

5.2.6. Tratamiento

La evolución del síndrome confusional agudo en la mayoría de los casos va paralela a la curación de la enfermedad orgánica de base. Es decir, tiene un inicio claro, sigue hasta un punto culminante y luego una mejoría tras comenzar el tratamiento hasta alcanzar la resolución en días o semanas. Hay un porcentaje variable de casos que no revierten, considerándose un tiempo límite de tres meses, a partir de los cuales suelen evolucionar hacia cuadros de deterioro que no se distinguen de las demencias.

El pronóstico dependerá de varios factores: gravedad y número de causas, tiempo de instauración, duración del cuadro y farmacocinetica de los tóxicos, si los hubiera.

En cuanto a la morbilidad, el síndrome confusional agudo se asocia con una pérdida de independencia funcional y de las capacidades mentales, un tiempo de estancia hospitalaria prolongado y un mayor riesgo de institucionalización y de complicaciones clínicas.

No existe un tratamiento específico, dada la variedad de causas y manifestaciones clínicas. Algunos aspectos generales son:

- *Tratamiento etiológico:* Es preciso identificar lo más rápido posible la causa del síndrome para instaurar las medidas terapéuticas específicas, si las hubiera.
- *Tratamiento de urgencia:* Se precisa un control sintomático inmediato para evitar autolesiones o lesiones a terceros en caso de agitación o agresividad. Los fármacos más utilizados son los neurolépticos (haloperidol o tioridazina) por vía oral o parenteral, si fracasa la vía oral. La dosis dependerá de la tolerancia del paciente, de sus necesidades y de la respuesta terapéutica. Es necesario vigilar los efectos secundarios y posibles complicaciones de estos fármacos, principalmente en ancianos por sus especiales características en cuanto a la farmacocinética y farmacodinamia. También se usan las benzodiacepinas.

En algunos casos será precisa la contención mecánica para impedir que el paciente se lesione o agreda a otros. Es una medida en la que debe valorarse previamente su utilización y no abusar de ella, ya que en la mayoría de los casos aumenta la agitación y la ansiedad del paciente.

El mejor tratamiento es el preventivo para detectar la aparición del síndrome y evitar, en la medida de lo posible, que se instaure un cuadro de estas características. Para ello es importante conocer los factores de riesgo con el fin de ser especialmente cuidadosos con ellos en los ancianos: evitar cambios repetidos de habitación, tener iluminación adecuada, fomentar la comunicación y facilitar información sobre las maniobras que se le realizan son recomendaciones sencillas que pueden facilitar la adaptación del anciano al medio hospitalario.

5.2.7. Diagnósticos de enfermería en el delirium

- Alteración del proceso del pensamiento, debido a confusión, alucinación, interacción medicamentosa o toxicidad farmacológica.
- Déficit del conocimiento relacionado con el proceso.
- Alto riesgo de lesión relacionado con agitación psicomotriz.
- Déficit de autocuidado: alimentación, baño/higiene, vestido, arreglo personal y eliminación.
- Alteración del patrón del sueño relacionado con el proceso.
- Alteración de la nutrición.
- Deterioro de la comunicación verbal.
- Alteración en el desempeño del rol.
- Afrontamiento individual ineficaz.
- Alteraciones sensoperceptivas visuales y auditivas, principalmente.

5.2.8. Cuidados de enfermería en el delirium

- Nutrición e hidratación adecuadas para mantener el equilibrio electrolítico. Realizar balances hídricos.
- Tratamiento del insomnio: identificar rutinas diurnas y nocturnas típicas del paciente.
- Mantener un ambiente agradable evitando una excesiva estimulación o una deprivación sensorial; una habitación tranquila y bien iluminada, un reloj y un calendario pueden ayudar a mantener la calma y favorecer la orientación. Retirar televisores o aparatos de radio si es necesario.
- Iluminación nocturna de referencia para evitar la deprivación sensorial visual.
- Realizar visitas periódicas al paciente para comprobar su estado e identificarse como personal de enfermería.
- Utilizar en la comunicación frases cortas y directas.
- Si se precisan medidas de contención mecánica, utilizar bandas anchas y amplias que no impidan la circulación ni originen lesiones dérmicas. Explicar al paciente y a su familia que es necesaria la medida y que se aplica por su seguridad.
- Facilitar la compañía familiar.
- Establecer un plan de cuidados específicos en función de las necesidades de cada paciente, en cada situación clínica concreta y en cada fase de su evolución.

Los síntomas confusionales, y más aún los de aparición brusca, generan en los familiares y en el personal sanitario reacciones emocionales difíciles de controlar. Entre otras señalaremos caos, desesperación, confusión, ansiedad, miedo, rabia; algunos de estos sentimientos son contenidos, pero otros desbordan con mayor o menor intensidad proyectándose en el ambiente donde vive el paciente.

Se crea un clima confusional disperso que provoca un círculo afectivo vicioso alrededor del paciente dificultando la posibilidad de ayuda. Para intentar controlar la situación es preciso, por una parte, establecer una relación profesional sólida con el paciente y la familia y, por otra, conocer la sintomatología del cuadro confusional para prevenir su aparición ante el primer síntoma.

5.3. Demencia

El término demencia lo introdujo en el vocabulario médico Pinel (1797) y describió sus principales características. Años más tarde Esquirol introdujo el término demencia senil y diferenció las formas aguda y crónica. Alzheimer y Binswanger, a principios del siglo XX, contribuyeron desde el punto de vista anatomoclínico a la descripción del síndrome demencial. Actualmente, la demencia es un síndrome que se define de acuerdo con los criterios establecidos por la CIE-10 y el manual DSM-IV.

La demencia es un síndrome adquirido que se produce por una causa orgánica y de etiología múltiple en un paciente sin alteración del nivel de conciencia que ocasiona un déficit de múltiples funciones mentales superiores, lo que origina una incapacidad funcional en el ámbito social y/o laboral; estos síntomas deben estar presentes, por lo menos, seis meses. Tiene un curso crónico y progresivo.

El deterioro cognitivo, y más concretamente la demencia, no es exclusiva de la ancianidad pero es sin duda edad-dependiente. Es la patología neurológica más prevalente e incapacitante en el anciano y la prevalencia aumenta exponencialmente con la edad a partir de los 60 años, por ello, considerando los cambios que se están produciendo en la pirámide poblacional, las demencias constituyen un importante problema de salud. Además de la carga y sufrimiento que supone la enfermedad para el propio enfermo y su familia, se calcula que genera unos costes de 2 a 4 millones de pesetas por enfermo y año.

5.3.1. Tipos de demencia

La clasificación de las demencias se puede hacer con criterios y objetivos bien diferentes que no son excluyentes entre sí, sino complementarios aportando distintos enfoques al mismo problema.

1. Clasificación etiológica: Muy amplia (hasta 70 causas), se reduce considerablemente cuando se considera la frecuencia de presentación clínica.
2. Clasificación funcional: Leve, moderada y grave. Está basada en los criterios del DSM-IV y del CIE-10; es útil y sencilla.
3. Clasificación clínica: Trata de relacionar la zona lesionada con los síntomas diferenciando demencia cortical y subcortical.
4. Clasificación pronóstica: Considera las demencias en función de su evolución.
5. Clasificación CIE-10: Categorías principales:

   - Demencia en la enfermedad de Alzheimer.
   - Demencia vascular.
   - Demencia en otras enfermedades (enfermedad de Pick, Creutzfeldt-Jakobs, Huntington, Parkinson, infección por VIH).
   - Demencia en intoxicaciones por monóxido de carbono, lipoidosis cerebral, epilepsia, parálisis general progresiva, degeneración hepatolenticular, hipercalcemia, hipotiroidismo, intoxicaciones, esclerosis múltiple, neurosífilis, deficiencia de niacina, poliarteritis nodosa, lupus sistémico, tripanosomiasis africana y americana y déficit de vitamina B12.

También pueden solaparse o coexistir con otras entidades psiquiátricas (trastornos afectivos, psicosis, etc.) y en ocasiones puede ser difícil establecer el diagnóstico quedando enmascarada la entidad nosológica que en esos momentos sea menos manifiesta.

5.3.2. Demencia vascular

Se considera que el 20% de las demencias tiene origen vascular y es consecuencia de distintos padecimientos de las arterias cerebrales (arteriosclerosis cerebral, hemorragias cerebrales, microembolismos, etc.). Existe, pues, una serie de lesiones vasculares, generalmente infartos múltiples más o menos extensos, que origina una interrupción del flujo sanguíneo en determinadas áreas cerebrales.

La prevalencia aumenta con la edad y afecta más al hombre que a la mujer.

Entre sus características clínicas se señalan: comienzo brusco identificable en el tiempo, evolución fluctuante con fases de mejoría clínica, signos y síntomas neurológicos focales, conservación de la personalidad y factores de riesgo vascular (HTA, soplos carotideos asintomáticos, enfermedad cardiaca, diabetes mellitus, AIT/ACV previo...).

En general, en este tipo de demencia la personalidad se mantiene bien conservada, pero tiene rasgos psicopatológicos, como labilidad e incontinencia emocional, cuadros confusionales nocturnos y quejas somáticas imprecisas.

5.3.3. Diagnóstico de la demencia vascular. Criterios DSM-IV

1. Múltiples defectos cognitivos, caracterizados por:
   - Deterioro de la memoria.
   - Al menos, uno de los siguientes: afasia, apraxia, agnosia.
   - Alteración de las funciones ejecutivas (planificación, organización, secuenciación, abstracción).
2. Signos focales neurológicos o evidencia radiográfica de enfermedad vascular cerebral.
3. Los déficits cognitivos conducen a un significativo deterioro de las funciones social y/o laboral y representan un declive desde un nivel funcional previo.
4. Los déficit cognitivos no son debidos a delirium.

Para su diagnóstico, además de los criterios clínicos, se utilizan escalas de valoración, técnicas de imagen (TAC, RMN) y medida del flujo sanguíneo cerebral.

La importancia de las demencias vasculares radica en corregir las causas: tratar la HTA y las cardiopatías y medicar con antiagregantes plaquetarios y calcioantagonistas para intentar frenar los trastornos vasculares responsables de la enfermedad.

5.3.4. Demencia en la enfermedad de Alzheimer

La enfermedad de Alzheimer es una enfermedad degenerativa y progresiva del cerebro; fue descrita inicialmente por Alois Alzheimer en 1907. El factor de riesgo más importante es la edad avanzada, pero también está asociada al sexo femenino y al bajo nivel cultural. Se considera que representa del 50-60% de todas las demencias. Esta enfermedad tiene un comienzo insidioso y generalmente una progresión lenta a lo largo de los años. Puede tener un comienzo precoz (antes de los 65 años) o tardío (en mayores de 70 años). La etiología es desconocida, multifactorial. Hay varias teorías que explican su patogenia:

1. *Factores genéticos:* El tipo de enfermedad de Alzheimer de aparición precoz es de afectación familiar y se transmite con un patrón autosómico dominante de penetrancia variable, se asocia a alteraciones genéticas en el brazo largo del cromosoma 21 donde asienta el gen que codifica el precursor de la proteína beta-amiloide.
   La enfermedad de Alzheimer de aparición tardía se asocia a alteraciones del brazo largo del cromosoma 19 y al alelo 4 de la apolipoproteína E (Apo-E). La hipótesis más aceptada para explicar la patogenia de la enfermedad de Alzheimer es la deposición de proteína amiloide y su consiguiente acumulación en el tejido cerebral formando las placas seniles y los ovillos neurofibrilares que son las características histológicas de la enfermedad.
2. *Factor neuroinmune:* En la enfermedad de Alzheimer se produce un intenso proceso inflamatorio e inmunorreactivo en el que intervienen distintas sustancias. Se cree que un trastorno genético heredado o inducido por factores endógenos y/o exógenos produciría alteraciones en el citoesqueleto neuronal que sería reconocido como un factor extraño por la microglía y comenzarían a funcionar mecanismos neuroinmunes que originarían la destrucción de las neuronas.
3. *Apoptosis:* Se denomina así a la muerte celular programada. Se cree que en la enfermedad de Alzheimer algunos genes activan prematuramente a los genes responsables del envejecimiento cerebral y se origina así un proceso irreversible de muerte acelerada.

También hay un descenso de factores neurotróficos, factor de crecimiento nervioso y el factor de muerte neuronal, que podrían estar relacionados con el proceso de muerte neuronal acelerado. La ubiquitina es una proteína con efecto citoprotector y su nivel está alterado en la enfermedad de Alzheimer.

Hay también factores precipitantes tales como personalidad premórbida, deprivación física o afectiva, muerte de un ser querido, etc., y se consideran factores protectores frente a la enfermedad el aumento del nivel de estrógenos en la menopausia y un alto nivel educativo.

La clínica se instaura con afectación inicial de la memoria reciente que progresa lentamente hasta afectar a la memoria remota llegando a no reconocer a sus familiares más cercanos.

En cuanto al lenguaje, su trastorno se denomina afasia. Al inicio de la enfermedad el paciente no es capaz de recordar ciertas palabras o el nombre de un objeto que le es conocido (anomia), más adelante confundirá unas palabras con otras e irá perdiendo vocabulario hasta llegar al mutismo total en el estadio final. Se afecta tanto el lenguaje oral como el escrito.

Se presenta alteración para realizar actividades motoras (apraxia) y se manifiesta por la dificultad para realizar movimientos de forma coordinada. Un deterioro importante conlleva la incoordinación para la deglución y finalmente una acinesia casi completa.

La dificultad que tienen para reconocer la información que llega a través de los órganos de los sentidos se denomina agnosia. El paciente no reconoce el objeto que se le presenta, a pesar de que puede ser capaz de reconocer sus características aisladamente. Esta incapacidad se aplica también a la propiocepción, de modo que confunde derecha con izquierda, partes de su cuerpo y su situación en el espacio.

El lenguaje, las gnosias y las praxias constituyen las funciones cognitivas instrumentales y son claves para el diagnóstico de la enfermedad de Alzheimer.

La sintomatología se completa con: incapacidad para el pensamiento abstracto, alteración en el proceso de atención, dificultad para el autocuidado personal, trastornos de la personalidad, inestabilidad emocional, alteración del ritmo sueño-vigilia, delirios y pérdida del sentido del espacio y del tiempo. En ocasiones, aparecen trastornos motores adicionales y, con el transcurso del tiempo, incontinencia de esfínteres. Si no ocurre fallecimiento por enfermedades intercurrentes, el enfermo puede llegar a un estado vegetativo en la fase final de la enfermedad.

Asociados se presentan trastornos del comportamiento en los estadios medios o avanzados y resultan muy gravosos para los cuidadores. El más frecuente es la agitación psicomotriz; es un síntoma difícil de definir pero que se manifiesta por la dificultad para permanecer quieto en un lugar durante un tiempo prolongado. También la agresividad verbal y física puede ser importante e incluso las alteraciones alimenticias asociadas a la pérdida de discriminación de lo que se come.

5.3.5. Diagnóstico de demencia

El diagnóstico es exclusivamente clínico y se basa en la historia clínica, la exploración física y la exploración neuropsicológica. En las etapas iniciales es cuando se presentan más dudas en el diagnóstico diferencial con los trastornos neuróticos y afectivos.

- *Criterios diagnósticos de demencia según DSM-IV*

1. Déficit cognitivos múltiples, caracterizados por:
   - Deterioro de la memoria.
   - Al menos uno de los siguientes trastornos: afasia, apraxia, agnosia.
   - Alteración de funciones ejecutivas (planificación, organización, secuenciación y abstracción).

2. Los defectos cognitivos conducen a un deterioro significativo en las funciones sociales y/o laborales, y representa un declive desde un nivel funcional previo.
3. Los defectos cognitivos no son debidos a otros trastornos metabólicos o neurológicos identificables o a otros trastornos psiquiátricos (seudodemencia o esquizofrenia).
4. Los déficit cognitivos no están causados por un delirium.
5. Comienzo gradual y declive continuado.

• El NINCDS-ADRDA (Work Group National Institute of Neurological and Communicative Disorder and Stroke y el Alzheimer's Disease and Related Disorders Association) establece criterios diferentes para el diagnóstico clínico de la enfermedad de Alzheimer según se considere ésta como probable, posible o definitiva.

a) Criterios para el diagnóstico clínico de enfermedad de Alzheimer *probable:*

- Demencia establecida en un examen clínico, documentada por el test Mini-Mental State, la escala de deterioro de Blessed y confirmada por tests neuropsicológicos.
- Déficit en dos o más áreas cognitivas.
- Empeoramiento progresivo de la memoria y otras funciones cognitivas.
- No existe alteración del nivel de conciencia.
- Inicio entre 40 y 90 años, más frecuente después de los 65.
- Ausencia de otras enfermedades sistémicas o neurológicas que pudieran explicar los déficits cognitivos.

b) Criterios para el diagnóstico clínico de enfermedad de Alzheimer *posible:*

- Síndrome de demencia en ausencia de otras enfermedades neurológicas, psiquiátricas o sistémicas, que puedan causar una demencia, con variaciones en el inicio, la presentación o el curso evolutivo.
- En presencia de otra enfermedad sistémica o neurológica potencialmente causante de demencia, la cual no sea considerada como causa de la misma.

c) Criterios para el diagnóstico de enfermedad de Alzheimer *definitiva:*

- Cumplir los diagnósticos de una enfermedad de Alzheimer probable.
- Evidencias histopatológicas obtenidas por biopsia o necropsia.

Para realizar la exploración neuropsicológica existen gran número de escalas psicométricas, siendo las más utilizadas las llamadas escalas breves, ya que precisan poco tiempo para ser aplicadas, son fiables y con alta sensibilidad. Estas escalas valoran únicamente el deterioro cognitivo; para establecer el diagnóstico de demencia se requieren más criterios. Las escalas más utilizadas son el Mini-Mental State Examination

(MMSE de Folstein) en su versión adaptada MEC (Mini-Examen Cognoscitivo) y el SPMSQ de Pfeiffer (Short Portable Mental Status Questionnaire).

Para completar la exploración clínica se pueden practicar técnicas de imagen: TAC, RMN y SPECT (tomografía computarizada de emisión fotónica simple); técnicas electrofisiológicas: cartografía cerebral y potenciales evocados; y estudios histológicos (biopsia cerebral), que son desaconsejados por la mayoría de los autores por la escasa utilidad práctica y los riesgos potenciales que conllevan.

Es importante destacar la presencia de sintomatología depresiva, ya que es frecuente su presentación atípica enmascarando una demencia (seudodemencia); también hay que realizar un diagnóstico diferencial con: delirium, retraso mental leve o moderado, estados de grado cognoscitivo bajo (por educación escasa y/o nivel socioeconómico bajo), trastornos mentales yatrogénicos secundarios a fármacos.

La estadificación de la demencia tiene importancia para establecer el pronóstico, conocer la evolución y planificar los cuidados más adecuados ante la progresión de la enfermedad. Existen varios métodos de gradación de las demencias siendo de los más sencillos los que proponen el DSM y la OMS que las clasifican en:

- Leves: Personas independientes para el autocuidado, pueden pasar desapercibidas para el personal sanitario, salvo que se realice una evaluación del paciente encaminada a detectar un posible deterioro cognitivo. Esta fase tiene una duración aproximada de 1-3 años.
- Moderadas: Requieren supervisión continuada, ya que tienen grandes problemas para realizar las actividades de la vida diaria; esta etapa dura de 2-8 años.
- Graves: El paciente es totalmente dependiente de otra persona por ser incapaz de realizar cualquier actividad básica; esta etapa dura de 2-4 años.

El promedio de supervivencia es de alrededor de 10 años, aunque con un rango muy amplio, que va desde algunos meses a 20 años. La expectativa de vida en las formas de aparición precoz es menor que cuando aparece tardíamente. La enfermedad de Alzheimer tiene una supervivencia mayor que la demencia vascular.

Entre los factores que influyen en el pronóstico en la enfermedad de Alzheimer, se encuentran:

- Edad de comienzo, que se se asocia con mayor gravedad y velocidad de deterioro.
- Rapidez del deterioro antes del diagnóstico.
- Deterioro precoz del lenguaje.
- Presencia de síntomas extrapiramidales.
- Presencia de delirios y alucinaciones; indican un deterioro más rápido, pero no una menor supervivencia.
- Depresión.
- Comportamiento agresivo.
- Trastornos del sueño.

5.3.6. Tratamiento de la demencia

Se utiliza una gran variedad de fármacos en el tratamiento de la demencia, principalmente como tratamientos sintomáticos:

- *Neurolépticos:* Se usan para el manejo de la sintomatología psicótica hay que vigilar la aparición de efectos secundarios, tales como síntomas extrapiramidales, sedación excesiva, síncopes y caídas secundarios a hipotensión ortostática. El tratamiento debe iniciarse a dosis bajas para aumentar lentamente hasta conseguir el efecto terapéutico; después de obtener la respuesta deseada, debería reducirse la dosis gradualmente hasta mantener al anciano con la mínima dosis efectiva.
- *Benzodiacepinas:* Se utilizan para el tratamiento de la ansiedad y del insomnio.
- *Tacrina:* Se emplea para el tratamiento de los síntomas cognitivos. Es un inhibidor de la acetil-colinesterasa; el resultado esperable es una estabilización de la enfermedad y no la reversión; es un fármaco hepatotóxico y con efectos secundarios gastroduodenales (náuseas, vómitos, diarreas...); es preciso monitorizar el estado cognitivo del paciente cada 3-6 meses y semanalmente los niveles séricos de transaminasas.
- *Donepecilo:* Es de los últimos fármacos incorporados para el tratamiento del deterioro cognitivo en las demencias; se considera que tiene una eficacia neta del 20% pero produce menos efectos secundarios que la tacrina y es mejor tolerado que ésta.

5.3.7. Diagnósticos de enfermería en las demencias

- Alteración de los procesos mentales relacionados con pérdida de memoria, confusión y desorientación asociada a demencia.
- Riesgo de alteración de la nutrición.
- Deterioro de la comunicación verbal en relación con el deterioro cognitivo.
- Déficit de autocuidado relacionado con el deterioro cognitivo.
- Alteración del patrón del sueño relacionado con el proceso.
- Alto riesgo de lesión relacionado con el proceso.
- Riesgo de comportamiento agresivo.
- Afrontamiento individual ineficaz relacionado con el deterioro cognitivo.
- Alteraciones sensoperceptivas (visuales, auditivas).
- Afrontamiento familiar ineficaz relacionado con falta de información y mayores demandas.
- Alteración de los procesos familiares debida a la crisis provocada por la enfermedad crónica de un familiar, la alteración de la vida familiar y la modificación de los roles dentro de la familia.
- Deterioro de la interacción social (paciente y familia).

Otros diagnósticos enfermeros relacionados con las demencias son:

- Alteración de la integridad cutánea.
- Riesgo de infección relacionado con inmovilidad.
- Alto riesgo de aspiración relacionado con la disfagia.
- Incontinencia urinaria.
- Incontinencia fecal.
- Riesgo de cansancio en el desempeño del rol de cuidador.

5.3.8. Cuidados de enfermería en las demencias

Teniendo en cuenta la precariedad del tratamiento farmacológico, es importante valorar los cuidados que precisa este grupo de población. La presencia de una demencia dentro del grupo familiar genera, con frecuencia, un conflicto que en un buen número de ocasiones no tiene solución fácil. El primer paso será comprender que se ha producido un importante cambio intelectual en la persona afectada; así, la familia se encontrará preparada para aceptar una conducta que en otras circunstancias podría considerarse intencionada o abusiva.

El término demencia implica en mayor o menor grado "dependencia de...", debido a las posibles incapacidades que, en términos de conducta, pueden presentarse; de un modo genérico, es una dependencia no deseada y paralelamente a ella se produce una pérdida de control del paciente sobre el medio ambiente; la familia en su afán protector no percibe las limitaciones que ella misma impone al demente, con lo cual se cierra un círculo que alimenta la aceleración del deterioro en este proceso.

Se pueden establecer como principios generales:

- Corregir los déficit sensoriales.
- No enfrentarse al paciente.
- Buscar el nivel óptimo de autonomía.
- Simplificar el entorno y las costumbres.
- Estructurar y regularizar las actividades.
- Sugerir las cosas de forma variada y diferente.
- Repetir siempre que sea necesario.
- Guiar y demostrar como se hace.
- Reforzar los comportamientos adecuados.
- Reducir las opciones para simplificarle la elección.
- Estimulación óptima que permita la mejora pero no irrite o afecte.
- Evitar el aprendizaje de cosas nuevas.
- Detectar las capacidades en que sea especialmente útil.
- Reducir la ansiedad y la depresión.
- Pasar a otra actividad si se produce angustia.

Los objetivos básicos que deben plantearse para un paciente con demencia irán encaminados a mantener una nutrición/hidratación adecuada, mantener un hábitat seguro y ofrecer información al cuidador. Para ello habrá de desarrollarse un plan de cuidados específicos para cada paciente en función de la evolución de su enfermedad:

- Establecer una rutina de comidas. Comer a la misma hora y en el mismo lugar en un ambiente tranquilo.
- Valorar problemas de disfagia. Evitar alimentos con texturas diferentes.
- Ofrecer líquidos con frecuencia. En casos de alteración de la deglución, valorar la introducción de gelatinas y de polvos espesantes para reducir el riesgo de aspiración.
- Proporcionar al paciente comida variada, equilibrada y con abundante fibra para evitar estreñimiento.
- Presentar al paciente un alimento cada vez; dar el siguiente después de que haya tomado el primero.
- Usar platos sin dibujos para reducir la confusión.
- Reducir los cubiertos al mínimo; proporcionar alimentos que se puedan tomar con los dedos.
- Dejar que el paciente siga comiendo solo incluso aunque su aspecto sea sucio.
- Alimentar al paciente o colocarle una sonda de nutrición en función de la evolución del proceso.
- Evitar todos los obstáculos posibles (alfombras, cables...) para prevenir caídas.
- Evitar accidentes protegiendo las esquinas de los muebles. Cubrir los radiadores y retirar los objetos peligrosos y los productos tóxicos.
- Mantener una iluminación adecuada, incluso nocturna, para evitar la desorientación.
- Simplificar los muebles y objetos de la casa. No realizar cambios frecuentes de decoración.
- Señalizar las habitaciones con un cartel (cocina, baño...).
- Colocar un reloj de pared y un calendario con números grandes para que el enfermo se oriente.
- Rehacer el guardarropa del paciente seleccionando aquellas prendas que sean fáciles de poner y de quitar; utilizar cierres de velcro, chándal, zapatos sin cordones. Tener en el armario sólo la ropa de temporada y evitar que el paciente tenga que elegir. Colocar la ropa en el orden en que se la vaya a poner.
- Establecer una rutina para la higiene (mejor la ducha que el baño) y preparar todo antes de iniciar la tarea para evitar dejar al paciente solo en el baño.
- Si presenta alteraciones del ritmo sueño-vigilia, utilizar medicación, evitar ruidos ambientales durante la noche y procuarar que no duerma durante el día.
- Identificar al paciente con una placa o brazalete, si tiene un comportamiento errático.
- Estimular la colaboración del paciente para cualquier tarea, explicársela con frases cortas y darle tiempo para realizarla.

- Evitar actitudes (gritos, gestos bruscos...) que puedan generar miedo o agitación en el paciente.
- Proporcionar medidas adecuadas para las incontinencias; se recomienda el uso de pañales de incontinencia y evitar las sondas vesicales por el riesgo de infección urinaria que conllevan.
- En estadios avanzados en los que el paciente permanezca encamado, realizar cambios posturales y movilizaciones adecuadas para evitar la aparición de úlceras por presión.

El reparto de cargas de los cuidados casi nunca se hace de forma uniforme dentro de la familia; generalmente se puede identificar un cuidador principal, que es la persona sobre la que suele recaer la atención directa del paciente durante la mayor parte del tiempo. Las situaciones que más sobrecargan son el elevado número de horas de cuidados diarios y la necesidad de prestar atenciones durante la noche.

El apoyo y el asesoramiento a la familia es fundamental, por ello el cuidador debe recordar:

- Tener a un familiar enfermo no convierte a las personas en más fuertes, sino más bien en lo contrario, por el esfuerzo que requiere.
- Descansar es indispensable.
- Conservar los amigos. No aislarse.
- Tomarse vacaciones sin tener sentimiento de culpa.
- El resto de los miembros de la familia también tienen un alto nivel de responsabilidad en el cuidado y en las decisiones que se deban tomar.
- Permitir ayudas del exterior, como el cuidado a domicilio o valorar el ingreso en una residencia, no es signo de escaso amor por el paciente ni de incapacidad personal.
- Si existen en el cuidador problemas de sueño, apetito, estado de ánimo o ansiedad, es importante consultar al médico. Un cuidador enfermo no es un buen cuidador.
- Contactar con la asociación de familiares de pacientes con Alzheimer de su localidad; estas asociaciones proporcionan consejos y orientación en distintos ámbitos y los grupos de autoayuda que se organizan proporcionan un soporte inestimable.

Es importante avisar a la familia de los riesgos que conlleva ocuparse del cuidado del paciente por turnos ,cambiándolo al domicilio de cada uno de los cuidadores. Los esfuerzos que debe hacer un paciente para adaptarse a un entorno cambiante suelen tener un impacto muy negativo para su enfermedad.

6

Trastornos de ideas delirantes

Objetivos

- Adquirir el concepto de ideas delirantes.
- Desarrollar las características de las ideas delirantes.
- Identificar los principales cuadros nosológicos que conllevan ideas delirantes.
- Describir las distintas fases del proceso de atención de enfermería aplicado a estos pacientes.
- Enumerar las distintas acciones de enfermería.

6.1. Introducción

La palabra delirio deriva del vocablo latino *delirare,* que significa salirse del surco, porque aquí el pensamiento desborda el surco lógico y natural que le es propio. Tradicionalmente, el estudio del síndrome delirante se ha realizado, desde antiguo, a partir de las vivencias del enfermo.

Siguiendo el DSM-IV, una idea delirante es: "Una creencia personal errónea que se basa en inferencias incorrectas a partir de la realidad externa, sostenida con firmeza a pesar de lo que los demás crean, y en abierta oposición a pruebas obvias o evidencias incontrovertibles".

Esta creencia errónea no es aceptada por las personas del mismo grupo cultural al que pertenece el paciente, quienes desconfían de su credibilidad. Cuando una idea delirante no está tan firmemente arraigada en el sujeto, se habla de idea sobrevalorada.

Según sea el contenido de estas ideas, los delirios pueden ser clasificados en delirios *de control* (la persona experimenta que sus sentimientos, impulsos, actos y pensamientos son impuestos o controlados por alguien o algo); *corporales* (relativos al funcionamiento del cuerpo); *de celos* (convicción de que el cónyuge es infiel); *de grandeza* (exagerada valoración de sí mismo o de algunos de sus rasgos o características); *de pobreza* (conviccion falsa de la propia ruina material); *de referencia* (los objetos, las personas o los acontecimientos se revisten de un significado no usual, casi siempre de tipo negativo); *extravagante* (el contenido de la creencia es absurdo y sin ningún fundamento); *nihilista* (referente a la no existencia del yo o algunas de sus partes, los otros o el mundo); *de persecución* (convicción de ser una víctima atacada y perseguida); y *sistematizados* (conjunto de ideas delirantes entrelazadas entre sí referentes a un tema o acontecimiento).

Cuando las ideas y juicios erróneos son considerados por el paciente como ciertos, hablamos de *contenidos delirantes.* Cuando las ideas son secundarias a determinadas situaciones transitorias, y pueden resultar comprensibles, entonces hablamos de *ideas deliroides.*

En el ámbito clínico de lo delirante debemos distinguir las siguientes manifestaciones:

1. Percepciones delirantes: El sujeto percibe de forma correcta un objeto, persona o situación, pero lo reviste de significaciones absurdas, vagas e incoherentes, reversibles con facilidad.
2. Interpretaciones delirantes: El sujeto elabora conclusiones basadas en las percepciones delirantes anteriores.
3. Ocurrencias delirantes: Surgen de modo espontáneo en el paciente, sin la presencia de estímulo alguno que las provoque (seguridad de que va a ocurrir una desgracia, sentimiento de sentirse elegido para una determinada y extraordinaria misión, etc.).
4. Ideas delirantes: Juicios incomprensibles surgidos en el nudo de las vivencias anómalas, tanto perceptivas como nemotécnicas.
5. Sistemas delirantes: Cuando las percepciones, las ocurrencias y las ideas están entretejidas formando un todo, peor o mejor sistematizado, dentro de la posible temática delirante.

- *Los trastornos delirantes en las enfermedades psíquicas*

  - Cuadros mentales orgánicos.
  - Esquizofrenia.
  - Trastornos psicóticos agudos y transitorios.
  - Trastornos esquizotípicos.
  - Trastorno delirante persistente.
  - Trastornos delirantes inducidos.
  - Trastorno esquizoafectivo.
  - Trastornos afectivos.
  - Trastornos delirantes por consumo de sustancias psicoactivas.

6.2. Trastornos de ideas delirantes persistentes

6.2.1. Concepto

Clásicamente, estos trastornos fueron identificados con el término "paranoia", etimológicamente procedente del griego *Para-nous,* y que significa una mente detrás de sí mismo. El término adquiere gran relevancia en Psiquiatría durante el siglo XIX, gracias a los autores de la escuela alemana. Realmente, se utiliza por primera vez en una lengua viva en el año 1772 y, posteriormente, se divulga en el libro de Heinroth, publicado en 1818. Kahlbaum, en el año 1863, describe con el término de "paranoia" la condición delirante crónica. Kraepelin, en 1896, diferencia la "paranoia" de la *dementia praecox* (esquizofrenia), haciendo hincapié en el curso longitudinal de aquel trastorno y restringiéndolo a las ideas delirantes sistematizadas. Así entiende la parafrenia como una entidad intermedia entre la esquizofrenia y la paranoia, caracterizándola por la presencia de delirios sistematizados sin remisión, con alucinaciones, y sin evolución al deterioro. Más adelante, Bleuler da la siguiente definición de "paranoia" como: "La construcción a partir de premisas falsas de un sistema de ideas delirantes lógicamente desarrolladas, interrelacionadas e inconmovibles y sin perturbación de otras funciones".

6.2.2. Epidemiología

Kendler realiza un estudio retrospectivo analizando 17 trabajos al respecto. Aporta como resultados que el trastorno delirante es el 2-4% de los ingresos psiquiátricos y del 2 al 7% de los ingresos por psicosis funcionales, Obtiene una incidencia de primeros ingresos de un 1-3/100.000 y año, y una prevalencia entre el 24 y 30/100.000.

El perfil característico de este trastorno sería el de una enfermedad propia de la edad media del adulto, con una frecuencia máxima de ingresos entre los 35 y 55 años, de predominio femenino, casados/as en un 60-75%, de *status* socioeconómico bajo, y a menudo inmigrantes. Dicho perfil ya indica diferencias con respecto a los trastornos de tipo esquizofrénico.

Por su parte, Winokur presenta un estudio que refleja el dato obtenido ya por Kraepelin acerca del predominio masculino de este trastorno, siendo el medio socioeconómico de procedencia generalmente satisfactorio y con una evolución psiquiátrica de cuatro años antes del primer ingreso.

6.2.3. Etiopatogenia

A) Factores genéticos

Desde el punto de vista de los estudios genéticos, la hipótesis de que los trastornos paranoides son un subtipo de esquizofrenia no ha resultado confirmada, ni tampoco se ha encontrado relación con las enfermedades afectivas.

Los estudios realizados en familiares de pacientes con trastorno paranoide, así como los efectuados en familiares de pacientes con diagnóstico de esquizofrenia, han indicado que no hay relación entre ambos grupos de trastornos.

B) Factores psicológicos

El psicoanálisis clásico sostuvo la hipótesis de que se trataría de sujetos con una homosexualidad inconsciente de la que se defenderían mediante los mecanismos defensivos de negación y proyección. La relación con la homosexualidad inconsciente no se ha podido demostrar y no se puede mantener hoy. La importancia del modelo de Freud estriba en el concepto de proyección y en su idea de la aparición de síntomas como defensa contra los impulsos inconscientes. Mediante el mecanismo de proyección, el sujeto atribuye al mundo exterior las causas de las sensaciones que no quiere reconocer en sí mismo.

C) Factores ambientales

La importancia del estrés psicosocial en el desarrollo de los trastornos delirantes ha sido comprobada en multitud de trabajos, destacando como especialmente favorecedoras las situaciones de emigración y aislamiento social.

6.2.4. Clínica

Las manifestaciones que caracterizan a este trastorno consisten primordialmente en la presencia de ideas delirantes no extrañas, de duración superior a un mes y relacionadas con hechos propios de la realidad. Generalmente, son monotemáticas o bien de temas que guardan cierto significado entre sí.

La escuela francesa divide en tres grandes grupos la actividad delirante correspondiente a este trastorno:

1. Delirios pasionales y de reivindicación descritos por Clérambault, que los caracteriza por:
   a) Exaltación de la vida afectiva.
   b) Idea predominante que condiciona toda la actividad psicológica en torno a ella.
   c) Su desarrollo en sector, siendo el delirio una especie de cuña que penetra en la realidad del paciente.

2. Delirio sensitivo de relación de Kretschmer.
3. Delirio interpretativo de Serieux y Capgras.

La DSM IV especifica dentro del trastorno delirante los siguientes grupos, según los contenidos predominantes: erotomaniaco, grandioso (caracterizado por una sobrevaloración del mérito, poder, conocimientos, etc.), celotípico, persecutorio (similar al trastorno de reinvindicación), somático (creencia en el padecimiento de un defecto o enfermedad física) mixto e inespecífico (otros temas de tipo delirante).

La CIE 10 engloba dentro del grupo de trastornos por ideas delirantes persistentes a un grupo variado de trastornos que subdivide a su vez en dos: trastornos por ideas delirantes, incluyendo la paranoia, el estado paranoide, las psicosis paranoides sin especificación, parafrenia tardía y el delirio sensitivo de referencia, y un segundo grupo que recoge otros trastornos de ideas delirantes persistentes, sin especificar.

6.3. Trastornos de ideas delirantes inducidas

6.3.1. Concepto

Consiste en la aparición de síntomas psicóticos, con ideas delirantes, en dos o más personas que viven en estrecho contacto.

Sólo uno de los afectados padece un auténtico trastorno psicótico (individuo dominante o primario). En el otro u otros (persona dominada), las ideas delirantes son inducidas y normalmente remiten cuando se le separa.

El contenido del delirio, tanto el de la persona dominante como el de la inducida es de naturaleza crónica, persecutoria o de grandeza, y con frecuencia está basado en experiencias comunes a ambas personas. Las ideas delirantes extrañas, en ocasiones, pueden ser inducidas.

El sujeto dominante o primario con un trastorno psicótico domina la relación y gradualmente impone su sistema delirante al sujeto sano y más pasivo. Las dos personas suelen ser familiares cercanos, aislados del entorno, por distintos motivos: cultura, lengua, hábitat, etc.

El sujeto o sujetos en los que se inducen las ideas delirantes suelen ser dependientes o tienen una relación de servidumbre con el que padece la psicosis primaria.

Otras denominaciones de este cuadro son:

- *Folie à deux*.
- Trastorno paranoide inducido.
- Psicosis simbiótica.

La *Folie à deux* fue descrita por vez primera en 1877 por Laségue y Falret.

6.3.2. Clasificación

Algunos autores proponen la división de la *Folie à deux* en tres categorías independientes:

A) La Folie simultanée *(locura simultánea)*

Aparición simultánea de síntomas psicóticos en miembros de una familia ya predispuesta a tener psicosis activa y síntomas que pueden darse simultánea pero independientemente mientras todos viven juntos.

B) La Folie comuniquée *(locura comunicada)*

Aparición de síntomas psicóticos en dos personas íntimamente relacionadas, hereditariamente predispuestas a la psicosis, pero que adoptan una o más temáticas delirantes compartidas en un entorno común e incluso por separado.

C) La Folie imposée *(locura impuesta)*

Es la verdadera *Folie à deux*. Los síntomas psicóticos son transmitidos de una persona enferma a otra sana que a menudo añade su elaboración personal a la psicosis inducida. Es posible que esta inducción se dé en más de una persona, pudiendo existir *folie à trois, à quatre...*

6.3.3. Características principales

Los síntomas psicóticos, en condiciones normales, no se contagian de una persona enferma a otra sana. Sólo si se da una serie de condiciones excepcionales se produce este "contagio".

Laségue y Falret describieron nueve condiciones, las cuales son:

1. Una persona es la dominante. Él o ella suele ser más inteligente que el otro y va imponiendo gradualmente sus ideas delirantes a la pareja originalmente sana y que, generalmente, es más pasiva.
2. Las dos personas han vivido estrechamente unidas en el mismo ambiente durante un largo periodo, relativamente aisladas del mundo exterior.
3. Por lo general, el delirio compartido se mantiene dentro de los límites de lo posible y puede estar basado en acontecimientos pasados o en determinadas expectativas comunes.
4. Las observaciones y condiciones relacionadas con este tipo de enfermedad son muy similares donde quiera que se dé.
5. Esta clase de psicosis es más frecuente entre las mujeres que entre los hombres.

6. La herencia puede ser un factor predisponente, sobre todo cuando ambas personas son de la misma familia.
7. La principal indicación terapéutica es la separación de los pacientes, merced a la cual el pasivo puede recuperarse una vez que se ha eliminado la fuente de sus ideas delirantes.
8. Un paciente no dominante, por lo general, no está tan afectado y de forma tan profunda como el dominante.
9. En algunos casos, la presión de la persona psicótica puede alcanzar a una tercera persona o incluso a otras de su ambiente.

6.3.4. Epidemiología

Es un cuadro poco frecuente, apareciendo mayoritariamente en mujeres. Prolifera en las que viven en estados de indiferencia y estrés sociales. Se da en cualquier grupo cultural o étnico. Puede ser motivo de pactos de suicidio y homicidios.

6.3.5. Tratamiento

La recomendación principal es separar el elemento receptor de la fuente delirante, generalmente esquizofrénico.

El elemento pasivo puede perder sus ideas delirantes después de permanecer separados durante semanas o meses, aunque en algunos casos no hay un completo restablecimiento y sólo puede esperarse un completo restablecimiento si puede ofrecer alguna compensación por la pérdida que ha de afrontar, ya que ha de prescindir de una persona en la que ha centrado su vida durante años.

Además de la farmacoterapia, será necesario el análisis personal, la psicoterapia y la interacción social.

El elemento dominante será tratado como otro paciente psicótico crónico.

6.4. Trastorno psicótico inducido por sustancias

Presencia de alucinaciones o ideas delirantes que se consideran efectos fisiológicos directos de alguna sustancia (droga, medicamento o exposición a un tóxico). No se consideran las alucinaciones cuando el sujeto es consciente de que son provocadas por una sustancia. La alteración no se explica mejor por la presencia de un trastorno psicótico no inducido por sustancias. No se establece el diagnóstico si los síntomas psicóticos sólo aparecen en el transcurso de un delirium (criterios del DSM-IV).

Este cuadro lo distinguimos de un trastorno psicótico primario teniendo en cuenta el inicio, el curso y otros factores. En cuanto a las drogas de abuso, tenemos que disponer de datos de intoxicación o abstinencia en la historia clínica o hallazgos de laboratorio. Los trastornos psicóticos inducidos por sustancias sólo se producen en asociación con estados de intoxicación o abstinencia, mientras que los primarios pueden preceder el inicio del consumo de la sustancia o es posible que se produzcan tras largos periodos de abstinencia.

Los subtipos, según la DSM-IV, son: Con ideas delirantes (predominio de las ideas delirantes) y con alucinaciones (predominio de las alucinaciones). Se debe especificar si el inicio es durante la intoxicación o durante la abstinencia.

En la CIE-10, este trastorno se divide en dos categorías: "Trastorno psicótico debido al consumo de sustancias psicoactivas", si los síntomas psicóticos aparecen durante las primeras 2 semanas de consumo, con una duración máxima de 6 meses, y "trastorno psicótico de inicio tardío, debido al consumo de sustancias psicoactivas", si éstos aparecen entre las 2 y las 6 semanas de haberse iniciado el consumo.

6.5. Trastornos psicóticos agudos y transitorios

En este apartado se engloban un grupo de trastornos psicóticos que presentan ciertos rasgos característicos que los distinguen de otras alteraciones psiquiátricas que se manifiestan con síntomas psicóticos.

El concepto es superponible al de psicosis esquizofreniformes de Langtfeld. En el DSM- IV aparecen como "Trastornos psicóticos breves" (duración entre 1 día - máximo de 1 mes) y en la CIE-10 como "Trastornos Psicóticos agudos y transitorios"

Para la CIE-10 la secuencia diagnóstica de las características clave de estos trastornos es:

- Comienzo agudo (menos de dos semanas).
- Presencia de síndromes típicos.
- Presencia de estrés agudo.

El comienzo agudo se refiere a un cambio desde un estado sin características psicóticas a otro claramente anormal en un periodo de dos semanas o menos. El comienzo agudo es signo de buen pronóstico; es importante señalar si es súbito (en un plazo de 48 horas o menos).

Los síndromes típicos son:

- *Estado "polimorfo":* Varios tipos de alucinaciones e ideas delirantes que varían en la forma y en la intensidad de un día para otro, e incluso en horas, al igual que el tono emocional.
- *Presencia de síntomas esquizofrénicos típicos:* Pero cuya duración ha sido inferior a un mes.
- *Presencia de estrés agudo:* Aparecerá no más allá de 2 semanas después de uno o más acontecimientos que serían vivenciados como estresantes por la mayo-

ría de personas en circunstancias similares dentro del mismo ambiente cultural. Algunos de estos acontecimientos son: duelos, pérdidas inesperadas de compañeros o trabajo, trauma psicológico del combate, terrorismo o tortura.

6.5.1. Características generales de los trastornos psicóticos agudos y transitorios

- Comienzo agudo después de un suceso estresante.
- Alteración en el juicio de la realidad, con alguno de estos síntomas:
  - Ideas delirantes.
  - Alucinaciones.
  - Conducta desorganizada o catatónica.
  - Incoherencia.
  - Desorientación, mala comprensión.
  - Conducta extraña.
  - Ateraciones emocionales: cambios en el tono afectivo.
  - Duración entre unas horas y un mes.
- Se deben descartar: trastorno orgánico mental, episodio maniacodepresivo y trastorno de enfermedad ficticia.

6.5.2. Clasificación

A) Psicosis puerperales

- Surgen en la primera semana después del parto.
- La confusión es un síntoma característico.
- Ausencia de síntomas típicamente de esquizofrenia.
- No presentan signos de estrés social.
- Entre los síntomas aparecen manía, inhibición y confusión.
- Suelen existir antecedentes familiares de enfermedad mental.
- Buena respuesta al TEC (Terapia Electro Convulsiva).

B) Buffée delirante

- Puede haber una forma *genuina* sin factor estresante psicosocial o una *reactiva* como respuesta a un acontecimiento estresante.
- El inicio es agudo y la duración de días o semanas, pudiendo recurrir el cuadro, pero en el periodo intercrisis estará asintomático.
- Los síntomas principales serán: delirio y alucinaciones de cualquier tipo, despersonalización, desrealización y confusión, y depresión e hipertimia.
- Los síntomas varían de día en día o de hora en hora.
- No hay trastorno mental orgánico.

C) Psicosis reactiva

- Objetivación de factores desencadenantes.
- Inicio agudo (en días).
- Alteración de la conciencia (confusión, enturbamiento, etc.).
- Multiplicidad sintomática (síntomas mixtos de ansiedad, disforia, hipertimia simultánea al delirio).
- Ausencia de una personalidad premórbida esquizoide.
- Los síntomas son comprensibles en función de los elementos psicológicos del paciente.

No se hará un diagnóstico de trastorno agudo y transitorio en las siguientes circunstancias:

- Si antes de la alteración había síntomas prodrómicos de una esquizofrenia.
- Si existe un trastorno esquizotípico de la personalidad.
- Si hay un agente tóxico causante de la alteración.
- Si hay un trastorno psicótico del estado de ánimo.
- Si el trastorno se mantiene más de un mes.
- Si los síntomas están bajo control voluntario, como es el caso del trastorno ficticio con síntomas psicológicos.

6.5.3. Tratamiento

Está indicado el tratamiento psicofarmacológico sintomático con neurolépticos y psicoterapia de esclarecimiento y apoyo para corregir posibles efectos secundarios transitorios que siguen al trastorno psicótico agudo en el mes siguiente al cuadro, como son la depresión leve o la pérdida de autoestima.

Puede ser necesaria la hospitalización, si los trastornos de comportamiento debido a sus ideas delirantes ponen en peligro su vida o la de los demás.

6.5.4. Cuidados y atención de enfermería

El PAE (Proceso de Atención de Enfermería) será el método adecuado para desarrollar las intervenciones de enfermería, ya que con ello se pretende actuar de una forma sistematizada. Este proceso consta de cinco fases: *valoración, diagnóstico, planificación, ejecución y evaluación,* las cuales estan secuenciadas y el éxito en cada una de ellas depende de la precisión con la que hayamos desarrollado la anterior.

Seguidamente, analizamos cada uno de los apartados del Proceso de Atención de Enfermería:

A) Valoración: Utilización de un protocolo de valoración

El objetivo de su utilización es el de obtener una valoración global del individuo. La información la obtendremos de las siguientes fuentes:

– Del paciente, ya sea lo que nos dice con lenguaje verbal como con el no verbal.
– De la familia o personas significativas.
– De la historia clínica, con los datos de análisis, exploración, órdenes médicas, etcétera.
– De otros profesionales que trataron o atendieron al enfermo en otros momentos, como son los trabajadores sociales, terapeutas ocupacionales, enfermeros comunitarios, etc.

Proponemos el Protocolo de valoración de enfermería psiquiátrica y de salud mental (J. Fornés, 1997), que se ha elaborado utilizando los criterios psicopatológicos de la clasificación DSM-IV y los Patrones Funcionales de Salud de Marjory Gordon.

Consta de los siguientes apartados:

I. Valoración general.
II. Aspecto por patrones funcionales de salud:
   II-1. Patrón de percepción-control de la salud.
   II-2. Patrón nutricional-metabólico.
   II-3. Patrón de eliminación.
   II-4. Patrón de actividad-ejercicio.
   II-5. Patrón de sueño-descanso.
   II-6. Patrón cognitivo-perceptivo.
   II-7. Patrón autopercepción-autoconcepto.
   II-8. Patrón de rol-relaciones.
   II-9. Patrón de sexualidad-reprodución.
   II-10. Patrón de adaptación-tolerancia al estrés.
   II-11. Patrón de valores y creencias.

Los patrones pueden tener un funcionamiento positivo o eficaz, alterado o con riesgo de alteración. Al identificar cada uno de ellos se favorece la elección de los diagnósticos de enfermería, criterios de resultado u objetivos y la planificación de acciones de enfermería para así mantener los patrones positivos y modificar los ineficaces.

En la conducta psicótica, independientemente de cuál sea su etiología, existen problemas o alteraciones concretas que, por sus características intrínsecas, hacen más vulnerable el funcionamiento de los distintos patrones. La situación del organismo, en este tipo de conducta, está tan comprometida que en todos los patrones funcionales habrá probabilidad de disfunción.

B) Aplicación de los diagnósticos de enfermería

Dependiendo de las características que definen la alteración de estos patrones y de los posibles factores de riesgo podemos formular los diagnósticos de enfermería.

En un afán de unificación de criterios, utilizaremos las categorías y diagnósticos propuestos por la NANDA (North American Nursing Diagnosis Association), reconocidos por la OMS y ampliamente utilizados en nuestro medio.

C) Planificar, ejecutar y evaluar las intervenciones de enfermería

Una vez que hemos valorado los patrones de salud, formulados los diagnósticos de enfermería, nos queda el planificar, ejecutar y evaluar las intervenciones de enfermería. Este proceso debe realizarse de forma personalizada para cada individuo.

En este apartado desarrollaremos sólo los diagnósticos más definitorios de la conducta psicótica y que las acciones de enfermería para modificarlos van a repercutir en los demás diagnósticos.

Como primera acción y antes de llevar a cabo intervención alguna, el profesional de enfermería debe establecer una relación de confianza que será la base de todas las relaciones futuras que se desarrollen.

6.5.5. Establecer una relación de confianza

A) Objetivos/criterios de resultado

1. Desarrollar una comunicación basada en la confianza.
2. Definir el fin de la relación terapéutica.
3. Establecer las responsabilidades y funciones del personal de enfermería y del paciente, en la futura relación terapéutica.
4. Poder planificar en común (paciente y personal terapéutico) las futuras intervenciones terapéuticas.

B) Acciones de enfermería

– *Definir el propósito de la relación terapéutica*

1. Presentarse al paciente.
2. Explicarle el papel de cada uno de los miembros del equipo terapéutico.
3. Enseñar el espacio físico y los distintos lugares donde se realizarán las distintas intervenciones.

– *Establecer las expectativas de la relación terapéutica*

1. Obtener la percepción que el paciente tiene de su problemática y qué objetivos pretende de su hospitalización o del tratamiento ambulatorio, facilitando una libre expresión de sentimientos.
2. Determinar las necesidades y conductas problemáticas del paciente.
3. Exponer objetivamente y de forma sincera todo lo relativo al motivo del ingreso o de consulta y a los problemas de complicación legal.
4. Aceptar al paciente, aunque no se aprueben sus conductas patológicas.

– *Fijar y mantener límites aceptables de la relación terapéutica*

1. Fijar límites en conductas inaceptables, retirando la atención si fuese necesario.
2. Reforzar positivamente las conductas sanas.
3. Evitar convertirse en el "único confidente" y no permitir que el paciente "regatee" para obtener favores especiales.
4. Cuando se limite una conducta, ofrecer alternativas aceptables para ambos.

C) Evaluación

– *La relación con el equipo terapéutico se basa en la confianza.*

6.5.6. Ansiedad

A) Factores etiológicos o de riesgo

1. Sentimientos de indefensión o desesperanza que le impiden una actividad cotidiana.
2. Amenaza real o imaginaria en la percepción de sí mismo.
3. Ineficacia del individuo para enfrentarse a las dificultades.
4. Alteraciones del sueño.

B) Objetivos

1. Reducir el nivel de ansiedad.
2. Identificar las fuentes de ansiedad y sus patrones de respuesta.
3. Saber afrontar futuras situaciones provocadoras de ansiedad con conductas adaptadas.

C) Acciones de enfermería

– *Valorar el grado de ansiedad (leve, moderado, grave)*

1. Recoger datos objetivos sobre su estado y nivel de ansiedad e identificar qué situaciones o elementos la desencadenan.

2. Ofrecer un ambiente ordenado y relajado, no competitivo, donde las demandas que se le hagan estén acordes con sus posibilidades.
3. Si el grado es muy grave, puede ser necesaria la intervención de otros miembros del equipo terapéutico y administrar psicofármacos.

– *Proporcionar un ambiente relajado*

1. Comenzar por implicarlo en actividades sencillas, rutinarias, que no lo obliguen a muchas innovaciones que aumenten su ansiedad.
2. Relacionarse con el paciente con un tono de voz suave y firme que le proporcione seguridad y confianza.
3. Enseñarle a reconocer la ansiedad y que exprese las sensaciones de tensión, miedo o inquietud.
4. Enseñarle estrategias de afrontamiento de la ansiedad, ya sean de relajación o de autocontrol.

– *Desarrollar nuevas habilidades para afrontar los problemas*

1. Ayudarle a evaluar las situaciones en términos de sentimientos.
2. Ayudarle a objetivar los miedos y los posibles rechazos.
3. Analizar y valorar el impacto de su conducta en los demás y el efecto que produce en él.
4. Comenzar a afrontar problemas de menor dificultad e ir incrementándola gradualmente.
5. Discutir las distintas formas de afrontamiento analizando las posibles consecuencias de cada una de ellas.

– *Desarrollar estrategias para corregir las alteraciones del sueño*

1. Favorecer la expresión de sentimientos en cuanto a miedos de lugares o personas que pueden ser causa de inquietud y de alteraciones del sueño.
2. Registrar la duración objetiva de las horas de sueño, así como si hay o no interrupciones frecuentes.
3. Favorecer un ambiente libre de estímulos ambientales, como ruidos, luces, etc. que impidan el reposo.
4. Proponer un programa de actividades diurnas que fatigue y favorezca el reposo nocturno.
5. Disminuir el uso de sustancias psicoestimulantes, como café, colas, etc.
6. Proporcionar medidas favorecedoras del descanso, como son un baño caliente, los masajes, las infusiones y una temperatura adecuada.
7. Impedir el sueño diurno.
8. Prevenir el despertar precoz, evitando realizar actividades del tipo de constantes o limpieza de la habitación respetando los horarios naturales.
9. Aplicar el tratamiento prescrito.

D) Evaluación

- Es capaz de utilizar técnicas para afrontar la ansiedad.
- Es capaz de afrontar las exigencias diarias.
- Desarrolla habilidades para distintos roles de la vida cotidiana.
- Consigue un patrón de sueño reparador.

6.5.7. *Alteraciones sensoperceptivas: visuales, auditivas, cinestésicas, gustativas, táctiles y olfatorias*

A) Factores etiológicos o de riesgo

1. Trastorno en la capacidad perceptiva y en la respuesta que llega a comprometer la supervivencia o integridad del individuo, teniendo una historia anterior de lesiones o incidentes.

B) Objetivos o criterios de resultado

1. Interrumpir el trastorno perceptivo.
2. Conseguir una percepción realista del entorno y de sí mismo.

C) Acciones de enfermería

– *Valorar la intensidad de la alteración perceptiva*

1. Valorar hasta qué punto el trastorno perceptivo está implicado en las respuestas del individuo y compromete su integridad o supervivencia y la de los que lo rodean.
2. Limitar el número de estímulos que rodean al paciente y que pueden ser distorsionantes.
3. Valorar la respuesta del paciente ante los distintos estímulos que lo rodean: luces, ruidos, personas, etc.
4. Buscar datos que nos puedan informar sobre la actividad perceptiva patologica, como pueden ser: intentos de escucha, mutismos, ciertas expresiones, etcétera.

– *Proporcionar un ambiente seguro y "real"*

1. Comunicarse en términos directos y concretos. No conversar con "voces" o reforzarle en la idea de que son parte de la realidad.
2. Disminuir el miedo, la ansiedad o la agitación brindando un ambiente estructurado con actividades sistematizadas.
3. Ayudar al paciente a que exponga sus sentimientos en relación a sus percepciones, primero de forma individual y, gradualmente, en grupos mayores.

4. Sugerir otras formas de expresión de sus alteraciones perceptivas: pintura, escritura, imágenes psicodramáticas, etc.
5. Respetar el espacio personal, procurando no invadirlo en el momento de la interrelación.

– *Ayudar a superar su conducta regresiva*

1. Integrar al paciente en grupos de salud donde se discutan los síntomas de la enfermedad y pueda compartir con los demas sus dificultades.
2. Darle oportunidades para que acepte responsabilidades y tome decisiones.

– *Desarrollar estrategias para prevenir las recaídas*

1. Ayudar a identificar aquellos síntomas que pueden ser premonitorios de una recaída.
2. Discutir la importancia de la medicación en las recaídas, fomentando la responsabilidad en la administración de la medicación.

D) Evaluación:

– La orientación y percepción es acorde con la realidad.
– Identifica los signos de una posible recaída.
– Acepta la medicación como algo necesario para su enfermedad.

6.5.8. Alteración de los procesos de pensamiento

A) Factores etiológicos o de riesgo:

1. Pensamiento inapropiado no basado en la realidad.
2. Deficiencia en la autoestima.
3. Aislamiento social.

B) Objetivos o criterios de resultado:

1. Interpretaciones adecuadas de los acontecimientos.
2. Hacer valoraciones reales y objetivas del entorno.
3. Desarrollar la participación efectiva en el medio social.

C) Acciones de enfermería:

– *Valorar el nivel o grado de la alteración*

1. Evaluar el nivel de conciencia de sus alteraciones.
2. Evaluar si le permite ocuparse de su autocuidado.
3. Disminuir la ansiedad y los temores proporcionando un ambiente libre de estímulos amenazantes.

– *Ayudar al paciente a reconocer sus ideas delirantes como tales*

1. En un principio no enfrentarse, ni tratar de convencerle de que sus ideas son falsas o irreales, sino interactuar con base en hechos reales.
2. Ser empático con sus sentimientos, darle apoyo, no tener prejuicios y no hacer bromas en relación a sus creencias.
3. Crear una situación adecuada para que se pueda intervenir directamente con dudas a su racionalización.
4. Disminuir las ideas irreales en cuanto a la comida o a la alimentación utilizando en un principio alimentos encerrados o materiales desechables y que sea el propio paciente quien los abra o los prepare.
5. Discutir las dificultades que le crean en su vida cotidiana sus delirios.
6. Animar al enfermo a expresar los sentimientos que tengan una base real, tales como relaciones familiares, dificultades laborales, etc.

– *Ayudar a incrementar la autoestima*

1. Fomentar la expresión de los sentimientos de minusvalía e incapacidad intentando identificar las fuentes de donde provienen.
2. Aceptar al paciente como persona y no emitir juicios, no humillarlo.
3. Estructurar, de acuerdo con el paciente, las actividades proponiendo expectativas realistas y claras, que se concretarán en tareas y responsabilidades, en un principio fáciles de lograr.
4. Incrementar gradualmente la dificultad de las responsabilidades.
5. Recompensar los logros por muy pequeños que sean.
6. Proporcionar confianza en futuros logros.

– *Estimular el desarrollo de relaciones sociales efectivas*

1. Iniciar una relación de confianza de forma individual y servir de puente en la relación con los otros.
2. Respetar, en un principio, los silencios del paciente y utilizarlos como forma de acercarse al individuo y, posteriormente, iniciar la comunicación.
3. Fomentar nuevas formas de interacción social que disminuyan su aislamiento.
4. Ayudarle a identificar interpretaciones erróneas que interfieren en el contexto social.
5. Planificar expectativas reales de la relación con los demás.
6. Fomentar la participación, gradualmente, en actividades grupales, como son juegos, laborterapia, etc.

D) Evaluación

– Su conducta y actitud demuestran que hace una interpretación correcta de los hechos.
– Expresa una opinión favorable de sí mismo.
– Desarrolla relaciones sociales que le resultan gratificantes.

6.5.9. Alteración en el mantenimiento de la salud

A) Factores etiológicos o de riesgo

1. Carece de recursos personales, materiales, familiares, o sociales que le permitan el mantenimiento de la salud y de su autocuidado.
2. Uso/abuso de sustancias tóxicas.
3. La familia es incapaz de proporcionar un ambiente terapéutico.

B) Objetivo o criterios de resultado

1. Mantener la salud.
2. Ser capaz de identificar sus incapacidades para mantener la salud.
3. Llevar a cabo su autocuidado.
4. Obtener un nivel de comunicación y relación que tenga en cuenta las necesidades de los miembros de la familia.

C) Acciones de Enfermería

– *Identificar problemas relativos al mantenimiento de la salud*

1. Identificar déficits concretos.
2. Provocar que verbalice las dificultades existentes para mantener su salud.
3. Elaborar un programa conjuntamente para poder modificar hábitos no saludables, como puede ser el consumo de sustancias tóxicas.
4. Ayudar a prevenir ciertas dificultades que pueden derivar en el futuro a consecuencia de su enfermedad.
5. Informarle de recursos que le puedan ser útiles.

– *Identificar problemas relativos al mantenimiento del hogar*

1. Ayudar a identificar posibles factores de riesgo.
2. Valorar las habilidades reales que conserva el paciente.
3. Identificar posibles necesidades.
4. Planificar conjuntamente estrategias para afrontar las dificultades.
5. Discutir los posibles recursos con los que puede contar: familia, vecinos, servicios sociales, etc.
6. Fomentar en el grado permitido un nivel de independencia y autonomía.

– *Problemas relativos al aseo y limpieza personales*

1. En un principio ayudar a realizar las tareas de baño, aseo y, progresivamente, implicarlo en ellas desarrollando así su independencia.

2. Valorar las dificultades reales que le impiden el autocuidado.
3. Ayudarle a incorporar hábitos de aseo si los que tiene son defectuosos.
4. Promover el aspecto aseado como forma de ser mejor aceptado por los demás.
5. Reforzar positivamente las conductas de autocuidados de limpieza.

D) Favorecer la comunicación del enfermo con su familia

1. Promover que la familia exprese los sentimientos que le producen las conductas del paciente.
2. Valorar cuál es la estructura del sistema familiar y qué rol desempeña cada miembro.
3. Valorar cuáles son las interacciones del paciente con cada miembro de la familia.
4. Determinar si hay conductas destructivas o indicativas de violencia o autoridad.
5. Identificar elementos o situaciones estresantes que puedan dificultar la relación.
6. Enseñarles a corregir ciertas formas de comunicación para favorecer la relación familiar.
7. Fomentar el respeto y la comunicación entre los distintos miembros de la familia.
8. Enseñar a la familia a que reconozca las posibles conductas manipulativas del paciente y a que sea capaz de mostrar una actitud firme y consistente.
9. Planificar conjuntamente distintos objetivos para mejorar la relación.
10. Fomentar un clima de respeto por la persona y de los síntomas que le produce la enfermedad.
11. Procurar que la responsabilidad de la familia sea compartida por la mayor parte de sus miembros.

E) Evaluación

- Es capaz de poner en marcha recursos para mantener su salud.
- Puede desarrollar estrategias con las que afrontar el mantenimiento de su hogar.
- Es capaz de identificar sus necesidades de autocuidado.
- Lleva a cabo su autocuidado de baño, limpieza y aseo.
- La familia es capaz de identificar y afrontar la problemática del paciente.

7

Trastornos esquizofrénicos

Objetivos

- Definir el concepto de trastornos esquizofrénicos.
- Adquirir los conocimientos suficientes para reconocer la sintomatología de estos pacientes.
- Conocer las diferentes posibilidades terapéuticas.
- Identificar los diagnósticos de enfermería apropiados para cada subtipo de esquizofrenia.
- Capacitar para desarrollar un plan de cuidados de enfermería con objetivos e intervenciones específicos en función de las necesidades de cada paciente y de sus familiares.

7.1. Concepto

La Organización Mundial de la Salud en la 10.ª edición de su Clasificación Internacional de Enfermedades (CIE-10) define los trastornos esquizofrénicos como "distorsiones fundamentales y típicas de la percepción, el pensamiento, y las emociones". La claridad de conciencia y la capacidad intelectual suelen estar conservadas, aunque esta última puede alterarse con el tiempo.

7.1.1. Epidemiología

La incidencia anual de la esquizofrenia es del 0,1-0,2 por 1.000 habitantes. La prevalencia por vida se sitúa en torno al 1 por 100. No existen diferencias en función del sexo, siendo la ratio hombre:mujer de 1:1.

La edad de inicio está entre los 20 y 35 años, siendo más precoz en los hombres (15-25 años) que en las mujeres (20-35 años).

La prevalencia aumenta en las clases económicas bajas; hasta 1/3 de los sin hogar presentan un trastorno esquizofrénico.

Entre un 10 y un 15% de los pacientes esquizofrénicos mueren por suicidio (es considerada la tercera causa de suicidio, detrás de los trastornos afectivos y el alcoholismo).

Un porcentaje importante de estos pacientes presenta, además, un trastorno de abuso de sustancias; entre el 30-50%, alcoholismo, y consumo de cannabis, entre el 15-25%.

7.1.2. Etiología

Aunque la etiología precisa de la esquizofrenia no está aún determinada, se considera que es un trastorno de origen biopsicosocial. Existen evidencias fuertes de una causalidad genética que determina una vulnerabilidad del paciente a la enfermedad, de la existencia de unos factores ambientales (anormalidades del embarazo y del parto, infección materna por virus de la influenza en el 2.º trimestre del embarazo, nacimiento en el invierno, etc.), que actuarían como factores predisponentes, y, finalmente, los acontecimientos vitales estresantes que actuarían como factores desencadenantes del cuadro clínico.

7.1.3. Sintomatología

En primer lugar, hay que señalar que no existen síntomas o signos patognomónicos de las esquizofrenias; cada uno de ellos puede estar presente en otros trastornos psiquiátricos o neurológicos.

A continuación, se describen las alteraciones del pensamiento, la percepción y las emociones, que son las esferas típicamente afectadas en los trastornos esquizofrénicos (véase definición de la OMS al principio del capítulo).

A) Trastornos del pensamiento

- *Forma:* Alteración del modo en que los pensamientos se encadenan unos a otros. Se observan en los lenguajes oral y escrito del paciente:
  - Fuga de ideas: La conversación cambia rápidamente de un tema a otro, pudiendo ser difícil detectar cuál es el nexo de unión entre los temas.
  - Pérdida de asociaciones: Falta de asociación lógica entre las ideas expresadas en la conversación. En su forma más extrema da lugar a un lenguaje totalmente incomprensible: "ensalada de palabras".
  - Perseveración: Repetición persistente e inapropiada de pensamientos que se traduce en un lenguaje o acciones repetitivas.

- *Flujo:* Alteración de la cantidad y de la velocidad de los pensamientos observable a través del lenguaje:
  - Presión del pensamiento: Pensamientos rápidos, abundantes y variados.
  - Pobreza del pensamiento: Pensamientos lentos, escasos y poco variados.
  - Bloqueo del pensamiento: Vacío repentino de pensamientos.

- *Contenido (delirios):* Ideas absolutamente falsas, sin base en la realidad, que el paciente cree ciegamente, y que persisten en contra de toda evidencia. Según el tema de las ideas, los delirios pueden ser: paranoides (son los más frecuentes; se refieren a ideas de persecución y de referencia), de grandeza, de culpa, de celos, de control, religiosos, hipocondriacos, nihilistas, etc.

B) Trastornos de la percepción

- *Alucinaciones:* Experiencia perceptiva en ausencia del correspondiente estímulo externo (percepciones sin objeto). Según la modalidad sensorial, pueden ser: Auditivas (entre las más frecuentes están los ruidos, la música, las voces que conversan entre sí, que comentan sus acciones, etc.), visuales, táctiles, olfatorias, gustativas (estas tres últimas son menos frecuentes). Ocasionalmente, pueden presentar alucinaciones somáticas (sensación de que el corazón se ha transformado en una piedra, de que la sangre se sale del cuerpo, etc.).

C) Trastornos de las emociones

- Embotamiento afectivo: Disminución de las variaciones normales del humor; disminución de la expresividad facial, de los gestos expresivos.
- Afecto inapropiado: Falta de concordancia entre la situación ambiental y el humor del paciente.

En el cuadro 7.1 se describen con más detalle y con ejemplos algunos de los tipos de delirios.

Además de los síntomas descritos, existen otros que con frecuencia pueden estar presentes en los pacientes esquizofrénicos. Éstos son:

- Falta de motivación y abulia: Falta de aseo e higiene, falta de persistencia en el trabajo o escuela, falta de energía, etc.
- Aislamiento social: Disminución del interés en acitivadades-*hobbies,* ausencia de relaciones con amigos, disminución del interés sexual. El aislamiento social puede ser un síntoma primario de la enfermedad o ser secundario a los delirios y/o alucinaciones.

CUADRO 7.1
Tipos de delirio

TIPO DE DELIRIO	DESCRIPCIÓN	EJEMPLO
Persecución	Uno mismo u otro/s están siendo atacados, engañados, o son víctimas de una conspiración.	Carlos está convencido de que la ETA lo persigue y va a acabar con su vida.
Referencia	Los acontecimientos, los objetos, o las personas pierden su significado real para adquirir un significado referido a su persona.	Cuando Carlos sube por la escalera y oye cómo un vecino tira de la cisterna, cree que éste ha hecho una señal a otro vecino para indicarle que él está en la escalera.
Grandeza	Atribución a la propia persona de una importancia, valor, poder, conocimiento, etc. exagerados.	Carlos cree que es el verdadero descendiente del último zar, y por tanto, debería gobernar Rusia.
De celos	Convicción de que su pareja le es infiel.	Carlos está convencido de que María, su mujer, le es infiel y cada vez que va a la compra mantiene relaciones con el dependiente.
De control	Sus actos, pensamientos, sentimientos, etc. están impuestos por una persona o fuerza externa.	Carlos cree que sus actos y pensamientos están controlados por los extraterrestres.
Somático	Su cuerpo o una parte de él está cambiando, funciona.	El cerebro de Carlos está formado por una única neurona que normalmente está dormida y a veces se despierta y empieza a funcionar.

– *Síntomas psicomotores:*
- Estupor: Disminución importante de la capacidad de reacción al ambiente y disminución de la actividad y los movimientos espontáneos.
- Mutismo: Ausencia de verbalización sin que haya anomalías estructurales.
- Excitación: Actividad motriz sin propósito aparente, no influida por estímulos externos.
- Catalepsia: Adopción y mantenimiento voluntarios de posturas extravagantes e inadecuadas.

- Flexibilidad cérea: Mantenimiento de posturas impuestas desde el exterior.
- Negativismo: Resistencia, aparentemente sin motivos, a cualquier instrucción o intento de ser movilizado, o presencia de movimientos de oposicionismo.
- Obediencia automática: Cumplimiento automático de las instrucciones.

– *Conducta extravagante:* Vestido y apariencia.

Estos síntomas actualmente se clasifican en dos grandes grupos:

A) Positivos

– Representan un exceso o distorsión de la función normal, delirios, alucinaciones:
- Trastornos formales del pensamiento (fuga de ideas, pérdida de asociaciones...).
- Afecto inapropiado.
- Conducta desorganizada...

B) Negativos

– Representan un defecto o pérdida de la función normal:
- Trastornos formales del pensamiento (bloqueo, pobreza del lenguaje...).
- Embotamiento afectivo.
- Aislamiento social.
- Falta de higiene y cuidado personal...

7.1.4. Formas clínicas

La CIE-10 (OMS, 1992) describe los siguientes subtipos clínicos:

A) Paranoide

– Epidemiología: Subtipo más frecuente.
– Clínica: Predominio de ideas delirantes (a menudo de tipo paranoide), frecuentemente acompañadas de alucinaciones, *sin* predominio de embotamiento o incongruencia afectiva, síntomas catatónicos, o lenguaje incoherente.

B) Hebefrénica

– Epidemiología: Edad de inicio más precoz (15-25 años) y mal pronóstico.
– Clínica: Predominio de las alteraciones afectivas (superficialidad, afectividad inadecuada o embotamiento) y pensamiento desorganizado con lenguaje incoherente o comportamiento errático y desorganizado, *sin* predominio de alucinaciones o ideas delirantes.

C) Catatónica

- Epidemiología: Poco frecuente en el mundo occidental (<1%).
- Clínica: Predominio de síntomas psicomotores graves (estupor, excitación, catalepsia, negativismo, flexibilidad cérea...).

D) Indiferenciada

- Clínica: O bien no se cumplen los criterios para los otros subtipos o bien se cumplen los criterios para más de un subtipo.

E) Residual

- Estado crónico en el que, con el tiempo, terminan un porcentaje de esquizofrenias.
- Clínica: Presencia de síntomas negativos destacados durante los últimos 12 meses (inhibición psicomotriz, hipoactividad, pasividad, falta de iniciativa, pobreza del lenguaje, rendimiento social escaso, deterioro del aseo y cuidado personales...).

F) Simple

- Epidemiología: Poco frecuente.
- Clínica: Desarrollo insidioso y progresivo de: *a*) cambio claro de la personalidad previa (pérdida de iniciativa e interés, retraimiento...); *b*) síntomas negativos, y *c*) disminución marcada de los rendimientos sociolaborales, *sin* antecedentes de alucinaciones, ideas delirantes, ni otras manifestaciones de un episodio psicótico pasado.

7.1.5. Curso y pronóstico

El curso de la enfermedad es variable. En general, se aceptan los siguientes cursos:

- Episodio agudo con remisión completa: el 20% de los casos.
- Enfermedad aguda recurrente: 20%. Estos pacientes no suelen alcanzar la remisión completa tras los episodios agudos, por lo que se van deteriorando progresivamente tras cada nuevo episodio.
- Enfermedad crónica de inicio agudo: 20%.
- Enfermedad crónica de inicio insidioso: 20%.
- Suicidio: 10-15%.

Distintos estudios han identificado los siguientes factores como de buen pronóstico en la esquizofrenia:

- Inicio agudo de la enfermedad.
- Presencia de síntomas afectivos.
- Elevado nivel de inteligencia.
- Buen ajuste premórbido de la enfermedad.
- Ausencia de antecedentes familiares.

7.2. Tratamiento de las esquizofrenias

El abordaje ecléctico es el mejor término para describir el tratamiento de la esquizofrenia. Ningún tratamiento "cura" la esquizofrenia, pero las evidencias sugieren que hay varias estrategias que ayudan en las diferentes fases de la enfermedad. El paso principal en el manejo es asegurarse del diagnóstico.

La aparicición de los fármacos neurolépticos (antipsicóticos clásicos) en la década de 1950 supuso un cambio radical en el tratamiento de la esquizofrenia, produciéndose una desinstitucionalización de los enfermos psicóticos, que pasaron a llevar un tratamiento fundamentalmente ambulatorio.

Un neuroléptico es un fármaco que produce disminución de la agitación psicomotriz, el comportamiento agresivo y la tensión emocional; que actúa sobre las alteraciones de la sensopercepción (ideas delirantes y alucinaciones) y que mejora la conducta catatónica y el trastorno del yo en la esquizofrenia (cuadro 7.2).

CUADRO 7.2
Antipsicóticos

	TIPOS	CARACTERÍSTICAS
Clásicos, típicos o neurolépticos	INCISIVOS • Haloperidol (Haloperidol®) • Zuclopentixol (Cisordinol®, Clopixol®)	• Elevada potencia antipsicótica • Efectos extrapiramidales
	SEDATIVOS • Clorpromazina (Largactil®, Largatrex®) • Clotiapina (Etumina®) • Levomepromacina (Sinogán®) • Tioridacina (Meleril®)	• Mayor efecto en agitación • Efectos vegetativos
Atípicos	ATÍPICOS • Clozapina (Leponex®) • Risperidona (Risperdal®) • Olanzapina (Zyprexa®) • Quetiepina (Seroquel®)	• Antipsicóticos potentes • Útil en síntomas negativos • Útil en pacientes refractarios (Clozapina) • Escasos efectos extrapiramidales

Existen antipsicóticos de acción retardada, cuyas características principales se muestran en el cuadro 7.3:

CUADRO 7.3
Antipsicóticos depot

CARACTERÍSTICAS	FÁRMACO
• Administración intramuscular • Acción duradera de dos a cuatro semanas • Permiten reducción del antipsicótico oral • Seguridad de administración y dosificación • Administración ambulatoria	• Decanoato de Flufenacina (Modecate®) • Palmitato de Pipotiacina (Lonserén®) • Decanoato de Zuclopentixol (Cisordinol depot, Clopixol®) • Decanoato de Haloperidol (Haloperidol retard®)

El personal de enfermería debe conocer los efectos secundarios y posibles reacciones adversas que este tipo de fármacos pueden producir. La aparición o no de estas reacciones va a depender de la idiosincrasia de cada paciente. Las dosis que requiere cada persona son muy variables, de tal manera que una dosis baja de un determinado neuroléptico puede desencadenar un cuadro extrapiramidal agudo en un paciente con mayor sensibilidad a este tipo de psicofármacos.

Los efectos secundarios más frecuentemente asociados al uso de antipsicóticos quedan referenciados en el cuadro 7.4.

Es necesaria una orientación terapéutica secuencial que incluya: farmacoterapia, terapia psicológica de apoyo individual, grupal y familiar, programas de rehabilitación social, dada la naturaleza y evolución crónica de la enfermedad, así como programas psicoeducativos tanto para la familia como para el paciente.

Entre las técnicas de afrontamiento para una mejor calidad de vida, la actuación psicosocial es el componente principal del tratamiento de los esquizofrénicos. Hay un considerable solapamiento entre las modalidades de tratamiento. Las actuaciones específicas varían entre la terapia individual, a la terapia familiar o de grupo, hasta las comunidades terapéuticas.

7.2.1. Técnicas de afrontamiento para una mejor calidad de vida

A) Intervención psicosocial

– Su objetivo es el aprendizaje de técnicas sociales y de supervivencia personal.
– Los abordajes de tratamiento oscilan entre estrategias que apoyen el ego orientadas conductualmente hasta abordajes psicodinámicos.

CUADRO 7.4
Efectos secundarios asociados a los antipsicóticos

	EFECTOS	TRATAMIENTO
SCN	• Sedación • Extrapiramidales (temblor, distonías, acatisia, parkinsonismo) • Discinesia tardía: (estereoti-pias orofaciales, distonías) - Movimientos orolinguo-faciales, chupeteo, protusión de la lengua, parpadeo - Movimientos coreiformes de extremidades y tronco - Movimientos bruscos de hombros - Inclinación hacia delante de pelvis, balanceo • Convulsiones	• Disminuir dosis o dosis nocturna • Anticolinérgicos (Biperideno) • Para la acatisia (β-bloqueantes) • Reducción gradual
ANTICOLINÉRGICOS	• Sequedad de boca, visión borrosa, alteraciones de la micción, estreñimiento, inhibición de eyaculación, y enrojecimiento cutáneo	• Normalmente no es necesario, ya que se desarrolla tolerancia • Aumento progresivo de dosis
CARDIOVASCULAR	• Hipotensión ortostática • Alteraciones ECG	• No necesario: efectos no clínicamente significativos
ENDOCRINOS	• Mujer: Amenorrea, galactorrea • Hombre: Impotencia, ginecomastia	• Disminuir dosis o discontinuación
HEMATOLÓGICOS	• Leucopenia benigna • Agranulocitosis (especialmente la clozapina, 1%)	• La agranulocitosis suele ser reversible: discontinuación y tratamiento médico
HEPÁTICOS	• Hepatitis colestática	• No clínicamente significativo
PIEL Y OJOS	• Reacción de hipersensibilidad • Fotosensibilidad • Retinopatía pigmentaria	
PSÍQUICOS	• Depresión • Pasividad/Desinterés • Cuadros confusionales	
SÍNDROME NEUROLÉPTICO MALIGNO	• Raro. Letal (20% de mortalidad) • Rigidez muscular, taquicardia, hipo o hipertensión, hipertermia (41 °C.). Nivel de conciencia variable	• Emergencia médica

B) Terapia ambiental

- Su objetivo es promover la conducta positiva del paciente, incluyendo la mejora de relaciones interpersonales y el funcionamiento óptimo fuera de la institución.
- Los grupos ambientales deben ser pequeños.
- Elevada proporción personal-pacientes.
- El grupo de pacientes debe ser heterogéneo.
- Claridad y coherencia en los roles y *status* del personal.
- Este enfoque está centrado en los aspectos prácticos, adaptativos de la conducta diaria.
- Los objetivos claramente definidos y limitados en el tiempo.
- Gran programación de las actividades prosociales.

C) Terapia de grupo

- El grupo se centra en el apoyo de los compañeros, que recalca el desarrollo de la visión interior y en el cambio de conducta.
- Apoyo y mantenimiento social.
- Técnica de interacción del grupo para mejorar los resultados.

D) Terapia familiar

- Es un tipo especializado de terapia de grupo.
- Trata de cambiar el clima emocional de la familia para reducir las recaídas del paciente, dado que las actitudes sobreimplicadas y los sentimientos de los familiares están entre los más potentes predictores de recaída en el paciente.
- Se trata de educar al paciente y a los miembros de la familia haciéndoles entender los síntomas y pronósticos del trastorno.
- Recalcar la importancia del cumplimiento de los tratamientos.

E) Terapia individual

- Este tipo de terapia con los esquizofrénicos da mucha importancia al espacio físico y el respeto hacia el paciente.
- Debe mantenerse una programación regular de las citas.
- El establecimiento mutuo de objetivos con consenso fomenta la eficacia.
- Es esencial escuchar activamente para formar una relación terapéutica adecuada.
- Implicación emocional por parte del terapeuta.

F) Rehabilitación

- Planificación de la rehabilitación, valorar el sistema de apoyo: trabajo, familia, capacidad de toma de decisiones adecuadas...

- Objetivo la adaptación a partir de la "no negación de la enfermedad".
- Prever los problemas despues del alta y del episodio agudo (exigencias en el trabajo, nivel de responsabilidad, necesidad de cuidados continuados de apoyo).
- Identificar el potencial del individuo, cómo mantenerlo, y las formas de aumentar la calidad de vida.
- Proporcionar técnicas de habilidades sociales para prevenir el aislamiento social, y la adaptación (Por ej.: tener contacto ocular durante una conversación, cómo vestirse, acudir a las citas, rellenar correctamente los formularios, etc.).

7.2.2. Tratamiento a largo plazo de la esquizofrenia: puntos clave

1. Aproximadamente, el 50% de los pacientes esquizofrénicos van a sufrir recidivas durante el año posterior a su último episodio.
2. Los pacientes, sus familiares y los responsables de la asistencia psiquiátrica esperan que los psiquiatras mejoren rápida y eficazmente esta situación.

La forma de conseguir esta mejoría consiste en:

- Normalizar los tratamientos preventivos tras acuerdo de los profesionales.
- Mejorar estos tratamientos aumentando su calidad.
- Mejorar el cumplimiento del tratamiento mediante medidas psicoeducativas adicionales.

A) Qué pacientes deben formar parte de un programa de prevención de recidivas con antipsicóticos

Se aconseja un tratamiento antipsicótico prácticamente en la totalidad de los pacientes dado que:

- Son muy pocos los pacientes esquizofrénicos que no presentan recidivas sin tratamiento antipsicótico.
- No es posible identificar al pequeño grupo de pacientes que no presentarán recidivas.
- Las recidivas repetidas tienen graves consecuencias sociales para el paciente y para su familia.

> La *excepción* serían aquellos pacientes en los que los efectos secundarios son más graves que las posibles consecuencias de una recidiva, así como los enfermos con un diagnóstico no bien definido de esquizofrenia [Conferencia de Consenso. Brujas (1989), Kissling (1994)].

Las dosis terapéuticas utilizadas durante el tratamiento de mantenimiento van a ser más bajas que las usadas durante el episodio agudo, pero se recomienda que nunca sean inferiores al 25% de la dosis eficaz en el momento agudo.

B) Duración del tratamiento preventivo con antipsicóticos

- Pacientes con *primer* episodio: Al menos 1-2 años.
- Pacientes con *múltiples* episodios: Al menos 5 años .
- Pacientes *peligrosos* (para ellos/para otros), en cualquier episodio: De forma indefinida.

Uno de los problemas más importantes con el que nos encontramos, cuando se lleva a cabo un tratamiento de mantenimiento con fines preventivos, es la falta de cumplimentación por parte del paciente. Existe un acuerdo creciente de que los fármacos de elección deberían ser los antipsicóticos depot. En este sentido, Davis (1988) es concluyente y manifiesta que, en las condiciones de tratamiento habituales, la indicación depot asegura, generalmente, mejor cumplimiento del tratamiento que la administración oral y, como consecuencia de ello, un índice de recidivas inferior.

Recientemente, se han diseñado Programas de Prevención de Recaídas en Esquizofrenia. Uno de los más extendidos, anteriormente citado, es el programa PRELAPSE (Lundbeck-Duphar, 1996), dirigido tanto a los pacientes esquizofrénicos como a sus familiares. Dicho programa concede un papel fundamental a la psicoeducación como coadyuvante del tratamiento farmacológico. Los fundamentos, ventajas, objetivos, así como un breve resumen del programa se muestran a continuación.

7.2.3. Por qué la psicoeducación

1. Los pacientes y sus familiares tienen gran necesidad de información y el derecho a que ésta les sea dada.
2. Dicha necesidad no se cubre de forma satisfactoria en las condiciones clínicas habituales.
3. La utilización de medidas psicoeducativas adicionales constituiría una ayuda decisiva, dado que el inclumplimiento del tratamiento es la principal causa de recaída.

A) Ventajas del uso de medidas psicoeducativas adicionales

1. Incrementa el cumplimiento terapéutico.
2. Reduce los índices de recidivas y de readmisiones.
3. Mejora la calidad de vida.
4. Reduce el coste de la esquizofrenia.

B) Objetivos de la psicoeducación

1. Informar a los pacientes y a sus familiares sobre la enfermedad.
2. Eliminar prejuicios.
3. Mejorar el cumplimiento terapéutico.
4. Reducir el riesgo de recidivas.

7.2.4. Programa prelapse

A) Estructura de los grupos

- Pacientes: 8 sesiones de 60 minutos (cada semana mientras el paciente está ingresado, y cada mes, una vez dado de alta).
- Familiares: 8 sesiones de 90 minutos (cada 2 semanas).
- Personal: Psiquiatras, personal del equipo y asistentes sociales.

B) Objetivos

- Mejorar el cumplimiento de la prevención de recidivas con antipsicóticos, mediante la proporción a pacientes y familiares, de una mejor información sobre riesgos y beneficios.
- Aliviar la carga emocional.
- Conseguir que los pacientes sean expertos en su propia enfermedad (capacidad de detección de signos precoces de alerta).

7.2.5. Recomendaciones generales para evitar las recaídas

- Dormir como mínimo 8 horas continuadas durante la noche.
- No utilizar ningún tipo de estimulantes (marihuana, anfetaminas, xantinas...).
- No tomar bebidas alcohólicas.
- Procurar la relación personal con más de una persona.
- Evitar el vivir en soledad.
- Realizar diariamente ejercicio físico moderado.

7.2.6. Recomendaciones para la familia (OMS-CIE-10)

- Valorar y garantizar la seguridad del paciente y de los que le cuidan.
- No hacer discusiones sobre los contenidos psicóticos del pensamiento. Aunque no se esté de acuerdo con las creencias del paciente, no se debe intentar convencerle.
- Evitar confrontaciones o críticas si no es absolutamente necesario para prevenir un comportamiento aberrante o perjudicial.
- Reducir en lo posible las situaciones estresantes o estimulantes.
- Exigir demasiado al enfermo puede serle perjudicial, por lo que debe permitirse a los pacientes un funcionamiento razonable en el trabajo y en otras actividades cotidianas.

7.3. Diagnósticos de enfermería del paciente esquizofrénico

- Ansiedad.
- Trastorno de la comunicación verbal.
- Afrontamiento individual ineficaz.
- Alteración en los procesos familiares.
- Déficit de actividades recreativas.
- Deterioro en la interacción social.
- Temor.
- Alteraciones en el mantenimiento de la salud.
- Dificultad para el mantenimiento del hogar.
- Alteración de la nutrición: por defecto.
- Déficit del autocuidado.
- Trastorno del autoconcepto.
- Alteraciones sensoperceptivas.
- Aislamiento social.
- Alteración en los procesos del pensamiento.
- Potencial de violencia.
- Alteración en los patrones del sueño.

7.4. Cuidados y atención de enfermería

7.4.1. Ansiedad

A) Ansiedad extrema

- Mantener un ambiente tranquilo.
- Supresión de las amenazas.
- Si fuera preciso, sacar al paciente del ambiente ansiógeno.
- Utilizar en los acercamientos al paciente frases sencillas y cortas.
- Administración de antipsicóticos prescritos.
- Asegurarnos de la ingesta de la medicación.
- Permanecer tranquilo, evitando una ansiedad recíproca.
- Utilizar un tono de voz tranquilo pero a la vez firme.
- Mantenerse al lado del paciente.

B) Ansiedad moderada

- Hacer que el paciente identifique los pensamientos antes de ponerse ansioso.
- Ayudar al paciente a reconocer la presencia de elementos ansiógenos.
- Enseñar al paciente en la solución de problemas.

– Darle a conocer técnicas de relajación muscular.
– Hacer tareas poco complejas.
– Acompañarlo en los paseos.
– Animarlo a participar en actividades no competitivas.

7.4.2. Trastorno de la comunicación verbal

a) Iniciar una relación de confianza con el paciente.
b) Fomentar las interacciones del paciente:
- Aumento de las técnicas del lenguaje.
- Modificación de las mismas.
- Corrección de las percepciones defectuosas.
- Expresividad del paciente.

c) Utilización de frases cortas y sencillas.
d) Utilización de técnicas de comunicación terapéutica:
- Reflejo.
- Validación.
- Resumen.
- Clarificación.
- Dar observaciones.
- Confrontación.
- *Feedback*.

e) Utilización de técnicas de escucha activa.
f) Ser coherente tanto en la conducta verbal como no verbal.

7.4.3. Afrontamiento individual ineficaz

a) Iniciar una relación de confianza con el paciente.
b) Animar al paciente a que describa los acontecimientos.
c) Animarle a que nos describa sus miedo, enfados, etc.
d) Establecer diariamente con el paciente objetivos y expectativas.
e) Utilizar un abordaje directo con el paciente.

7.4.4. Alteración en los procesos familiares

a) Hacer una valoración de la estructura familiar y las relaciones de rol.
b) Valorar asimismo:
- Factores estresantes en el núcleo familiar.
- Normativas abiertas y encubiertas.

- Tipos de conflictos.
- Técnicas de disciplina.

c) Enseñar al paciente con respecto a:
- Técnicas de resolución de problemas.
- Técnicas de comunicación.
- Refuerzo positivo para conductas familiares constructivas.
- Cumplimiento terapéutico.

d) Remisión del paciente y familiares a tratamientos de seguimiento.

7.4.5. Déficit de actividades recreativas

a) Valorar la capacidad del paciente para participar en determinadas actividades.
b) Utilizar las actividades de forma individual al principio e introducirle gradualmente en actividades de grupo.
c) Animar al paciente a elegir una actividad recreativa determinada y que esté basada en su nivel de capacidad y complejidad.

7.4.6. Deterioro en la interacción social

a) Limitación del número de personal a cargo del paciente.
b) Animar al paciente a la participación activa en las interacciones con los demás pacientes.
c) Estar disponible como apoyo cuando el paciente intente interaccionar con los otros.

7.4.7. Temor

a) Ayudar al paciente a identificar los peligros percibidos con inmediatez a través de:
- Preguntas indirectas.
- Preguntas abiertas.
- Expresión de sentimientos.
- Hacer hincapié en la capacidad de afrontamiento del peligro.

b) Ayudar al paciente a afrontar el miedo o miedos mediante:
- Quedarse acompañando al paciente.
- Evitar la sobrestimulación.

- Participar en la conversación.
- Evitar reconocer las percepciones defectuosas.
- Validar lo que es real y lo que es irreal.
- Evitar toda discusión con el paciente.

c) Evitar aquellas situaciones que aumenten el temor.

7.4.8. Alteraciones en el mantenimiento de la salud

a) Realizar una valoración previa en cuanto a los conocimientos y capacidades del paciente para el correcto mantenimiento de su salud.

b) Utilizar técnicas de modificación de conducta, tales como:

- Automonitorización.
- Práctica guiada.
- Signos.
- Diseño.
- Refuerzo positivo.
- Contrato.

c) Informar al paciente sobre los recursos existentes en la comunidad.

7.4.9. Dificultad para el mantenimiento del hogar

a) Hacer una valoración pormenorizada de las técnicas de mantenimiento doméstico.

b) Ayudar al paciente en la planificación del mantenimiento del hogar, en forma de:

- Enseñar determinados roles.
- Determinación del equipamiento necesario.
- Realizar prácticas en el mantenimiento del hogar.
- Presentación de los recursos de que dispone.

7.4.10. Alteración de la nutrición: por defecto

a) Hacer una valoración sobre las percepciones del paciente con respecto a la nutrición.

b) Cuando el paciente se encuentre en periodos alucinatorios activos:

- Conseguir su atención.
- Ofrecerle alimentos de su agrado.
- Darle directrices sobre la alimentación.
- Darle nosotros la comida si fuera preciso.

c) Ofrecerle la ayuda necesaria para que seleccione él mismo los alimentos:
- Altos en calorías.
- Grupales.
- Por contenido nutricional.

d) Ofrecerle alimentos de forma que le resulten atractivos:
- Pequeñas comidas.
- Frecuentes comidas.
- Líquidos y aperitivos entre las comidas principales.

e) Enseñar al paciente con respecto a la nutrición de manera que sea capaz de entendernos y, de esta forma, poder procesar la información.

7.4.11. Déficit de autocuidados

a) Valorar las capacidades del paciente en el autocuidado respecto a:
- Alimentación.
- Baño-higiene.
- Vestido.
- Utilización del cuarto de aseo.

b) Ayudar al paciente con los autocuidados siempre que lo precise.
c) Si existiera déficit en algunas de las áreas, darle expectativas de forma directa y entendible.
d) Animar al paciente a que inicie las actividades de autocuidado por sí mismo
e) Reforzarlo positivamente en pequeños logros.

7.4.12. Trastornos de autoconcepto

a) Realizar una valoración de las percepciones del paciente con respecto al autoconcepto.
b) Iniciar una relación de confianza.
c) Proporcionar un ambiente tranquilo y estructurado, lejos de demasiados estímulos ambientales.
d) Ayudarle a discriminar entre lo real y la fantasía.
e) Estimularle a participar en las modalidades de tratamiento.
f) Animarle al intercontacto con el resto en forma de:
- Primero de forma individual.
- En pequeños grupos.
- En grupos comunitarios.

g) Mostrar respeto por el paciente.
h) Reforzale positivamente en pequeños logros del paciente.

7.4.13. *Alteraciones sensoperceptivas*

a) Hacer una valoración de los estímulos ambientales en función de su:
- Intensidad.
- Movimiento.
- Cambio.
- Claridad.
- Ambigüedad.
- Incongruencia.

b) Reconocer y reducir los estímulos ambientales que pudieran ser mal interpretados, invitando al paciente a ir a otra dependencia si fuese necesario.
c) Utilizar expectactivas de forma directa y concreta con el paciente.
d) Mantener el contacto verbal y ocular.
e) Evitar el contacto físico con el paciente delirante persistente.
f) Procurar orientación de la realidad, para lo que conviene:
- Llamar al paciente por su nombre.
- Repetir la presentación las veces que fuera preciso.
- Decirle la hora y la fecha regularmente.
- Visibilidad de un calendario.
- Explicarle las normas y la rutina.

7.4.14. *Aislamiento social*

a) Establecer una relación de confianza.
- Usar los silencios como técnica terapéutica.
- No presionar al paciente para que hable si no quiere.
- Hablar lentamente.
- Caminar despacio junto al paciente.
- No sorprenderle en nuestras aproximaciones al paciente.

b) Hacer una valoración de la historia social.
c) Observar cuándo el paciente presente alucinaciones.
d) Enseñarle técnicas sociales, tales como:
- Conversación.
- Realizar peticiones.
- Participación en terapia ocupacional según se prescriba.

7.4.15. Alteración en los procesos del pensamiento

a) Valorar las percepciones de la realidad del paciente.

b) Utilizar la escucha activa:
- Escuchar la comunicación tanto verbal como no verbal.
- Analizar los patrones de comunicación.
- Identificar los temas.
- Identificar el tono de los sentimientos.
- Identificar las ideas orientadas a la realidad del paciente.

c) Utilizar técnicas de comunicación para clarificar la realidad.

d) Ayudar al paciente a desarrollar unas relaciones positivas con los demás:
- Proporcionarle experiencias de grupo para examinar su conducta con los demás.
- Animarle a que exprese sus deseos.

7.4.16. Potencial de violencia

a) Valorar el riesgo de violencia del paciente, tanto auto como heteroagresiva.

b) Establecer una relación de confianza basada en:
- La honradez.
- Ser claro y conciso.
- Mantener un ambiente estable.
- El establecimiento de objetivos a corto plazo con el paciente.

c) Para el potencial autoagresivo:
- Eliminar todos los objetos potencialmente peligrosos.
- Observar al paciente.

d) Para el potencial heteroagresivo:
- Animarle a que hable en vez de actuar físicamente.
- Ser un modelo de rol.
- Eliminar todos los objetos potencialmente peligrosos.
- Fijar límites en la conducta agresiva.

e) Utilizar los métodos prescritos para disminuir la agitación, tales como:
- Sustituir la agresividad por actividad física.
- Administración de medicamentos prescritos.
- Asegurarnos de la ingesta de los mismos.
- Mantener la interacción uno a uno.
- Evitar el contacto físico con el paciente, a menos que se le expliquen las razones.

- Permanecer tranquilo.
- Permitir al paciente que mantenga su espacio personal.

7.4.17. Alteración de los patrones del sueño

a) Valorar los efectos relacionados con los trastornos del sueño en el paciente:
- Temores sobre ir a dormir.
- Percepciones erróneas del ambiente.
- Periodos de sueño durante el día.
- Cantidad y tipo de fármacos que toma.

b) Ayudar al paciente a mantenerse relajado:
- Ofrecerle alguna bebida templada.
- Estimularle a que realice una respiración lenta y profunda.
- Ambiente con música suave.
- Disminuir la iluminación para evitar sombras.
- Mantener una temperatura ambiental templada.

8

Trastornos del humor (afectivos)

Objetivos

- Ser capaz de identificar los síntomas, signos y conductas de los pacientes deprimidos y maniacos.
- Conocer los problemas y las necesidades derivados de la propia enfermedad.
- Saber jerarquizar los problemas y necesidades derivadas de éstos.
- Planificar, ejecutar y evaluar los cuidados.
- Conocer la información que se ha de facilitar a la familia y al paciente.

8.1. Concepto

El estado de ánimo es un tono emocional sostenido, perceptible a lo largo de un espectro continuo normal que va de la tristeza a la felicidad. Los trastornos afectivos se caracterizan por sentimientos desproporcionados (en cuanto a intensidad o duración) de tristeza o euforia, que muy frecuentemente se acompañan de ansiedad, alteraciones psicofisiológicas del sueño, hambre y sexualidad y de otros síntomas somáticos.

Estos trastornos generan, además, importantes modificaciones conductuales (disminución de la vitalidad y rendimientos psicosociales) y del nivel de autoestima de los pacientes, por lo que en su atención el tratamiento psicofarmacológico deberá ser complementado con estrategias psicosociales.

La clasificación de la Organización Mundial de la Salud (OMS, 1992) en el capítulo V –Trastornos Mentales y del Comportamiento– de la décima revisión de su Clasificación Internacional de las Enfermedades (CIE-10) establece los siguientes tipos de trastornos del humor (afectivos):

– Episodio maniaco.
– Trastorno bipolar.
– Episodio depresivo.
– Trastorno depresivo recurrente.
– Trastornos del humor (afectivos) persistentes.

8.2. Episodio depresivo

8.2.1. Epidemiología

Los estudios a nivel mundial realizados por la Organización Mundial de la Salud (OMS) establecen una tasa de prevalencia mundial del 3-5%, lo que equivaldría a que unos 120-200 millones de personas en todo el mundo tendrían depresión. Los datos para España sitúan la tasa de prevalencia en torno al 10% de la población adulta ($1,5 \times 10^6$). Este trastorno es de 1,5 a 3 veces más frecuente entre familiares biológicos de primer grado que entre la población general.

Es un trastorno más prevalente entre las mujeres que entre los hombres, con una ratio aproximada de 2:1, que puede aparecer a cualquier edad, aunque es más frecuente en la edad media de la vida, así como entre los sujetos viudos, separados o divorciados, y sin que existan diferencias en función del nivel socioeconómico.

Un aspecto epidemiológico muy importante a tener en cuenta, especialmente de cara al manejo de estos pacientes, es que se trata del trastorno mental con mayor riesgo de suicidio. Aproximadamente el 15% de estos pacientes fallecerán por suicidio.

Datos epidemiológicos sobresalientes

– Edad de inicio: Edad media de la vida (entre los 20 y 50 años).
– Ratio mujer:hombre: 2:1.
– Estado civil: Viudo, separado, divorciado, soltero (ausencia de relaciones interpersonales significativas).
– Clase socioeconómica: Sin diferencias.
– Suicidio: 1.ª causa de suicidio (15%).

8.2.2. Clínica

La CIE-10 diferencia entre dos grupos de síntomas que pueden estar presentes en estos pacientes. Así, establece un grupo de tres síntomas que considera nucleares o propios de la depresión, y otro grupo de síntomas al que denomina síntomas frecuentes, ya que con frecuencia aparecen en estos pacientes y pueden ser consecuencia de los síntomas nucleares.

A) Síntomas nucleares

- Humor depresivo (tristeza patológica).
- Disminución o pérdida de la capacidad de interesarse y disfrutar de las cosas (anhedonia).
- Disminución de la vitalidad con reducción del nivel de actividad y cansancio exagerado.

B) Síntomas frecuentes

- Disminución de la atención y concentración.
- Pérdida de confianza en sí mismo.
- Sentimientos de inferioridad.
- Ideas de culpa y de inutilidad.
- Perspectiva sombría del futuro.
- Pensamientos y actos suicidas o de autoagresiones.
- Trastornos del sueño.
- Trastornos del apetito.

En función del número de síntomas de cada grupo y de la intensidad con que se presentan, la CIE-10 diferencia tres tipos de episodio depresivo en cuanto a su gravedad (véase cuadro 8.1). Así, por ejemplo, el episodio depresivo leve viene definido por la presencia de dos síntomas típicos y dos síntomas frecuentes de intensidad leve.

CUADRO 8.1
Clasificación de la CIE-10 de los episodios depresivos

EPISODIO DEPRESIVO	INTENSIDAD DE LOS SÍNTOMAS	SÍNTOMAS TIPICOS	SÍNTOMAS FRECUENTES
Leve	Leve	2	2
Moderado	Moderada	2	3-4
Grave	Grave	3	4

Para poder realizar el diagnóstico los síntomas han de estar presentes la mayor parte del día durante al menos 15 días seguidos, y deben producir un deterioro en el funcionamiento sociolaboral del sujeto.

Además de estos tres subtipos, la CIE-10 contempla también la posibilidad de completar el diagnóstico del episodio depresivo con la especificación de "síndrome somático". Esta especificación equivale al concepto de endogeneidad o melancolía, y sus implicaciones son de orientación terapéutica, ya que la presencia del síndrome somático indica una buena respuesta al tratamiento psicofarmacológico. La presencia de este síndrome viene definida por la presencia de cuatro o más de los siguientes síntomas:

- Pérdida de interés o de la capacidad de disfrutar de actividades anteriormente placenteras.
- Pérdida de la reactividad emocional.
- Despertar precoz.
- Empeoramiento matutino.
- Inhibición o agitación psicomotriz.
- Pérdida de peso.
- Pérdida de la libido.

En algunos casos, los pacientes pueden presentar también síntomas típicamente psicóticos, como alucinaciones, delirios o intensa agitación o inhibición psicomotriz. En estos casos el episodio se considera grave y es preciso especificar la presencia de esos síntomas.

8.2.3. Curso y pronóstico

Se trata de un trastorno con tendencia a la recurrencia, es decir, a la aparición de nuevos episodios. Alrededor del 60 al 80% de las personas que experimentan un primer episodio depresivo sufrirán una recurrencia o nuevo episodio. Además, la probabilidad de que aparezca una recurrencia aumenta con el número de episodios previos, de tal modo que si el sujeto ya ha experimentado tres episodios previos la probabilidad de que sufra un 4.º episodio es del 90%.

La aparición de un 2.º episodio depresivo obliga a un cambio en el diagnóstico del paciente, que pasará a tener un trastorno depresivo recurrente, episodio depresivo actual (intensidad). Este cambio diagnóstico es de importancia, ya que tiene implicaciones pronósticas y terapéuticas, pues indica que ese paciente en concreto pertenece al grupo del 60-80% en el que los episodios depresivos se repiten a lo largo de la vida.

En cuanto al pronóstico, aproximadamente un 20% de los pacientes no se habrán recuperado completamente al cabo de un año de la aparición del episodio.

8.2.4. Tratamiento

Los antidepresivos son los fármacos de elección en el tratamiento de estos trastornos. Existe una gran variedad de familias farmacológicas tal como se muestra a continuación.

Familias de antidepresivos:

- Antidepresivos tricíclicos (ADT).
- Antidepresivos heterocíclicos.
- Inhibidores de la monoaminooxidasa (IMAO).
- Inhibidores reversibles de la monoaminooxidasa A (RIMA).
- Inhibidores selectivos de la recaptación de serotonina (ISRS).
- Inhibidores de la recaptación de serotonina y noradrenalina (IRSN).
- Inhibidores de recaptación de serotonina y antagonistas de receptores de serotonina 2 postsinápticos [(5-HT2) IRAS].
- Antagonistas no selectivos de receptores alfa-2 y antagonistas [(5-HT2) – NaSSA].
- Inhibidores selectivos de la recaptación de noradrenalina (IRNA).

De todas las familias, las más utilizadas son los antidepresivos tricíclicos, los inhibidores selectivos de la recaptación de serotonina, y los inhibidores de la recaptación de serotonina y noradrenalina.

En el cuadro 8.2 se exponen las moléculas que forman estas familias y las dosis indicadas.

CUADRO 8.2
Antidepresivos tricíclicos (ADT)

NOMBRE GENÉRICO	NOMBRE COMERCIAL	DOSIS (mg/día)
Amitriptilina	Triptizol, Nobritol, Deprelio, Mutabase	100-200
Clomipramina	Anafranil	75-125
Doxepina	Sinequan	50-300
Imipramina	Tofranil	100-300
Nortriptilina	Martimil, Tropargal	30-100

- *Efectos secundarios de los ADT*

  – Anticolinérgicos:
  ✓ Sequedad de boca.
  ✓ Visión borrosa.
  ✓ Estreñimiento.
  ✓ Retención urinaria.

  – Antihistamínicos:
  ✓ Aumento de peso.
  ✓ Sedación.

– Hipotensión ortostática.
– Disminución del umbral convulsivo.

- *Contraindicaciones de los ADT*

  – Absolutas:
  ✓ Infarto agudo de miocardio reciente.
  ✓ Trastornos de la conducción cardiaca.

  – Relativas
  ✓ Hipertrofia prostática.
  ✓ Glaucoma de ángulo cerrado.
  ✓ Cardiopatía (arritmias).
  ✓ Epilepsia.
  ✓ Embarazo (1.er trimestre).
  ✓ Hepatopatía grave.

- *Efectos secundarios de los ISRS* (cuadro 8.3)

  – Gastrointestinales:
  ✓ Náuseas.
  ✓ Vómitos.
  ✓ Diarrea.

  – Inquietud.
  – Insomnio/somnolencia.
  – Ansiedad.
  – Disfunción sexual.
  – Cefaleas.
  – Sudación.

CUADRO 8.3
Inhibidores selectivos de la recaptación de serotonina (ISRS)

NOMBRE GENÉRICO	NOMBRE COMERCIAL	DOSIS (mg/día)
Citalopram	Prisdal®, Seropram®	20-60
Fluoxetina	Adofen®, Prozac®, Reneuron®	20-40
Fluvoxamina	Dumirox®	100-200
Paroxetina	Casbol®, Fronisor®, Motivan®, Seroxat®	20-40
Sertralina	Aremis®, Besitran®	50-200

- *Efectos secundarios de los IRSN* (cuadro 8.4)

  – Anticolinérgicos:
    ✓ Sequedad de boca.
    ✓ Visión borrosa.
    ✓ Estreñimiento.
    ✓ Retención urinaria.

  – Náuseas.
  – Sudación.
  – Astenia.
  – Somnolencia.

CUADRO 8.4
Inhibidores de la recaptación de serotonina y noradrenalina (IRSN)

NOMBRE GENÉRICO	NOMBRE COMERCIAL	DOSIS (mg/día)
Venlafaxina	Dobupal®, Vandral®	75-300

- *Contraindicaciones absolutas*

  – Afecciones cardiacas importantes.

- *Otros antidepresivos son:*

  – Mirtazapina (Rexer®).
  – Moclobemida (Manerix®).
  – Nefazodona (Dutonin®, Menfazona®, Rulivan®).
  – Reboxetina (Norebox®).

8.3. Cuidados y atención de enfermería en pacientes deprimidos

8.3.1. Objetivos a corto plazo

– Evitar que el paciente se autolesione o suicide.
– Establecer y mantener un buen funcionamiento biológico (nutrición, hidratación, eliminación, ritmo sueño-vigilia, etc.).
– Facilitar una adecuada higiene personal y autoimagen.

- Promover la expresión verbal y no verbal de los sentimientos.
- Canalizar la posible hostilidad de forma segura e idónea.
- Orientar al paciente hacia la realidad.
- Recuperar e incrementar el nivel de autoestima.
- Cumplir y administrar correctamente la pauta terapéutica.

8.3.2. Objetivos a largo plazo

- Ayudar a elaborar o aceptar la "pérdida", si existe.
- Facilitar la solución de la conflictividad interna.
- Aumentar el nivel de autoestima.
- Facilitar el restablecimiento de relaciones sociofamiliares.
- Estimular la elaboración de planes futuros.
- Promover y reforzar incrementos de actividad diaria.
- Facilitar y orientar el soporte emocional.
- Monitorizar los tratamientos psicofarmacológicos y los controles hematológicos periódicos.
- Mejorar el nivel de comprensión de las características de la enfermedad por parte del paciente y su familia.

Con objeto de conseguir estos objetivos se han de tener en cuenta las siguientes pautas:

- Establecer un espacio seguro y tranquilo, con el fin de evitar riesgos de autolisis y de desesperación del paciente.
- Asegurar la ingesta de líquidos y otros nutrientes, lo más adecuados posibles para la masticación perezosa y la eliminación de las dificultades existentes, teniendo en cuenta las preferencias del paciente.
- Registrar todas las ingestas y eliminaciones, con objeto de evitar estreñimiento o hiponutrición.
- Facilitar un sueño reparador nocturno programando una adecuada actividad diurna, evitando largas estancias en la cama o reposo y, sobre todo, la existencia de tiempos sin estructurar. Por otra parte, hemos de limitar la ingesta de xantinas (café, té, etc.).
- Facilitar el nivel de comunicación colaborando en el vestido e higiene, procurando una buena imagen. Suplir al paciente en los autocuidados únicamente cuando sea totalmente necesario.
- Para conseguir un buen nivel de relación terapéutica hemos de asignar el mismo personal terapéutico para cada paciente, procurando utilizar un bajo tono de voz y un discurso comunicacional poco denso, usando los silencios en consonancia con la bradipsiquia del paciente. Al principio de la comunicación terapéutica deben evitarse las frases complejas y los mensajes indirectos.

– En orden a lograr un buen nivel de autoestima, hemos de gratificar sistemáticamente cualquier progreso habido, por mínimo que sea, y facilitar un mayor grado de incorporación a las actividades grupales y/o de terapia ocupacional.
– Ayudar al paciente a procesar la "pérdida" y establecer un correcto duelo, facilitando la expresión verbal y no verbal de los sentimientos y la comprensión de lo universal y frecuente de la situación depresiva.
– Facilitar el cumplimiento terapéutico, vinculando estrechamente la medicación antidepresiva, con la resolución del episodio depresivo y con la evitación o disminución de recurrencias o recaídas.

8.4. Trastorno bipolar

Bipolares son aquellos trastornos del humor (afectivos) que cursan con episodios depresivos y maniacos; para diferenciarlos de las formas unipolares o monopolares, en las que sólo existen episodios depresivos. No se admite la posibilidad de existencia independiente de formas unipolares maniacas, ya que tarde o temprano estos pacientes acaban teniendo una fase depresiva.

8.4.1. Epidemiología

La prevalencia por vida en la población general oscila entre el 0,7 y el 1,6 %, mientras que entre los familiares de los pacientes es frecuente encontrar antecedentes de bipolaridad (4-24 %).

La edad de inicio de la enfermedad más frecuente es los 20 años, siendo algo mayor en los bipolares tipo II que en los I. La proporción entre hombres y mujeres es muy similar, siendo la ratio de 1,3-2 mujeres: 1 hombres. En las mujeres es más frecuente que el primer episodio sea depresivo, mientras que en los varones ocurre lo contrario, comenzando con más frecuencia con un primer episodio maniaco.

8.4.2. Clínica

La CIE-10 incluye los siguientes subtipos de trastorno bipolar (TB):

– TB, episodio actual hipomaniaco.
– TB, episodio actual maniaco.
– TB, episodio actual depresivo.
– TB, episodio actual mixto.
– TB en remisión.
– Otros TB.
– TB no especificado.

Por su parte, el DSM-IV difiere en su clasificación diferenciando en un primer nivel tres tipos de trastornos, trastorno bipolar I, trastorno bipolar II y ciclotimia. A su vez, el trastorno bipolar I puede presentar distintos subtipos:

- TB I:
  - TB I, episodio único maniaco.
  - TB I, episodio más reciente hipomania.
  - TB I, episodio más reciente maniaco.
  - TB I, episodio más reciente mixto.
  - TB I, episodio más reciente depresivo.
  - TB I, episodio más reciente no especificado.

- TB II.
- Ciclotimia.
- TB no especificado.

Las principales diferencias entre ambas clasificaciones estriban en que la CIE-10 no distingue entre trastorno bipolar I y II, sino que el II lo incluye en otros trastornos bipolares al igual que el TB I, episodio único maniaco. Además, en la CIE-10 la ciclotimia pertenece a los trastornos afectivos persistentes junto con la distimia.

A) Trastorno bipolar I

Es la forma más clásica del trastorno y la forma de presentación más frecuente es manía seguida de depresión mayor, que corresponde a la denominación clásica de maniacodepresiva. También se considera trastorno bipolar I la manía unipolar, es decir, aquellos pacientes que únicamente presentan episodios de manía.

B) Trastorno bipolar II

Consiste en la combinación de episodios depresivos mayores con hipomanías.

8.4.3. Curso y pronóstico

El trastorno bipolar es un trastorno altamente recurrente. La probabilidad de presentar otro episodio es muy elevada en estos pacientes; durante el primer año el 50% y a los 5 años la cifra aumenta hasta el 90%. El trastorno tipo II tiene más tendencia a recurrir.

En algunos casos se presenta lo que se denomina *ciclación rápida* o *cicladores rápidos* que consiste en la aparición de 4 o más episodios al año. Este tipo de evolución es más frecuente en las fases tardías del curso del trastorno, entre las mujeres, y existen algunos factores que parecen asociarse a la ciclación rápida, como son el hipotiroidismo subclínico, los antidepresivos tricíclicos y los corticoides. La tasa de suicidios en estos pacientes está en torno al 10-15%.

Con un tratamiento adecuado la mayor parte de los pacientes se recuperan aceptablemente a medio y largo plazo. La recuperación es peor en los pacientes con episodios mixtos que en los pacientes con episodios puros depresivos o maniacos.

8.4.4. Tratamiento

El correcto abordaje del trastorno bipolar implica la combinación de estrategias biológicas y de estrategias psicosociales, especialmente el tratamiento psicoeducativo.

A) Tratamientos biológicos

El tratamiento de elección del trastorno bipolar tanto agudo de las fases maniacas como de mantenimiento para la profilaxis de las recidivas es el carbonato de litio (Plenur).

B) Tratamiento agudo de la manía

El litio es un antimaniaco muy eficaz, cuyo efecto máximo tarda en aparecer unas dos semanas. Se deben controlar cuidadosamente sus niveles séricos, estando establecido el rango terapéutico entre 0,6-0,8 y 1,2 mEq/l.

Los efectos secundarios del litio están en relación con la dosis y, por tanto, con los niveles séricos. En general, los niveles terapéuticos se corresponden con efectos de escasa importancia a los que el paciente se adapta o que se pueden controlar disminuyendo la dosis. Si los niveles son mayores de 1,5 mEq/l es posible que aparezcan efectos secundarios tóxicos y, si son superiores a 2 mEq/l, las consecuencias pueden ser muy graves para la vida del paciente, pudiendo llegar a ser necesaria la hemodiálisis. Los efectos secundarios se recogen a continuación:

– Efectos secundarios del litio

- Acné, aumento de peso, caída del cabello, diarrea, vómitos, dificultad de concentración, hipotiroidismo, edemas, polidipsia, poliuria, temblor y letargia.
- Más raramente: debilidad muscular, hiperparatiroidismo, insuficiencia renal, teratogenia y psoriasis.

– Efectos graves con niveles séricos > 2 mE/l

- Convulsiones, arritmias, coma, secuelas neurológicas irreversibles.

El litio interacciona con varios fármacos, siendo las interacciones principales las que se producen con los diuréticos y los antiinflamatorios no esteroideos.

Si el paciente se muestra muy agitado y/o con insomnio puede asociarse un antipsicótico (a dosis bajas, ya que facilita la aparición de un episodio depresivo postmaníaco) o mejor una benzodiacepina del tipo clonacepam.

Si está contraindicada la administración de litio, las opciones que han demostrado eficacia son determinados fármacos antiepilépticos y la terapia electroconvulsiva (TEC). Entre los anticonvulsionantes antiguos han demostrado eficacia la carbamacepina y el ácido valproico. De los nuevos anticonvulsionantes ya existen datos de eficacia de la lamotrigina, de la gabapentina y del topiramato.

C) Estrategias biológicas en el tratamiento agudo de la manía

- Sales de litio (niveles séricos: 0,6-0,8 a 1,2 mEq/l).
- Antiepilépticos: carbamacepina, ácido valproico, lamotrigina, gabapentina, topiramato.
- Electroconvulsivoterapia (TEC).

D) Tratamiento de mantenimiento: profilaxis de recidivas

El tratamiento de mantenimiento es fundamental en los trastornos bipolares para evitar la aparición de nuevos episodios en el futuro. De nuevo el litio es el fármaco más eficaz en este tipo de tratamiento; es muy eficaz en el tratamiento y prevención de la manía y es útil en el tratamiento y prevención de la depresión, además de ser importante también en la prevención del suicidio.

La duración del tratamiento de mantenimiento no está consensuada, pero hay autores que se inclinan a que éste se mantenga de por vida o al menos a que se considere muy seriamente la supresión, ya que se han descrito resistencias al litio tras su supresión. En todo caso, la retirada del fármaco ha de ser lenta, puesto que la supresión brusca puede desencadenar un nuevo episodio. Los niveles séricos recomendados durante el tratamiento de mantenimiento son más bajos que los del tratamiento agudo y oscilan entre 0,4-0,6 mEq/l. Estos niveles más bajos facilitan el cumplimiento por parte del paciente y reducen los efectos secundarios.

Otros fármacos que han demostrado eficacia en el tratamiento de mantenimiento del trastorno bipolar son los antiepilépticos, los antipsicóticos atípicos y la TEC. Los antidepresivos no deben utilizarse con este fin, ya que su valor profiláctico sobre las depresiones se ve empequeñecido por su riesgo potencial de desencadenar episodios maniacos y ciclaciones rápidas.

E) Estrategias biológicas en el tratamiento profiláctico del trastorno bipolar

- Sales de litio (niveles séricos: 0,4 a 0,6 mEq/l).
- Antiepilépticos: carbamacepina, ácido valproico, lamotrigina, gabapentina, topiramato.
- Antipsicóticos atípicos: risperidona, olanzapina.
- Electroconvulsivoterapia (TEC).

F) Tratamientos psicológicos

• *Psicoeducación*

Siguiendo el modelo utilizado en otras enfermedades, como la diabetes, la esquizofrenia, etc., estas estrategias tienen como objetivos primordiales:

1. Aumentar el nivel de cumplimiento terapéutico del paciente.
2. Ayudarle a identificar los síntomas precoces de recaídas con el fin de poder instaurar un tratamiento agudo lo más rápidamente posible.
3. Afrontar y prevenir las consecuencias psicosociales del trastorno.

• *Otros tipos*

Otros tratamientos psicológicos que han demostrado cierto nivel de eficacia y que pueden ser utilizados como complemento de los tratamientos biológicos anteriormente comentados son las estrategias de tipo cognitivo-conductual e interpersonal.

8.5. Cuidados y atención de enfermería en pacientes maniacos

8.5.1. Objetivos a corto plazo

- Disminuir la hiperactividad y/o agitación.
- Mantenimiento y ajuste del funcionamiento biológico, especialmente en sueño-descanso, nutrición, eliminación, etc.
- Evitar daños físicos y consecuencias de sexualidad desinhibida.

8.5.2. Objetivos a largo plazo

- Evitar recaídas, tanto maniacas como depresivas, para lo cual hemos de informar del tipo de evolución de la enfermedad, de la importancia del soporte biológico y de su correcto cumplimiento, así como de los efectos secundarios correspondientes y de la necesidad de controles clínicos periódicos.
- Educar al paciente y a su familia para que obtengan una mejor comprensión de la enfermedad y sean capaces de identificar precozmente la aparición de un nuevo episodio maniaco o depresivo, la presencia de circunstancias de riesgo autolítico, así como para conseguir un buen cumplimiento del tratamiento continuado.
- Monitorizar en los malos cumplidores los tratamientos y facilitar las evaluaciones sanguíneas (litemias) periódicas.
- Establecer una estrecha y comprensiva relación terapéutica.

Con objeto de conseguir estos objetivos hemos de tener en cuenta las siguientes pautas:

- Conseguir una buena aceptación del paciente.
- Utilizar un estilo de relación relajado, firme y respetuoso.
- Disminuir en lo posible los estímulos ambientales.
- Procurar un espacio estructurado y seguro.
- Aislar al paciente si es preciso.
- Limitar las actividades de grupo o sociales.
- Asegurar la administración de la medicación.
- Evitar actividades competitivas.
- Facilitar tiempo de reposo, al menos en la noche.
- Asegurar la ingesta de líquidos y otros nutrientes.
- Facilitar apoyo emocional.
- Explicar la necesidad de las sales de litio.
- Promover y facilitar un buen cumplimiento terapéutico, tanto a nivel hospitalario como en la comunidad.

8.6. Información esencial para el paciente y la familia (OMS)

- Existen tratamientos efectivos disponibles.
- Los cambios del humor inexplicables son signos de enfermedad mental.

Asesoramiento específico para el paciente y la familia:

1. *Interrogar acerca del riesgo de suicidio.* El paciente puede estar seguro de no llevar a cabo ideas de suicidio? Puede ser necesaria una supervisión estrecha realizada por la familia o los amigos.
2. *Durante los episodios depresivos* oponerse al pesimismo y autocrítica. No tomar decisiones basadas en ideas pesimistas (divorcio, abandono del trabajo...). No concentrarse en pensamientos de culpa o negativos. Establecer un plan de actividades a corto plazo que proporcionen distracción o autoconfianza.
3. *Durante los episodios maniacos* evitar confrontaciones, excepto las necesarias para prevenir los actos peligrosos. Recomendar precaución en comportamientos impulsivos o peligrosos.

9

Trastornos neuróticos

Objetivos

- Describir y diferenciar los conceptos de ansiedad, ansiedad normal y ansiedad patológica.
- Adquirir los conocimientos necesarios para reconocer la sintomatología de los trastornos de ansiedad y somatomorfos.
- Identificar diagnósticos de enfermería apropiados para cada trastorno.
- Conocer las diferentes posibilidades terapéuticas, tanto de índole farmacológica como psicoterapéutica, existentes para el tratamiento de los trastornos neuróticos, secundarios a situaciones estresantes y somatomorfos.
- Capacitar para el desarrollo de un plan de cuidados de enfermería con objetivos e intervenciones específicas en función de las necesidades de cada paciente y/o sus familiares.

9.1. Introducción

Los trastornos neuróticos se caracterizan por una alteración mental, duradera o recurrente, cuyo síntoma fundamental es una respuesta más o menos específica de ansiedad, sin que exista ningún factor orgánico demostrable.

Conceptualmente, podemos definir la ansiedad como un estado de activación del sistema nervioso, consecuente a estímulos externos o producto de un trastorno endógeno de las estructuras o de la función cerebral. Esta activación se traduce, por un lado, en síntomas periféricos derivados de la estimulación del sistema nervioso vegetativo (aumento del tono simpático) y del sistema endocrino (secreción de hormonas suprarrenales), que darían lugar a los síntomas somáticos de ansiedad, y, por otra, en síntomas de estimulación del sistema límbico y de la corteza cerebral que se traducirían en los síntomas psicológicos de ansiedad (cuadro 9.1).

CUADRO 9.1
Manifestaciones periféricas y centrales de ansiedad

MANIFESTACIONES PERIFÉRICAS

- Cardiovasculares: Taquicardia, palpitaciones, dolor precordial.
- Respiratorias: Disnea, sensación de ahogo.
- Digestivos: Nudo en estómago, náuseas, vómitos, aerofagia, meteorismo, dispepsia, diarrea, estreñimiento.
- Genitourinarias: Micción frecuente, interferencia con esfera sexual.
- Neuromusculares: Tensión muscular, temblor, hormigueos, parestesias, cefaleas.
- Neurovegetativos: Sequedad de boca, sudación, escalofríos, mareo, inestabilidad.

MANIFESTACIONES PSÍQUICAS Y CONDUCTUALES

- Aturdimiento, desasosiego, irritabilidad.
- Miedo incoercible, aprensión.
- Agobio psicológico.
- Miedo a perder el control.
- Deseo de escapar.
- Desrealización (sentimiento de extrañeza referido al mundo externo).
- Despersonalización (sentimiento de extrañeza referido al propio sujeto).
- Dificultad para la concentración.
- Incapacidad para estarse quieto.
- Movimientos / actos repetitivos.
- Inhibición y bloqueo psicomotor.
- Insomnio.

La ansiedad es un fenómeno psíquico universal que todos experimentamos en mayor o menor medida en la vida cotidiana, pudiendo considerarse que existe una ansiedad normal, adaptativa que sirve para prepararnos a fin de responder en las mejores condiciones posibles ante circunstancias amenazadoras o de riesgo (cuadro 9.2).

CUADRO 9.2
Diferencias entre ansiedad normal y patológica

ANSIEDAD NORMAL	ANSIEDAD PATOLÓGICA
• Función adaptativa.	• Dificulta la adaptación.
• Mejora el rendimiento.	• Disminuye el rendimiento.
• Leve.	• Profunda y persistente.
• Menos somática.	• Más somática.
• Emoción reactiva.	• Sentimiento vital.

Cuando la ansiedad no es adaptativa, cuando el peligro al que pretende responder no es real, cuando el nivel de activación y su duración son desproporcionados con respecto a la situación objetiva, o cuando no es capaz de generar una respuesta adecuada, hablamos de ansiedad patológica (cualitativa y/o cuantitativamente diferente de la ansiedad normal).

La ansiedad es un síntoma que frecuentemente acompaña a gran variedad de cuadros clínicos, tanto de índole psiquiátrica como de índole médica (ansiedad secundaria), pero además puede constituir *per se* el síntoma cardinal de trastornos específicos, no derivando de otro trastorno psíquico u orgánico subyacente (ansiedad primaria).

9.2. Clasificación de los trastornos de ansiedad

La Organización Mundial de la Salud (OMS), en su décima revisión de la Clasificación Internacional de Enfermedades (CIE-10) publicada en 1992, incluye los trastornos de ansiedad dentro del capítulo titulado "Trastornos neuróticos, secundarios a situaciones estresantes y somatomorfos". Por su parte, la Asociación Americana de Psiquiatría, en su versión DSM-IV, les dedica el capítulo titulado "Trastornos de ansiedad". En el cuadro 9.3 se muestra el paralelismo existente entre ambas clasificaciones.

CUADRO 9.3

Clasificaciones actuales de los trastornos de ansiedad

DSM-IV (1995)
TRASTORNOS DE ANSIEDAD

- F40.00 Agorafobia sin historia de trastorno de angustia.
- F40.01 Trastorno de angustia con agorafobia.
- F40.1 Fobia social.
- F40.2 Fobia específica.
- F41.0 Trastorno de angustia sin agorafobia.
- F41.1 Trastorno de ansiedad generalizada.
- F41.9 Trastorno de ansiedad no especificado.
- F42.8 Trastorno obsesivo-compulsivo.
- F43.0 Trastorno de estrés agudo.
- F43.1 Trastorno de estrés postraumático.
- F06.4 Trastorno de ansiedad debido a... (indicar enfermedad médica).

(.../...)

CIE-10 (1992)
TRASTORNOS NEURÓTICOS, SECUNDARIOS A SITUACIONES ESTRESANTES
Y SOMATOMORFOS

- *F40 Trastornos de ansiedad fóbica:*
    - F40.0 Agorafobia.
        - 00 Sin trastorno de pánico.
        - 01 Con trastorno de pánico.
    - F40.1 Fobia social.
    - F40.2 Fobias específicas (asisladas).
    - F40.8 Otros trastornos de ansiedad fóbica.
    - F40.9 Trastorno de ansiedad fóbica sin especificación.
- *F41 Otros trastornos de ansiedad:*
    - F41.0 Trastorno de pánico (ansiedad paroxística episódica).
    - F41.1 Trastorno de ansiedad generalizada.
    - F41.2 Trastorno mixto ansioso-depresivo.
    - F41.3 Otro trastorno mixto de ansiedad.
    - F41.8 Otros trastornos de ansiedad especificados.
    - F41.9 Otros trastornos de ansiedad sin especificación.
- *F42 Trastorno obsesivo-compulsivo.*
- *F43 Reacciones a estrés grave y trastornos de adaptación:*
    - F43.0 Reacción a estrés agudo.
    - F43.1 Trastorno de estrés postraumático.
    - F43.2 Trastorno de adaptación.
    - F43.8 Otras reacciones a estrés grave.
    - F43.9 Reacciones a estrés grave sin especificación.
- *F44 Trastornos disociativos (de conversión).*
- *F45 Trastornos somatomorfos.*
- *F48 Otros trastornos neuróticos.*

9.3. Trastornos de ansiedad

A lo largo de este apartado describiremos los siguientes trastornos: trastornos de ansiedad fóbica, crisis de pánico, trastorno de pánico, trastorno de ansiedad generalizada, trastorno obsesivo-compulsivo, reacción a estrés agudo, trastorno de estrés postraumático, y trastorno de adaptación. Las manifestaciones sintomáticas de los principales cuadros sindrómicos se resumen a continuación.

9.3.1. Características clínicas de los trastornos de ansiedad

A) Trastorno de pánico (T. de angustia)

– Crisis recurrentes de ansiedad grave (pánico) no limitadas a situación o circunstancias concretas. Son imprevisibles.

- Síntomas variables (generalmente recuerdan un ataque cardiaco), que aparecen de modo repentino, incluso mientras la persona duerme: palpitaciones, dolor precordial, sensación de asfixia, mareo o vértigo y sensación de irrealidad (despersonalización/desrealización).
- Temor secundario a morir/perder el control/enloquecer.
- Es frecuente la aparición de ansiedad anticipatoria (miedo persistente a tener otro ataque de pánico).
- Pueden aparecer conductas de evitación (si la crisis aparece ante una situación concreta, el enfermo puede en el futuro evitar esa situación).
- Puede cursar con/sin agorafobia.

B) Agorafobia

- Ansiedad al encontrarse en lugares de donde es difícil escapar u obtener ayuda si aparece una crisis de angustia.
- Gravedad de ansiedad/intensidad de conducta de evitación: variables.
- Es el más incapacitante de todos los trastornos de ansiedad.

C) Fobia específica

- Temor excesivo e irracional ante objetos o situaciones específicas.
- La exposición al estímulo fóbico provoca ansiedad.
- Reconocimiento del miedo como excesivo/irracional.
- Existe ansiedad anticipatoria al imaginar la situación fóbica.
- Conductas de evitación.

D) Fobia social

- Temor ante situaciones sociales

E) Trastorno de ansiedad generalizada

- Ansiedad excesiva y persistente, no asociada a ninguna circunstancia en particular (ansiedad libre flotante).
- Sintomatología variable: quejas de sentirse nervioso continuamente, inquietud, impaciencia, irritabilidad, dificultad para concentrarse, tensión muscular, sudación, mareos, palpitaciones, molestias epigástricas, alteraciones del sueño, temores y preocupaciones venideras diversas (aprensión).

F) Trastorno obsesivo-compulsivo

- Presencia de pensamientos obsesivos y/o actos compulsivos recurrentes.

- El enfermo reconoce que los pensamientos son producto de su mente y que su comportamiento es irracional.
- Provocan gran malestar clínico.

G) Reacción a estrés agudo

- Exposición a un acontecimiento traumático grave.
- Relación temporal clara entre agente estresante y aparición de síntomas.
- Mayor riesgo de aparición en situaciones de agotamiento físico y en ancianos.
- Reexperimentación del acontecimiento.
- Síntomas disociativos (embotamiento, desapego, ausencia de reactividad emocional, desrealización, despersonalización, amnesia disociativa).
- Conductas de evitación.
- Síntomas de ansiedad.

H) Trastorno de estrés postraumático

- Exposición a un acontecimiento traumático grave.
- Periodo de latencia de semanas a meses.
- Reexperimentación del acontecimiento.
- Embotamiento emocional, desapego del entorno, falta de capacidad de respuesta al medio, anhedonia.
- Conductas de evitación.
- Síntomas de hiperactividad vegetativa, hipervigilancia, insomnio...

I) Trastorno de adaptación

- Malestar subjetivo + alteraciones emocionales que interfieren con actividad social.
- Aparecen durante el periodo de adaptación a un cambio biográfico o un acontecimiento vital estresante (duelo, separación, emigración...).
- Relación temporal clara con acontecimiento estresante.
- La vulnerabilidad desempeña un papel importante (pero siempre es necesario que exista un agente estresante).
- Sintomatología: Humor depresivo, ansiedad, preocupación, incapacidad para afrontar problemas, para la rutina diaria, para planificar futuro...

9.3.2. Trastornos de ansiedad fóbica

La característica general de los trastornos de ansiedad fóbica es el desencadenamiento de estados de ansiedad por la presencia de determinados estímulos, que denominaremos *fobógenos* y que sirven para cualificar el tipo de fobia de que se trate.

La aparición de ansiedad, asociada a dichos estímulos, produciría en el paciente un estado creciente de temor y, en último término, conductas de evitación de los mismos. Dado que la evitación es un mecanismo defensivo eficaz para prevenir la ansiedad, el sujeto tenderá a perpetuar dicha conducta, apareciendo de esta forma la fobia.

Se caracterizan por un miedo intenso, persistente e irracional ante un objeto, actividad o situación específica, el cual produce malestar en el individuo y puede interferir su funcionamiento social y laboral. El individuo reconoce este miedo como desproporcionado con respecto a la peligrosidad real del estímulo fóbico, pero se siente incapaz de controlarlo y tiende compulsivamente a evitarlo.

Dentro de los trastornos de ansiedad fóbica, ambas clasificaciones, la CIE-10 y la DSM-IV, distinguen tres subtipos: agorafobia, fobias específicas y fobia social.

A) Agorafobia

El término agorafobia se utiliza para hacer referencia no sólo al temor a los lugares abiertos, sino también a otros relacionados con ellos, como temores a las multitudes, y a la dificultad para poder escapar inmediatamente a un lugar seguro (por lo general, el hogar). Abarca un conjunto de fobias relacionadas entre sí, en ocasiones solapadas, entre ellas temores a salir del hogar, a entrar en tiendas o almacenes, a las multitudes, a los lugares públicos o a viajar solo (en metro, trenes, autobuses o aviones). Ante dichas situaciones, el individuo experimenta síntomas similares a los descritos en el trastorno de pánico (ver más adelante), siendo además muy frecuente que refieran sensación de mareo, que suelen describir como "sensación de flotar" o de "caminar por un suelo poco firme".

La agorafobia es un trastorno más prevalente dentro del sexo femenino (2 o 3 mujeres por cada varón) y su prevalencia puede situarse en torno al 6%, si bien suele variar bastante de unos estudios a otros. En la mayoría de los casos, se trata de una complicación del trastorno de pánico, que, al evolucionar crónicamente, permite la asociación entre la aparición de la crisis de angustia y las circunstancias ante las que habitualmente se desencadena, dando lugar a la aparición de conductas de evitación de estas circunstancias. El resultado final es el progresivo aislamiento del paciente o su dependencia de otras personas para hacer una vida normal (evitan, de forma muy típica, las grandes superficies comerciales, los espacios abiertos, las colas, las aglomeraciones de gente...).

Aunque la gravedad de la ansiedad y la intensidad de la conducta de evitación son variables, es el más incapacitante de todos los trastornos fóbicos, llegando algunos individuos a quedarse completamente confinados en su hogar.

A pesar de su elevado poder incapacitante, la conducta de evitación suele constituir un buen sistema de lucha contra la ansiedad, de forma que los pacientes no padecen ansiedad a menos que se vean forzados a enfrentarse a las circunstancias fobógenas. Esto trae como resultado el hecho de que en ocasiones se resisten a ser tratados, prefiriendo seguir limitados o dependientes.

B) Fobias específicas

Se trata de un trastorno fóbico limitado a un estímulo específico y, a pesar de ser el trastorno de ansiedad más prevalente, también cuenta con un caracter más leve, dado que la ansiedad sólo se presenta ante el estímulo fobógeno específico (animales determinados, las alturas, los truenos, la oscuridad, viajar en avión, espacios cerrados, uso de urinarios públicos, acudir al dentista, visión de sangre o heridas, contagio de enfermedades concretas...).

Las fobias específicas se clasifican en función de las situaciones u objetos temidos:

- Tipo animal: miedo a animales o insectos.
- Tipo ambiental: temor a las tormentas, precipicios, ríos, mares, etc.
- Tipo sangre-inyección-daño, el miedo aparece ante la visión de sangre, o al recibir inyecciones. Se caracteriza por una intensa respuesta vasovagal, que provoca bradicardia e hipotensión que siguen a la taquicardia inicial, frecuente en todas las fobias. Se ha observado una marcada incidencia familiar.
- Tipo situacional, aquí el miedo se desencadena en situaciones específicas (por ejemplo: al conducir, volar, ir en ascensor, permanecer en recintos cerrados, etc.).
- Otros tipos: miedo al atragantamiento, al vómito, a contraer una enfermedad, a los "espacios" (miedo a caerse cuando se carece de paredes u otro medio de sujeción), etc.

Suelen aparecer en la infancia o al comienzo de la vida adulta y, si no son tratadas, pueden persistir durante décadas. El grado de incapacidad que producen depende de lo fácil que resulte para el enfermo evitar la situación fóbica. En muchas ocasiones no requieren tratamiento, puesto que su potencial limitante es mucho más limitado que en el caso de la agorafobia. En caso contrario, las técnicas psicoterapéuticas de exposición in-vivo suelen dar un buen resultado.

Su prevalencia es mayor en las mujeres, siendo muy marcada la diferencia en las fobias animales y menor en otro tipo de fobias específicas. Su prevalencia vital puede llegar hasta el 10-11%.

C) Fobia social

Se trata de un trastorno en el que la ansiedad se manifiesta cuando el sujeto se encuentra expuesto a una situación social (miedo a ser enjuiciado por otras personas en el seno de un grupo comparativamente pequeño, a diferencia de las multitudes). Algunas fobias sociales se limitan a situaciones concretas (comer en público, hablar en público, encuentros con el sexo contrario...), mientras que otras son difusas y abarcan casi todas las situaciones fuera del círculo familiar.

La fobia social es un trastorno frecuente (prevalencia en torno a un 3%), que suele tener una edad de inicio temprano (frecuentemente durante la adolescencia) y, a diferencia del resto de fobias, se presenta con igual frecuencia en varones que en las mujeres. Los síntomas generalmente asociados son: enrojecimiento facial, sudoración, temblor de manos, náuseas, necesidad imperiosa de micción o simplemente una sensación de incomodidad insoportable, que hacen que el paciente acabe evitando todo tipo de relación social, o la limite al máximo.

Estos pacientes presentan muy frecuentemente (66%) comorbilidad psiquiátrica (fobia específica, agorafobia, abuso de alcohol, depresión grave, abuso de drogas, ideación suicida...), que puede ser prevenida con una detección precoz y la implantación de un tratamiento adecuado.

9.3.3. Crisis de angustia

También denominada *panic attack* o ataque de pánico. Se caracteriza por la aparición aislada, brusca y recortada en el tiempo, de miedo o malestar intenso que alcanza su máxima expresión rápidamente. Su duración oscila entre los 20-30 minutos y rara vez supera la hora.

Durante la crisis pueden aparecer alguno, o todos, de los siguientes síntomas somáticos: palpitaciones, sudoración, temblores o sacudidas, sensación de falta de aliento o ahogo, sensación de atragantamiento, opresión o malestar torácico, náuseas o molestias abdominales, inestabilidad o mareo, desrealización (sensación de irrealidad), o despersonalización (sensación de estar separado de uno mismo), oleadas de calor o escalofríos, adormecimiento o sensación de hormigueo.

Los pacientes que padecen crisis de angustia suelen describirlas como un miedo intenso; en esos momentos creen estar a punto de morir, perder el control, sufrir un infarto o un accidente cerebrovascular, o volverse locos. Los síntomas pueden desaparecer rápidamente o de forma gradual. Los pacientes que acuden a urgencias suelen ser jóvenes (sobre los 20 años) y sanos, y no dejan de insistir en que están a punto de morir de un ataque cardiaco. De hecho, un 20% de ellos acaba por sufrir un episodio sincopal durante la crisis. Antes de etiquetarlos de hipocondriacos, conviene valorar la posibilidad de que se trate de una crisis de angustia.

Las crisis de angustia pueden ser inesperadas o situacionales. Las inesperadas surgen sin motivo aparente y en ausencia de desencadenantes ambientales y son características del trastorno de angustia. Las situacionales aparecen, de forma casi exclusiva, inmediatamente después de la exposición a estímulos o desencadenantes ambientales (por ejemplo: la visión de una araña o una serpiente), pudiendo también desencadenarse por la mera anticipación de dichos estímulos o desencadenates, y son características de las fobias específicas y de la fobia social.

9.3.4. Trastornos de pánico (ansiedad paroxística episódica)

Su característica principal es la presencia de crisis recurrentes de ansiedad grave (pánico) no limitadas a situación o circunstancias concretas. Su prevalencia oscila en torno al 2-3% de la población y son más frecuentes dentro del sexo femenino (relación 2:1), oscilando la edad de comienzo de la enfermedad entre los 25-30 años.

Su sintomatología es variable y repentina, con múltiples manifestaciones somáticas, de las que destacan especialmente los síntomas cardiorrespiratorios (taquicardia, palpitaciones, sensación de ahogo, opresión torácica...), muchas veces recuerda a un ataque cardiaco, o las manifestaciones neurológicas (mareo, parestesias y sensación de inestabilidad...). En otras ocasiones, aunque más raramente, aparecen síntomas fundamentalmente gastrointestinales, como náuseas o diarreas. En los cuadros agudos pueden aparecer tembién temblor, sudoración, sofocos, escalofríos, sensación de despersonalización o desrealización, sensación de muerte inminente o de pérdida de control. Este cuadro se intensifica durante el curso de los primeros minutos, pudiendo durar entre 10 y 30 minutos hasta un máximo de una o dos horas. Puede aparecer incluso durante el sueño, despertando al paciente, pero la presentación más frecuente suele ser al anochecer, o bien desencadenado por circunstancias que se convierten de esa manera en fobógenas. Durante los periodos intercríticos el paciente está inicialmente asintomático, pero tras unas pocas crisis, o a veces incluso desde la primera, y, debido al intenso malestar que el paciente padeció durante el ataque, se desarrolla una ansiedad anticipatoria ante la posible aparición de nuevas crisis. Con el tiempo, el límite entre los periodos agudos y las situaciones intercríticas con presencia de ansiedad anticipatoria puede difuminarse dificultando el diagnóstico del trastorno.

Es necesario señalar que el trastorno de pánico es el tipo de trastorno de ansiedad que produce mayores dificultades diagnósticas, siendo frecuente que los pacientes sean tratados como cardiópatas (para mayor confusión es frecuente la asociación entre esta enfermedad y algunas cardiopatías como el prolapso de la válvula mitral), o como enfermos neurológicos (por los síntomas de mareos), o de otra naturaleza.

9.3.5. Trastorno de ansiedad generalizada

Este cuadro se caracteriza por la presencia de ansiedad generalizada y persistente, no limitada, ni asociada a ninguna circunstancia ambiental ("angustia libre flotante"). Su prevalencia vital se sitúa en torno al 5%, siendo un trastorno más frecuente dentro del sexo femenino (relación 2:1) y su momento de aparición suele ser la edad adulta. Su curso suele ser variable, pero en general tiende a ser fluctuante y crónico, con periodos de mejoría y empeoramiento que generalmente se relacionan con situaciones de estrés ambiental.

La sintomatología predominante también suele ser muy variable, siendo lo más frecuente quejas de sentirse constantemente nervioso, con temblores, tensión muscular, sudoración mareos, palpitaciones, vértigos y molestias epigástricas. A menudo, los pacientes refieren que tienen la sensación de que algo malo va a sucederles o a ellos mismos o a sus personas queridas (aprensión).

Su diagnóstico suele realizarse por exclusión y es relativamente frecuente la realización de diagnósticos de comorbilidad.

9.3.6. Trastorno obsesivo-compulsivo

Este trastorno se caracteriza por la presencia de obsesiones o compulsiones recurrentes que son reconocidas como irracionales o desproporcionadas por las personas que las padecen.

Las obsesiones son pensamientos, ideas, sentimientos, impulsos o imágenes de carácter persistente, que son vividas por el paciente como intrusas e inapropiadas, y que provocan en éste una ansiedad o malestar significativos.

Las compulsiones son comportamientos o actos mentales conscientes, recurrentes, excesivos y estereotipados, cuyo objetivo es mitigar el malestar que lleva asociado una obsesión, pero no proporcionan placer ni gratificación.

Tanto la compulsión como la obsesión son egodistónicos, es decir, el sujeto tiene la sensación de que le son ajenas y están fuera de su control.

La mayor parte de los sujetos reconocen la irracionalidad de sus obsesiones o compulsiones y, en muchos casos, tratan de resistirlas, lo que les genera una gran ansiedad que se ve aliviada cuando el sujeto se rinde a la realización de los actos compulsivos. Es frecuente que, tras años de lucha contra éstas, se acabe claudicando e incorporando las compulsiones a las actividades diarias. Estas compulsiones pueden llegar a interferir notablemente en la rutina de una persona al provocar una pérdida importante de tiempo.

En este trastorno se pueden observar cuatro patrones sintomáticos principales, que por orden de frecuencia de mayor a menor son:

- *Contaminación.* El objeto temido es a menudo difícil de evitar (por ejemplo: polvo, gérmenes u orina), es frecuente la creencia de que la contaminación pasa de un objeto o persona a otro con sólo el más mínimo contacto. Las conductas compulsivas, en este caso, consisten en el lavado reiterativo (que pueden provocar problemas dermatológicos debidos a un excesivo uso del agua o detergentes caústicos) o en la evitación compulsiva de objetos supuestamente contaminados (en casos extremos los pacientes son incapaces de salir de su casa por miedo a los gérmenes).
- *Duda patológica.* Esta obsesión implica un riesgo de accidente, como olvidarse de cerrar el gas o la puerta, y conlleva la aparición de rituales de comprobación, por ejemplo: comprobar una y otra vez si se cerró la llave del gas o la puerta.
- *Pensamientos intrusivos.* En estos casos no existe compulsión. Estas obsesiones suelen ser pensamientos repetitivos de carácter agresivo (por ejemplo:

herir a un niño) o sexual (por ejemplo: una imagen pornográfica recurrente), que el paciente considera moralmente reprochables.
- *Simetría*. Se caracteriza por la necesidad de disponer las cosas según un orden determinado, lo que puede conducir a una compulsión de lentitud (pueden llegar a tardar horas en afeitarse o en comer).
- *Otros patrones*. Por ejemplo: obsesiones religiosas o acumulación compulsiva.

El trastorno obsesivo-compulsivo se asocia con gran frecuencia, además de a otros trastornos de ansiedad, a los trastornos depresivo mayor y alimentarios; así como al consumo excesivo de alcohol, fármacos sedantes, hipnóticos o ansiolíticos y también a preocupaciones hipocondriacas. El 90% de los pacientes que sufren un síndrome de la Tourette (cuadro clínico caracterizado por *tics* motores y vocales que ocurren de forma frecuente y casi todos los días) presentan síntomas compulsivos, y más de dos tercios cumplen criterios para el diagnóstico de un trastorno obsesivo-compulsivo; por el contrario, la incidencia del síndrome de la Tourette en individuos que padecen trastorno obsesivo-compulsivo es de tan solo un 5-10%.

Su prevalencia oscila en torno al 2,5% y se suele presentar con igual frecuencia en ambos sexos y su comienzo suele situarse en la infancia o al principio de la vida adulta. En algunos casos se ha descrito su inicio como secundario a una infección estreptocócica, en relación con fenómenos autoinmunes. Su curso es variable, requiriendo en ocasiones, dada su gravedad, de hospitalización psiquiátrica (hecho muy infrecuente en el resto de trastornos de ansiedad).

9.3.7. Reacción a estrés agudo

Es un trastorno transitorio (normalmente remite en horas o días: máximo 2 o 3) de gravedad importante que aparece en un individuo sin otro trastorno mental aparente, como respuesta a un estrés físico o psicológico excepcional y que por lo general remite en horas o días. El agente estresante suele ser una experiencia traumática que implica una amenza seria para la seguridad o integridad física del enfermo o de sus personas queridas (catástrofes naturales, accidentes, atracos, violaciones...) o un cambio brusco y amanazador del entorno social del individuo (pérdida de varios seres queridos, incendio de la vivienda...). En la aparición de este trastorno desempeñan un importante papel la vulnerabilidad y capacidad de adaptación individuales, dado que no todas las personas que se ven sometidas a acontecimientos excepcionales como los descritos anteriormente lo presentan. En este sentido, el riesgo de aparición aumenta si, además del acontecimiento estresante, están presentes factores como el agotamiento físico o factores orgánicos (por ejemplo, en el anciano).

Los síntomas son muy variables, pero es característico un estado de "embotamiento" inicial con una disminución del nivel de conciencia, disminución de la atención, incapacidad para asimilar nuevos estímulos y desorientación. También es frecuente que aparezcan signos vegetativos propios de la crisis de pánico (taquicardia, sudoración y rubor). Una vez remitido el cuadro puede existir una amnesia completa o parcial para el episodio.

Para su diagnóstico debe constatarse una relación temporal clara e inmediata entre un impacto estresante excepcional y la aparición de los síntomas, que surgen de un modo prácticamente inmediato.

9.3.8. Trastorno de estrés postraumático

Este trastorno surge como una respuesta tardía a un acontecimiento estresante o a una situación de naturaleza excepcionalmente amenazante o catastrófica (catástrofes naturales, accidentes graves, actos de violencia...), que causaría malestar generalizado en prácticamente cualquier persona.

El trastorno se inicia tras un periodo de latencia que varía desde unas pocas semanas a meses (rara vez supera los 6 meses). El paciente típicamente experimenta episodios reiterados de volver a revivir el trauma (reviviscencias o sueños), sobre un fondo de embotamiento emocional con un cierto despego de los demás, pérdida de iniciativa y anhedonia, de igual modo, se muestra incapaz de enfrentarse a situaciones que le recuerden o sugieran el trauma padecido (evitación). Generalmente, se acompaña de hiperactividad vegetativa con hipervigilancia, incremento de la reacción de sobresalto e insomnio. Su curso es fluctuante, tendiendo a la recuperación en la mayoría de los casos.

Las reacciones a estrés grave son un problema relativamente frecuente con una prevalencia aproximada de 1-3% en población general adulta, si bien un 5-15% adicional puede experimentar formas subclínicas de dicho trastorno. Cuando se consideran grupos de alto riesgo, que han experimentado acontecimientos traumáticos, la prevalencia aumenta oscilando entre 5-75%.

9.3.9. Trastornos de adaptación

Estado de malestar subjetivo que se acompaña de alteraciones emocionales que, generalmente, suelen interferir con la actividad social del paciente y que aparecen en el periodo de adaptación a un cambio biográfico significativo o a un acontecimiento vital estresante (duelo, separación, problema médico, problemas económicos, emigración...). Dicho acontecimiento guarda una relación temporal clara con el acontecimiento estresante, de modo que el trastorno suele debutar en el mes posterior (nunca más allá de 3 meses) y los síntomas rara vez exceden de los 6 meses.

La predisposición / vulnerabilidad personal desempeña un papel importante a la hora de aparición del cuadro, aunque siempre es necesario que exista el acontecimiento estresante. Las manifestaciones clínicas suelen ser muy variadas, incluyendo humor depresivo, ansiedad, preocupación, sentimiento de incapacidad para afrontar problemas, para realizar la rutina diaria, para planificar el futuro... Dichas manifestaciones acaban generando cierta incapacidad para la actividad social o laboral.

9.4. Trastornos somatomorfos

El rasgo principal de estos trastornos es la presentación reiterada de síntomas somáticos acompañados de demandas persistentes de exploraciones clínicas, a pesar de los repetidos resultados negativos y de continuas garantías de los médicos de que los síntomas no tienen justificación orgánica. Los síntomas referidos por los pacientes sugieren una enfermedad orgánica, aunque no se explican en su totalidad por una enfermedad orgánica, por un abuso de sustancias, o por cualquier otro trastorno mental. Por otra parte, los síntomas son lo suficientemente graves como para provocar un estrés significativo o un deterioro social, ocupacional o de cualquier otra función del paciente.

A continuación, vamos a hacer una breve referencia a las dos entidades más importantes que se incluirían bajo este epígrafe: el trastorno de somatización y el trastorno hipocondriaco.

9.4.1. Trastorno de somatización

Este trastorno se manifiesta principalmente en el sexo femenino, apareciendo los primeros síntomas en la adolescencia e inicio de edad adulta (generalmente antes de los 30 años) y, ocasionalmente, pueden haber sido desencadenados por situaciones estresantes.

Se caracteriza por la presencia de síntomas que pueden afectar a cualquier órgano o sistema corporal, siendo los más frecuentes el aparato digestivo, la piel, síntomas cardiovasculares y problemas urogenitales. En el caso del sexo femenino, también son frecuentes las quejas sexuales (dispareunia, sensaciones desagradables en los genitales, excesivo flujo vaginal, etc.) y menstruales (dismenorrea, trastorno del ciclo menstrual, etc.). Dichos síntomas no pueden ser explicados por los hallazgos de la exploración física o de laboratorio. En algunos casos pueden aparecer síntomas ansiosos o depresivos de tal intensidad que justifiquen un tratamiento específico. El paciente suele poner un gran énfasis en el síntoma en sí mismo y en sus efectos aislados, narrando una historia sintomatológica poco consistente.

Esos síntomas suelen estar presentes durante años, aunque su localización puede ser cambiante y se asocian a un malestar notable, con menoscabo del funcionamiento social, familiar y laboral. Por otra parte, la mayoría de los enfermos han seguido un largo peregrinar por consultas de medicina primaria, servicios de urgencias y servicios de especialidades, en los que se han llevado a cabo múltiples exploraciones con resultados negativos o intervenciones infructuosas.

El trastorno de somatización es una enfermedad crónica, fluctuante que pocas veces remite de manera completa. Los síntomas que aquejan al individuo condicionan el que se trate de pacientes utilizadores habituales de servicios médicos, polimedicados y habitualmente dependientes de sedantes, ansiolíticos y analgésicos.

Por otra parte, es frecuente que el trastorno de somatización se complique con otros trastornos, como depresión (al agotarse los recursos psicológicos del enfermo y dada la falta de comprensión ante la frecuencia de demandas de atención sin base de patología objetivable) y uso-abuso de alcohol o drogas, con el fin de aliviar sus molestias.

9.4.2. Trastorno hipocondriaco

En este caso, la característica esencial no es la preocupación sobre los síntomas (tal y como ocurre en el trastorno de somatización), sino el miedo o la idea de padecer una enfermedad grave (cuadro 9.4). Dicha preocupación ocasiona al paciente un gran malestar que le lleva a demandar, una y otra vez, ayuda médica y nuevas pruebas diagnósticas.

CUADRO 9.4
Diferencias entre el trastorno de somatización y el trastorno hipocondriaco

TRASTORNO DE SOMATIZACIÓN	TRASTORNO HIPOCONDRIACO
• Mayor énfasis sobre los síntomas en sí mismos y sus efectos aislados.	• Mayor atención a la presencia de una enfermedad subyacente progresiva y grave y a sus consecuencias incapacitantes.
• Solicitan tratamientos para hacer desaparecer los síntomas.	• Pide exploraciones para determinar o confirmar la naturaleza de la enfermedad subyacente.
• Suele existir un consumo excesivo de fármacos y un no cumplimiento duradero de prescripciones médicas.	• Existe temor a los fármacos y a sus efectos secundarios y una búsqueda de garantías en frecuentes visitas a médicos distintos.

A la vista de los resultados negativos en las diferentes exploraciones realizadas, el paciente puede reconocer que sus quejas no tienen justificación orgánica, pero al poco tiempo vuelven a surgir las preocupaciones y temores, lo que genera una nueva necesidad de reasegurarse (este paciente busca, en sus visitas médicas reiteradas, más una garantía de no padecer una enfermedad grave que un tratamiento, en sí, de la misma).

Este trastorno se presenta tanto en varones como en mujeres y rara vez comienza después de los 50 años.

Tanto el curso de los síntomas como el de la incapacidad consecuente son, por lo general, crónicos, aunque con oscilaciones en su intensidad. El grado de incapacidad que deriva del trastorno es variable, y así, mientras que unos enfermos dominan o manipulan a su familia y a su entorno social a través de sus síntomas, una minoría mantiene un comportamiento social virtualmente normal.

Muchos enfermos, sobre todo los que padecen variedades más leves, permanecen en el ámbito de la asistencia primaria (frecuentemente se toman mal el ser referidos al psiquiatra).

9.5. Tratamiento de los trastornos de ansiedad

Un aspecto básico a tener presente sería, como ya se ha dicho con anterioridad, que la ansiedad puede aparecer de modo sintomático en numerosas patologías somáticas, diversos tratamientos, o bien asociada al consumo de determinadas sustancias o a la supresión de las mismas. En estos casos, el correcto tratamiento de la enfermedad de base o la sustitución o eliminación de la sustancia responsable debe mejorar en gran medida la sintomatología ansiosa.

En el anciano habría, además, que tener en consideración que determinadas circunstancias, como son una disminución de la audición o de la capacidad visual o de otras capacidades, pueden actuar como precipitantes de cuadros ansiosos. En estos casos, la correcta detección y tratamiento de dichos déficits podría resolver el problema, sin uso de psicotropos.

9.5.1. Tratamiento farmacológico

En él se incluyen básicamente las benzodiacepinas y azapironas (buspirona), aunque también pueden utilizarse otros fármacos, como los antidepresivos, los betabloqueantes y antipsicóticos dotados de acción ansiolítica.

En lo que a benzodiacepinas se refiere, en los ancianos es preferible la utilización de benzodiacepinas de vida media corta o intermedia, para evitar el riesgo de acumulación de metabolitos activos (a pesar de que las de vida media corta producen mayor síndrome de abstinencia). Las formulaciones de absorción retardada (Alprazolam retard) corrigen algunos de los inconvenientes de las benzodiacepinas de vida media corta (niveles plasmáticos irregulares, dependencia psíquica...). De igual modo, aquellas benzodiacepinas que se metabolizan por conjugación (Loracepam, Oxacepam), pueden estar especialmente indicadas en el paciente anciano y/o en el paciente hepatópata. La supresión de estos fármacos siempre ha de realizarse de modo lento y progresivo para evitar sintomatología ansiosa de rebote.

Las benzodiacepinas deben ser utilizadas con precaución en pacientes afectos de enfermedad respiratoria crónica, que frecuentemente muestran síntomas de ansiedad en las fases de agudización, ya que las benzodiacepinas pueden ejercer un efecto depresor sobre el centro respiratorio. De igual modo, las benzodiacepinas no estarían indicadas en la apnea del sueño.

Cabe decir que, en líneas generales, las benzodiacepinas constituyen una herramienta útil, segura y de fácil manejo para el tratamiento de los trastornos de ansiedad, siendo sus inconvenientes escasos y quizá más llamativos en los pacientes de mayor edad.

Inconvenientes del uso de benzodiacepinas en el anciano:

- Somnolencia diurna/sedación excesiva.
- Alteración de la memoria.
- Alteración psicomotora.
- Riesgo de dependencia.
- Síndrome de abstinencia.

En caso de sobredosificación o intento de autolisis con benzodiacepinas, se administrará flumazenil (Anexate®), por vía intravenosa.

En el cuadro 9.5 se resumen las BZD más utilizadas en el tratamiento de los trastornos de ansiedad.

CUADRO 9.5
Dosificación de algunas de las BZD más utilizadas en el tratamiento de los trastornos de ansiedad

FÁRMACO	DOSIS ADULTO	DOSIS ANCIANO	OBSERVACIONES
• Clorazepato dipotásico (Tranxilium®)	10-50 mg	5-30 mg	• Se aconseja administrarlo en una sola dosis diaria, o preferentemente por la noche.
• Alprazolam (Trankimazín®,	0,5-6 mg/día (2-4 dosis)	0,5-2 mg/día (2-3 dosis)	• Su mayor indicación son las crisis de pánico.
• Trankimazín retard®	0,5-6 mg/día (1-2 dosis)	0,5-2 mg/día (1-2 dosis)	• Puede aumentarse gradualmente si es necesario y tolerado. Si se parte o mastica, la forma retard se absorbe más rápidamente.
• Bromazepam (Lexatín®)	3-18 mg/día (2-3 dosis)	1,5-6 mg/día (1-2 dosis)	
• Halazepam (Alapryl®)	20-120 mg/día (1-3 dosis)	20-40 mg/día (1-2 dosis)	
• Ketazolam (Marcén®, Sedotime®)	15-45 mg/día (1 dosis)	15-45 mg/día (1-2 dosis)	
• Lorazepam (Idalprem®, Orfidal®)	1-10 mg/día (2-4 dosis)	0,5-4 mg/día (1-2 dosis)	
• Oxacepam (Adumbran®, Aplakil®)	30-120 mg/día	15-30 mg/día	

CUADRO 9.6

Antidepresivos en el tratamiento de los trastornos de ansiedad

FÁRMACO	DOSIS ADULTO	OBSERVACIONES
Antidepresivos tricíclicos		Se recomienda, sobre todo, la utilización de ISRS: • Citalopram, paroxetina y sertralina tienen aprobada la indicación de trastorno de pánico. • Paroxetina tiene aprobada la indicación de fobia social. • Fluvoxamina, fluoxetina, paroxetina y sertralina tienen aprobada la indicación de TOC. • Sertralina tiene aprobada la indicación de trastorno por estrés postraumático.
- Imipramina (Tofranil®)	75-300 mg/día	
- Clomipramina (Anafranil®)	75-225 mg/día	
ISRS		
- Citalopram (Prisdal®, Seropram®)	20-40 mg/día	
- Fluoxetina (Adofén®, Prozac®, Reneurón®)	20-40 mg/día	
- Fluvoxamina (Dumirox®)	50-200 mg/día	
- Paroxetina (Frosinor®, Motiván®, Seroxat®)	20-40 mg/día	
- Sertralina (Aremis®, Besitrán®)	50-200 mg/día	
IRSN		
- Venlafaxina (Dobupal®, Vandral®)	75-150 mg/día	De igual modo, la venlafaxina de liberación lenta tiene aprobada su indicación en tratamiento de ansiedad generalizada.
RIMAs		
- Moclobemida (Manerix®)	300-600 mg/día	
IMAOs		
- Fenelzina (Nardelzine®)	30-90 mg/día	Los IMAOs serían de uso muy restringido, debido a sus incompatibilidades.
- Tranilcipromina (Parnate®)	30-60 mg/día	

ISRS = Inhibidor selectivo de recaptación de serotonina; IRSN = Inhibidor de recaptación de serotonina y noradrenalina; RIMA= Inhibidor reversible de la monoamino oxidasa; IMAO = Inhibidor de la monoamino oxidasa.

La mayor utilidad clínica de la buspirona radica en su utilización en el tratamiento de trastorno de ansiedad generalizada (sin embargo, no se ha mostrado muy útil en otros trastornos de ansiedad) o en el tratamiento de ansiedad crónica en pacientes que toleran mal las BZD (ancianos, pacientes con daño cerebral, pacientes con enfermedad pulmonar crónica o apnea del sueño).

Uno de los principales problemas en su utilización radica en su periodo de latencia. Así, tiene escasa actividad ansiolítica en pacientes que previamente han tomado BZD, posiblemente porque en estos casos fracasan las expectativas del enfermo respecto a experimentar una rápida respuesta para sus síntomas.

La buspirona (Buspar®) ha de administrarse a lo largo de 3 tomas/día (adultos: 20-60 mg/día; ancianos: 20-40 mg/día).

Los fármacos antidepresivos, sobre todo los inhibidores selectivos de recaptación de serotonina (ISRS), han demostrado su utilidad en el tratamiento de los trastornos de ansiedad, constituyendo la primera elección en algunos de ellos. En el cuadro 9.6 se resumen los antidepresivos más utilizados en el tratamiento de los trastornos de ansiedad.

Los beta-bloqueantes pueden tener cierta utilidad en el tratamiento de la ansiedad anticipatoria existente en algunas formas de fobia social (por ejemplo, hablar en público...), donde se recomienda la administración de 10-40 mg de propranolol unos 20-30 minutos antes de enfrentarse a la situación fóbica.

En los tratamientos crónicos se pueden usar dosis de propranolol (Sumial®) entre 20-160 mg/día, generalmente repartidas en tres tomas. Las dosis deben incrementarse y disminuirse de modo paulatino.

Los antipsicóticos pueden ser utilizados en el tratamiento de la ansiedad de origen psico-orgánico. Dado que su manejo en los trastornos de ansiedad primaria es escaso, nos limitaremos a exponer de forma resumida los que poseen un mayor efecto ansiolítico (cuadro 9.7). En general, en ancianos no se recomienda el uso de anti-

CUADRO 9.7
Antipsicóticos en el tratamiento de los trastornos de ansiedad

FÁRMACO	DOSIS ADULTO	DOSIS ANCIANO
Sulpiride (Dogmatil®)	150-300 mg/día (2-3 dosis)	100-150 mg/día (2-3 dosis)
Tiapride (Tiaprizal®)	100-200 mg/día	50-100 mg/día
Pimocide (Orap®)	1-4 mg/día	1-4 mg/día
Levomepromazina (Sinogán®)	25-50 mg/día	10-15 mg/día
Clorpromacina (Largactil®)	50-100 mg/día	50-100 mg/día

Observaciones:

- Pueden ser de elección en pacientes con enfermedades médicas y/o problemas respiratorios.
- Son preferibles a las benzodiacepinas en la ansiedad y/o agitación acompañada de delirium.
- Su mayor riesgo es la discinesia tardía, pero tambien hay que tener presente los efectos extrapiramidales y anticolinérgicos.

psicóticos para el tratamiento de la ansiedad simple, debiendo utilizarse esta opción en el caso de síndromes confusionales o demencias con sintomatología delirante o alteraciones de la sensopercepción.

9.5.2. Terapias cognitivo-conductuales

Un aspecto a tener siempre presente en el abordaje terapéutico de los trastornos de ansiedad es el uso de estrategias psicoterápicas. En el cuadro 9.8 se expone un breve resumen de los procedimientos más utilizados, así como sus principales indicaciones dentro de los trastornos de ansiedad.

CUADRO 9.8
Tratamiento psicoterápico de los trastornos de ansiedad

TRASTORNO	(A)	(B)	(C)	(D)	(E)	(F)
T. Angustia	Sí	Sí	Sí	Sí		
T. Angustia + Agorafobia	Sí	Sí	Sí	Sí	Sí	
Agorafobia	Sí	Sí	Sí	Sí	Sí	
Fobia simple	Sí	Sí	Sí	Sí	Sí	
Fobia social	Sí			Sí	Sí	Sí
T. Ansiedad Generalizada	Sí	Sí	Sí			
T. Adapatación	Sí					

(A): Terapia cognitiva; (B): Relajación ms.; (C): Entrenamiento respiratorio; (D): Desensibilización sistemática; (E): Terapia de exposición; (F): Entrenamiento habilidades sociales.

Finalmente, quisiéramos recordar que la programación y realización de actividades diarias y regulares con ejercicio neuromuscular facilitan no sólo un buen tono muscular, sino también un adecuado nivel de relajación y saludable estilo de afrontamiento.

9.6. Proceso de atención de enfermería

Teniendo en cuenta las características clínicas de los cuadros anteriormente descritos, puede deducirse que la mayor probabilidad de disfunción o ineficacia, al presentarse alguno de dichos trastornos, se encuentra en los siguientes patrones:

– Percepción y control de la salud.
– Actividad-ejercicio.

– Sueño-descanso.
– Cognitivo-perceptivo.
– Autopercepción.
– Rol-relaciones.
– Control y adaptación al estrés.

Con objeto de consolidar unos fundamentos científicos sólidos y unificar criterios en la profesión de enfermería, defendemos la utilización de taxonomías diagnósticas científicamente probadas y reconocidas. Por este motivo y por su ajuste en la utilización de los patrones de salud, se sugieren las categorías y diagnósticos propuestos por la North American Nursing Diagnosis Association (NANDA), reconocidos por la OMS y constantemente revisados por profesionales de distintas nacionalidades.

Una vez identificados los problemas de salud, patrones alterados y formulados los diagnósticos de enfermería, la planificación de cuidados debe realizarse de forma individualizada para cada paciente o grupo de población, teniendo en cuenta el factor o factores responsables de la alteración o disfunción.

A) Diagnóstico: Riesgo de lesión

- *Objetivos/criterios de resultado*

  La persona deberá:

  1. Identificar los factores que aumentan el riesgo de lesión.
  2. Explicar el proceso de utilización de medidas preventivas o de seguridad.

- *Acciones de enfermería*

  1. Proporcionar un entorno seguro al paciente.
  2. Empezar la relación confirmando la identidad personal del paciente.
  3. Reducir o eliminar situaciones y elementos que contribuyan a los accidentes.
  4. Analizar con el paciente los factores que aumentan el riesgo de lesión y la valoración que hace de ellos.
  5. Corregirle las ideas o percepciones equivocadas.
  6. Ofrecerle puntos de referencia claros y concretos para que se oriente en la realidad.
  7. Explicarle que no se encuentra solo para resolver su problema.
  8. Enseñarle formas diferentes de pedir ayuda.
  9. Reforzar las conductas positivas y/o saludables del paciente.
  10. Observar y anotar los cambios de comportamiento significativos para el paciente.
  11. Ayudarle en la higiene y aseo personales.
  12. Enseñar a la familia a participar activamente en la resolución del problema.

B) Diagnóstico: Déficit de actividades recreativas

- *Objetivos/criterios de resultado*

  La persona deberá:
  1. Incrementar la participación en actividades de diversión y entretenimiento.
  2. Obtener gratificación con la realización de dichas actividades.

- *Acciones de enfermería*
  1. Valorar las limitaciones (físicas y psicológicas) del paciente para poder participar en actividades.
  2. Programar actividades sociales que faciliten su participación.
  3. Fomentar la práctica gradual de las actividades que produzcan mayor satisfacción, empezando por las que resulten más sencillas.
  4. Evitar al paciente experiencias que presenten posibilidad de fracaso.
  5. Proporcionarle refuerzos positivos contingentes a la conducta deseada.
  6. Ayudarle a tomar decisiones sencillas, como entrenamiento para la readaptación social.
  7. Descubrir y resaltar sus capacidades y logros.
  8. Tomar en consideración la necesidad de asesoramiento de un experto como parte de un programa educacional.

C) Diagnóstico: Alteración en el patrón de sueño

- *Objetivos/criterios de resultado*

  La persona deberá:
  1. Describir los factores que impiden o inhiben el sueño.
  2. Identificar técnicas inductoras de sueño.
  3. Obtener un sueño reparador.

- *Acciones de enfermería*
  1. Proporcionar un ambiente relajado y tranquilo.
  2. Limitar los estímulos ambientales perturbadores (luz, ruidos, etc.).
  3. Permitir al paciente la expresión de preocupaciones y estudiar conjuntamente una solución.
  4. Procurarle métodos alternativos que favorezcan el descanso (p. ej.: baño caliente, leche caliente o tisana, masaje en la espalda, ejercicio regular durante el día, etc.).
  5. Evitar la realización de actividades estimulantes al acostarse.
  6. Enseñarle técnicas de relajación progresiva y control cognitivo.
  7. Aplicar el tratamiento prescrito.

D) Diagnóstico: Alteración en los procesos de pensamiento

- *Objetivos/criterios de resultado*

  La persona deberá:
  1. Identificar las situaciones que evocan ansiedad.
  2. Interpretar los acontecimientos de forma correcta.
  3. Realizar valoraciones reales y objetivas.

- *Acciones de enfermería*
  1. Favorecer la expresión de problemas y sentimientos, para que el paciente pueda sentirse acogido, entendido y apoyado.
  2. Retirar o dismuir los estímulos ambientales que apoyen o puedan favorecer la aparición de errores de apreciación.
  3. Ayudar al paciente a orientarse en tiempo, lugar, persona y situación.
  4. Darle soporte (permanecer con él si es necesario) en los periodos de desorientación.
  5. Respetar el espacio personal hasta que se haya desarrollado una relación de confianza.
  6. Hablarle con sinceridad y comprensión sobre sus ideas.
  7. Explicarle que comprendemos sus vivencias pero que no las percibimos igual.
  8. Mantener una actitud neutra en sus explicaciones erróneas. No darle la razón, ni tampoco llevarle expresamente la contraria.
  9. Ayudarle a identificar la realidad del entorno, reforzando las percepciones, interpretaciones y expresiones correctas.
  10. Con objeto de aumentar su confianza, informarlo acerca de todos los cuidados de salud que hay que realizarle.
  11. Comentar con el paciente la repercusión social que pueden tener sus conductas y razonamientos.
  12. Ayudarle a que reconozca las conductas que estimulan el rechazo.
  13. Animarlo y apoyarlo en el proceso de toma de decisiones.
  14. Aplicar el tratamiento prescrito.

E) Diagnóstico: Conflicto de decisiones

- *Objetivos/criterios de resultado:*

  La persona deberá:
  1. Compartir sus temores y preocupaciones.
  2. Analizar las ventajas y desventajas de las opciones y su repercusión sociolaboral.

- *Acciones de enfermería:*
  1. Explorar las razones del comportamiento de la persona.
  2. Facilitarle un proceso de toma de decisiones lógico:

- Ayudarlo a reconocer cuál es el problema y la decisión que hace falta tomar.
- Ayudarlo a identificar las posibles consecuencias de las diversas alternativas.
- Animarlo a tomar una decisión.

3. Proporcionarle aclaraciones con respecto a los resultados potenciales y corregir las ideas equivocadas.
4. Fomentar el sentimiento de autoestima o valía personal.
5. Ayudar al paciente a comprender que la individualidad es aceptable, que la decisión es suya y que tiene el derecho a tomarla.
6. Evitar las actitudes y acciones maternalistas/paternalistas en las relaciones con el paciente.
7. Fomentar la aceptación de la responsabilidad de sus propias decisiones.

F) Diagnóstico: Ansiedad

- *Objetivos/criterios de resultados*

  La persona deberá:
  1. Reconocer su propia ansiedad y sus patrones de adaptación o afrontamiento.
  2. Experimentar un aumento en su nivel de bienestar fisiológico y psicológico.
  3. Utilizar estrategias eficaces de afrontamiento.

- *Acciones de enfermería*
  1. Valorar el nivel de ansiedad (leve, moderado, grave) de la persona. En casos graves o de pánico, donde la ansiedad compromete el funcionamiento corporal de la persona, avisar inmediatamente a otro profesional especialista (psiquiatra, psicólogo) o más cualificado.
  2. Proporcionar seguridad y bienestar:
     - Evitar la ansiedad recíproca. Recordar que la ansiedad se comunica de forma interpersonal.
     - Presentarse a la persona y permanecer junto a ella siempre que sea posible.
     - Comunicar comprensión: Por ejemplo: presencia tranquila, contacto, hablar lenta y tranquilamente, permitir que llore o exprese sus sentimientos, etc.
     - No exigir respuestas o decisiones precipitadas.
     - Disminuir la estimulación sensorial (ruidos, luz, visitas, etc.).
  3. Una vez que la persona esté más tranquila, ayudarla a tomar conciencia de su ansiedad para iniciar la resolución del problema:
     - Analizar conjuntamente las situaciones que provocan ansiedad.
     - Pedir a la persona que describa lo que experimenta antes de sentirse ansiosa; es útil para identificar el tipo de ansiedad y la posterior terapia a utilizar.
     - Determinar las estrategias habituales de adaptación o de afrontamiento. Preguntar: ¿Qué hace normalmente cuando se enfada o se siente ansiosa?
     - Detectar los efectos negativos o destructivos de las estrategias actuales y comentarlos con ella.

- Ayudarle a reevaluar su percepción de las cosas y expectativas:
  - Si son realistas.
  - Si es posible satisfacerlas.
  - El efecto que producen en su relación con los demás.
  - Etcétera.

4. Reducir o eliminar las estrategias problemáticas e intentar cambiarlas por otras más funcionales y saludables:
   - Discutir el problema con el resto de profesionales del equipo para lograr una terapia congruente.
   - Consultar la necesidad de tratamiento farmacológico.
   - Comentar con la persona las consecuencias de su conducta inadaptada.
   - Reconocer que los síntomas deben ser molestos, pero asegurar que pueden mejorar o superarse.
   - Establecer límites claros (decirle exactamente lo que se espera de ella) ante las exigencias o conductas poco racionales, o las pretensiones de manipulación.
   - Al plantear límites, evitar que puedan entenderse como un desafío.
   - Aportar refuerzos sobre la realidad actual. Identificar logros positivos y animarle a que utilice las estrategias saludables.
   - Frente a la identificación de una estrategia negativa, sugerir siempre otra positiva, e iniciar su aprendizaje. Por ejemplo:
     - Participar en algún ejercicio físico.
     - Baños calientes y masajes.
     - Técnicas de respiración y relajación muscular.
     - Entrenamiento en resolución de problemas y autocontrol, etc.

G) Diagnóstico: Temor

- *Objetivos/criterios de resultado*

  La persona deberá:
  1. Permanecer segura en el entorno.
  2. Verbalizar menos miedos.

- *Acciones de enfermería*
  1. Ayudar al paciente a identificar situaciones u objetos que le produzcan miedos.
  2. Favorecer la verbalización de temores (miedos) y la explicación de cómo interfieren en su vida.
  3. No trivializar sus miedos aunque parezcan ridículos.
  4. Explicarle que entendemos sus percepciones de miedo pero que no compartimos sus conductas.
  5. Razonar conjuntamente la repercusión personal y sociolaboral de sus temores.
  6. Informarle de la realidad con objetividad.
  7. Proporcionarle información sobre rutinas y procedimientos terapéuticos.

8. No permitir que el paciente se aísle completamente.
9. Proporcionarle apoyos emocionales ante los temores fundados.
10. Enseñarle conductas asertivas para actuar frente a situaciones de estrés.
11. Enseñarle técnicas de relajación y animarlo a que las practique.
12. Animarle a que participe y continúe en tratamientos prescritos.

H) Diagnóstico: Trastorno de la identidad personal

- *Objetivos/criterios de resultado*

  La persona deberá:
  1. Reconocer su propia identidad.
  2. Desarrollar sentimientos reales y positivos sobre sí mismo.

- *Acciones de enfermería*
  1. Fomentar la expresión de problemas y sentimientos en el paciente.
  2. Aceptar al paciente tal y como se exprese, y en ningún caso manifestar juicios o rechazo.
  3. Ayudarle a reconocer su propia identidad:
     - Ofrecer puntos de referencia claros y concretos para orientarse en la realidad.
     - Ayudar a identificar opciones o alternativas.
  4. Criticar con sinceridad las expresiones irreales sobre sí mismo.
  5. Confirmar las percepciones reales sobre la propia imagen.
  6. Estimular las capacidades del paciente y realzar los logros.
  7. Fomentar su participación en grupos de relación y en actividades que favorezcan mayor contacto con su yo corporal.
  8. Aplicar el tratamiento prescrito.

I) Diagnóstico: Deterioro en la interacción social

- *Objetivos/criterios de resultado*
  - La persona deberá establecer relaciones sociales efectivas.

- *Acciones de enfermería*
  1. Ayudar a la persona a identificar las conductas que de manera primordial afectan las relaciones sociales.
  2. Valorar sentimientos de inseguridad o de incapacidad para la interacción social.
  3. Resaltar las capacidades de la persona y sus logros.
  4. Evitar el aislamiento.
  5. Proporcionar oportunidades y actividades graduales que favorezcan la socialización.

6. Establecer unas expectativas razonables de progreso, para evitar fracasos y frustraciones.
7. Animar a la persona a practicar entrenamiento en asertividad y habilidades sociales.
8. Criticarle las autopercepciones o evaluaciones poco objetivas.
9. Ayudarle a tomar decisiones sencillas, como entrenamiento para la adaptación social.
10. Proporcionar refuerzos positivos a las relaciones sociales satisfactorias.

J) Diagnóstico: Afrontamiento individual ineficaz

- *Objetivos/criterios de resultado*

  La persona deberá:
  1. Disminuir comportamientos ritualistas y actitudes perfeccionistas.
  2. Demostrar capacidad para resover gradualmente los problemas cotidianos.

- *Acciones de enfermería*
  1. Ayudar a la persona a identificar conductas que interfieren en sus actividades diarias.
  2. Ayudarla a identificar situaciones que puedan ocurrirle y valorar si necesitará ayuda.
  3. No discutir sobre la absurdidad de sus comportamientos.
  4. Evitar emitir juicios sobre sus actuaciones.
  5. Analizar conjuntamente para qué le sirven las conductas de comprobación o el comportamiento ritual.
  6. Ayudarla a valorar la objetividad y realidad de los miedos.
  7. Animarla a plantear cambios realistas y posibles, desarrollando estrategias adecuadas.
  8. Asesorarla sobre la mejor manera posible de afrontar un problema o situación conflictivos.
  9. Iniciar el proceso de modificación de su conducta sin que signifique una tensión sobreañadida para su control.
  10. Proporcionar información sobre la conducta esperada.
  11. Utilizar el sentido del humor adecuadamente para reducir la tensión.
  12. Enseñar estrategias asertivas y de resolución de problemas.
  13. Proporcionar refuerzos positivos, contingentes a la conducta deseada.
  14. Animar al paciente a que participe y continúe en tratamientos prescritos.

10

Urgencias psiquiátricas, crisis y conductas autolíticas

Objetivos

- Conocer los conceptos de urgencia psiquiátrica, crisis y conducta suicida.
- Conocer y diferenciar las diferentes situaciones de urgencia que pueden presentarse en Psiquiatría.
- Adquirir los conocimientos necesarios para una recogida de datos adecuada y sistemática.
- Adquirir los conocimientos teóricos necesarios para la toma de decisiones ante una situación de urgencia psiquiátrica.
- Capacitar para desarrollar un plan de cuidados de enfermería con objetivos e intervenciones específicos en función de las necesidades de cada paciente y de cada familia.

10.1. Urgencias psiquiátricas

La urgencia psiquiátrica se puede definir como aquella situación crítica, derivada de un trastorno psicopatológico, que implica serios riesgos para el paciente, la familia o la sociedad en general.

Surge como consecuencia del desequilibrio que se origina entre la persona y el medio que la rodea. De aquí que haya autores que prefieran utilizar el término de "urgencia psicosocial".

Un concepto relacionado con la urgencia psiquiátrica, y que en la práctica se ensambla con él, es el de "intervención en crisis", que se refiere a la situación que se presenta como consecuencia de un estrés vital grave, cuando se sobrepasan los recursos psicológicos del individuo, produciendo una sensación de desamparo y motivando la búsqueda de ayuda.

Mientras la urgencia psiquiátrica, como tal, corresponde al llamado modelo médico-institucional, la intervención en crisis corresponde más a un modelo psicosocial, y muchas veces es consecuencia de "problemas de la vida diaria", con un carácter eminentemente subjetivo.

En toda urgencia psiquiátrica conviene analizar al menos tres factores que van a condicionar la prontitud de actuación:

1. Intensidad de la crisis (leve, moderada, intensa): Determinar el grado de desequilibrio que se produce entre el individuo y el medio relacional.
2. Grado de angustia (leve, moderada, intensa): Cuantificar la intensidad del miedo, inquietud e incertidumbre que origina el acontecimiento en el medio relacional del individuo.
3. Nivel de peligro (leve, moderado, intenso): Valorar el riesgo para la integridad física del individuo o de las personas del medio de relación.

10.1.1. Epidemiología

Las urgencias psiquiátricas constituyen entre un 1% y un 10%, con una media del 5% de las urgencias totales atendidas en servicios de urgencias de grandes hospitales, y en un elevado porcentaje de casos, del 20 al 35%, requieren ingreso hospitalario.

En conjunto, el incremento progresivo del número de urgencias psiquiátricas ha sido interpretado, entre otras razones, como consecuencia de la desinstitucionalización de las enfermedades mentales y de la desaparición del estigma social asociado a padecer trastornos psíquicos.

Con respecto a las características sociodemográficas, parece claro el predominio en los hombres de los cuadros relacionados con el consumo de alcohol y otras drogas, mientras que en las mujeres suelen predominar los cuadros depresivos y ansiosos. Predomina la consulta de adultos jóvenes, tendiendo los pacientes ancianos a estar poco representados. Es más frecuente que consulten solteros, separados, divorciados y viudos (sobre todo varones).

Las minorías étnicas y clases socioeconómicas bajas tienden a presentarse como urgencia psiquiátrica con mayor frecuencia. Los lunes y viernes son los días de la semana en los que hay más urgencias. Generalmente, la hora de consulta es dentro del "horario laboral", ocurriendo por la noche solamente el 10% de las demandas. Casi la mitad de los pacientes tienen antecedentes psiquiátricos.

Los motivos de consulta se suelen repartir entre trastornos de la conducta, cuadros psicóticos, depresivos, ansiosos, por consumo de alcohol e intentos de autolisis casi a partes iguales, estando representadas el resto de causas en mucha menor cuantía.

10.1.2. Evaluación de una urgencia psiquiátrica

A continuación se resume cuál debería ser la estrategia general en la evaluación de una urgencia psiquiátrica.

I. Auto-protección:
- Estar atento al riesgo de violencia inminente.
- Comprobar la seguridad del espacio circundante.
- Tener a otras personas en sus inmediaciones o solicitar su presencia, si es necesario, durante la evaluación.
- Tratar de establecer una alianza con el paciente.

II. Prevenir los daños:
- Evitar autolesiones y suicidio.
- Evitar la heteroagresividad.

III. Descartar cuadros causados por enfermedad médica general

A continuación se resumen una serie de características que pueden sugerir una causa orgánica de los síntomas:

- Comienzo agudo.
- Primer episodio.
- Edad geriátrica.
- Enfermedad o lesión activa.
- Abuso de sustancias.
- Trastornos perceptivos no auditivos.
- Síntomas neurológicos (pérdida de conciencia, traumatismo craneal, cambios en la visión...).
- Alteraciones del estado mental (disminución de la alerta, desorientación, amnesia, deterioro de atención y concentración, alteraciones del habla, movimiento y marcha...).
- Apraxia constructiva (dificultades para realizar dibujos incompletos, cubos, intersección de pentágonos...).
- Manifestaciones catatónicas (actitud combativa, rigidez, posturas fijas, flexibilidad cérea, muecas, mutismo,...).

10.2. Violencia y conducta agresiva

10.2.1. Etiología

A grandes rasgos, puede decirse que las causas principales de conductas violentas serían las siguientes:

- Trastorno mental orgánico (trastornos del SNC: infecciones, enfermedad de Alzheimer; trastornos endocrinos y metabólicos: síndrome de Cushing, hipoglucemias, uremias, hipoxemia).
- Trastornos psicóticos y esquizofrenia.
- Trastornos del humor (depresivos, maniacos).
- Trastornos de la personalidad (sobre todo el antisocial y el límite).
- Consumo de sustancias tóxicas.

10.2.2. Valoración de la conducta violenta

La violencia y las conductas agresivas son difíciles de predecir (véase cuadro 10.1), no obstante el miedo que en ocasiones se tiene a los pacientes psiquiátricos suele ser desproporcionado, ya que sólo unos pocos constituirían un peligro para los demás.

CUADRO 10.1
Valoración y predicción de la conducta violenta

SIGNOS DE VIOLENCIA INMINENTE	VALORACIÓN DEL RIESGO DE VIOLENCIA
• Actos recientes de violencia. • Amenazas verbales o físicas. • Elevada tensión muscular. • Llevar armas u objetos que pueden ser utilizados como tales. • Agitación psicomotriz progresiva. • Intoxicación por alcohol u otras sustancias. • Manifestaciones paranoides en pacientes psicóticos. • Alucinaciones auditivas que inducen a la violencia.	• Considerar la ideación violenta, deseo, intención, plan, disponibilidad de medios, desarrollo del plan, deseo de ayuda... • Variables sociodemográficas: sexo (varón), edad (15-30 años), nivel socioeconómico (bajo), soporte social (escaso)... • Considerar la historia del paciente: violencia, actos antisociales no violentos, descontrol de impulsos (juego patológico, abuso de sustancias, conductas suicidas o autoagresivas, psicosis...). • Considerar factores de estrés explícitos (conflicto marital, pérdida real o simbólica).

10.2.3. Actitud y tratamiento

El paciente violento va a precisar una intervención que lo devuelva al control sobre sí mismo. Para ello sería adecuada la siguiente actuación:

- Hacer saber al paciente que no se acepta la violencia.
- Abordar al paciente de manera no amenazadora.

- Tranquilizar al paciente.
- Administrarle medicación, si es necesario.
- Utilizar contención mecánica cuando se necesite.
- Controlar constantes vitales.

La sujeción mecánica debe utilizarse cuando los pacientes son tan peligrosos para sí mismos o para los demás que suponen una amenaza que no puede ser controlada de ninguna forma. A continuación se describe brevemente cómo ha de llevarse a cabo la contención mecánica:

- Como mínimo deben participar cuatro personas. Las sujeciones de cuero son más seguras y menos nocivas.
- Explicar al paciente por qué se le aplica la contención mecánica.
- Un miembro del equipo debe de estar visible, tranquilizando al paciente. Esto ayuda a aliviar el miedo del paciente, la indefensión y pérdida de control.
- El personal no mostrará en ningún momento cólera, ni afán de castigo. Mantendrá una actitud enérgica pero amable, evitando golpear al paciente o someterlo a posturas humillantes.
- El paciente debe ser sujetado con las piernas separadas y un brazo alejado del otro.
- Administrar líquidos por vía parenteral, cuando sean necesarios, si se mantiene la sujeción.
- La cabeza del paciente debe estar ligeramente incorporada para disminuir la sensación de vulnerabilidad del mismo y reducir la posibilidad de aspiración.

10.3. Intervención en crisis

La crisis aparece cuando tras un estrés vital grave se supera la capacidad de adaptación normal del paciente. Es una experiencia subjetiva y la reacción producida en el paciente no siempre guarda relación con la severidad de la amenaza. Se da con cierta frecuencia en situaciones como la muerte súbita, enfermedad grave o separación de un ser querido, o en relación con serios problemas familiares, laborales o sociales.

A continuación se resumen los principios generales de la intervención en crisis:

- Proporcionar al paciente apoyo y oportunidad de expresarse.
- Hacer reconocer el carácter transitorio de la crisis.
- Movilizar la autoestima del paciente.
- Proporcionar un optimismo realista.
- Buscar soluciones sencillas.
- Reconocer que las crisis tienen una solución imperfecta.
- Buscar que el propio paciente aporte soluciones.

- Implicar a familiares y amigos del paciente.
- Si procede, buscar ayuda institucional.
- Evaluar la necesidad de un tratamiento a largo plazo.

10.4. Conductas suicidas y parasuicidas

Las conductas suicidas constituyen uno de los problemas más importantes dentro de la salud pública de todos los países. La magnitud de dicho problema queda bien ilustrada por medio de las estadísticas de la Organización Mundial de la Salud (OMS), que, en una revisión de lo acaecido en 201 países publicada en el año 1990, pone de manifiesto cómo aproximadamente 808.000 personas se suicidan al año en el mundo. Lo cual supone un número similar al de personas fallecidas en accidentes de tráfico (856.000) y superior al número de defunciones causado por los conflictos bélicos (322.000), durante idéntico periodo.

Sin embargo, estas cifras sólo representarían la punta de un iceberg, ya que según datos de la OMS aproximadamente 10,2 millones de personas en todo el mundo cometen algún tipo de conducta suicida, y cerca de 30 millones estarían en peligro de cometer este tipo de comportamientos, aunque no reclamen atención. A esto habría que añadir que, aproximadamente en torno a 4,25 millones de personas, se ven directamente afectadas por las muertes debidas a suicidio.

10.4.1. Aproximación conceptual

En un intento de unificar la terminología existente en torno al tema la OMS, en 1969, propone los siguientes términos, concretos y útiles, como base común para la designación:

1. *Acto suicida:* Hecho por el que un sujeto se causa una lesión, independientemente de su intención y del conocimiento de sus motivos.
2. *Suicidio:* Muerte que resulta de un acto suicida.
3. *Intento de suicidio:* Acto suicida cuyo resultado no fue la muerte.

A esta terminología podría añadírsele el concepto de ideación suicida. De modo que hablaríamos de ideación suicida cuando un sujeto persistentemente piensa, planea o desea cometer suicidio.

10.4.2. Epidemiología de las conductas suicidas

En este apartado trataremos de hacer hincapié en una serie de factores, de índole sociodemográfica y clínica, asociados a la realización de actos suicidas. De igual modo, es nuestra intención señalar las analogías y diferencias existentes entre los grupos de suicidio consumado y los grupos de tentativas suicidas (cuadro 10.2).

10.4.3. Grupos de especial riesgo

Según lo descrito en el apartado anterior, se pueden establecer determinados grupos que por sus características inherentes tienen un mayor riesgo de cometer actos suicidas. Intentaremos realizar, de modo resumido, unas breves puntualizaciones sobre cada uno de ellos.

A) Ancianos

- Factores a tener en cuenta:
  - Elevada prevalencia de trastornos depresivos y seudodemencia (muchas veces no diagnosticados).
  - Mayor prevalencia de deterioro cognitivo que puede asociarse a una disminución en el funcionamiento social.
  - Alta prevalencia de uso-abuso de alcohol y otras sustancias.
  - Alta prevalencia de enfermedades somáticas que muchas veces se acompañan de un componente emocianal que precisa de un tratamiento adecuado.
  - El anciano puede consumir fármacos que, entre sus efectos secundarios, pueden producir alteraciones emocionales.

- Conductas a seguir:
  - No deben atribuirse a la ancianidad una serie de síntomas “tanto de tipo psicológico como somáticos” y considerarlos “normales”, ya que en muchas ocasiones se trata de manifestaciones depresivas o de otras patologías.
  - El trastorno psiquiátrico en el anciano ha de ser tratado con tanto ahínco como a cualquier otra edad.
  - A la hora de prescribir psicotropos hay que hacerlo en la dosis adecuada para el estado de salud y edad del enfermo.

B) Condición de duelo

- Factores a tener en cuenta:
  - El riesgo de suicidio parece estar incrementado en fechas clave, como pueden ser los aniversarios de la pérdida de seres queridos.
  - La verbalización del deseo de reunirse con personas fallecidas debe alertar a posible riesgo de suicidio.

- Condutas a seguir:
  - Evitar confundir duelo (suele centrarse en la pérdida), con depresión clínica (suele estar centrada en el propio sujeto y acompañada de sentimientos de culpa).

CUADRO 10.2
Factores de riesgo de las conductas suicidas

FACTORES DE RIESGO	GRUPOS DE SUICIDIO	GRUPOS DE TENTATIVAS
• *Perfil demográfico y social:*		
- Edad	- Mayores de 55 años	- Menores de 45 años
- Sexo	- Varón	- Mujer
- Estado civil	- Soltero, separado, divociado o viudo	- Solteras, divorciadas, casadas
- Situación laboral	- Desempleo, jubilación	- Amas de casa, desempleo
- Hábitat	- Urbano	- Urbano
- Relaciones interpersonales	- Conflictivas	- Conflictivas
- Relaciones familiares	- Conflictivas	- Conflictivas
• *Salud*		
- Física	- Presencia de enfermedades crónicas e invalidantes o terminales	- Ausencia de problemas médicos graves
- Mental	- Depresión, alcoholismo, dependencia a otras sustancias y trastornos psicóticos	- Trastornos de adaptación, trastornos de personalidad, abuso de sustancias
• *Actividad suicida*		
- Ideación suicida	- Frecuente, intensa, prolongada	- Escasa planificación, mayor impulsividad
- Tentativa de suicidio	- Planificada, recuperación improbable, inequívoco deseo de morir, método letal y eficaz, múltiples tentativas	- Plan poco preciso, recuperación probable, ambivalencia en el deseo de morir, método no letal
• *Recursos*		
- Personales	- Escasos logros, escasa introspección, escasa vida afectiva	- Escasos recursos emocionales
- Sociales	- Relaciones escasas, aislamiento social, desarraigo hacia la familia	- Escasos recursos interpersonales y sociales
• *Antecedentes*		
- Antecedentes personales de tentativas suicidas previas	- Presentes	- Presentes
- Antecedentes familiares de suicidio	- Presentes	

- Cuando la sintomatología depresiva persiste más de 6 meses tras la pérdida, se aconseja la realización de un tratamiento adecuado de la misma.

C) Grupos indígenas

- Factores a tener en cuenta:
  - Presencia de factores socioculturales (deprivación social, ambiental y emocional, así como frecuente pérdida de sus valores tradicionales), a los que, en muchas ocasiones, se añade presencia de patología psiquiátrica.
  - Alta prevalencia de uso-abuso de alcohol y drogas.

- Conductas a seguir:
  - Gran importancia de acciones políticas comunitarias, pero sin olvidar nunca las acciones individuales.

D) Emigrantes

- Factores a tener en cuenta:
  - Pérdida de un soporte social estable.

- Conductas a seguir:
  - Proveer a estas personas de redes sociales adecuadas.
  - Nunca minimizar la importancia de factores emocionales que pueden estar presentes.

E) Personas encarceladas

- Factores a tener en cuenta:
  - El riesgo es mayor durante las fases iniciales de la condena.
  - Mayor riesgo si se han cometido ofensas serias tales como homicidios.
  - Los comportamientos antisociales e impulsivos, se asocian en muchas ocasiones a trastornos psiquiátricos.
  - La pérdida del soporte social y el rechazo pueden actuar como potentes estresores.

- Conducta a seguir:
  - Proveer a las prisiones de los necesarios servicios de evaluación y tratamiento.

F) Varones jóvenes

- Factores a tener en cuenta:
  - Presencia de factores asociados como rupturas de relaciones familiares, desempleo, cambio en los roles sociales de los jóvenes...
  - Presencia de trastornos psiquiátricos.

- Conductas a seguir:
  - Adecuado manejo y tratamiento de la patología mental en el joven.
  - Difusión en la comunidad de la eficacia de un tratamiento psiquiátrico adecuado, para contribuir a evitar el rechazo de los mismos por parte de los grupos poblacionales más jovenes.

G) Personas con historia de tentativa suicida previa

- Factores asociados:
  - La presencia de tentativas previas constituye uno de los más potentes predictores de futuro suicidio, especialmente en el año subsiguiente a la tentativa.

- Conductas a seguir:
  - Seguimiento adecuado de estas personas, incluyendo atención especial a los factores socioculturales, tratamiento de posibles patologías psiquiátricas y promoción y desarrollo de adecuadas estrategias de afrontamiento.

H) Presencia de enfermedad somática importante

- Factores a tener en cuenta:
  - Mayor riesgo, si existe dolor crónico asociado.
  - Posible presencia de ansiedad o depresión secundarias a la enfermedad física.

- Conductas a seguir:
  - Siempre hay que tener presente la percepción de la enfermedad por parte del paciente, siendo especialmente cautos en aquellas personas que focalizan su enfermedad de modo hipocondriaco
  - El distrés emocional causado por la enfermedad ha de ser correctamente evaluado y tratado.
  - Proveer de un adecuado tratamiento del dolor, así como de un soporte psicoterapéutico preciso, incluyendo el uso de medidas psicotrópicas si se considera necesario,

I) Presencia de enfermedad mental

- Factores a tener en cuenta:
  - Un importante porcentaje de las personas que se suicidan han consultado en el periodo previo con los servicios de salud y, sin embargo, sólo un pequeño porcentaje de ellos reciben y se benefician de un tratamiento adecuado.
  - Aproximadamente el 60% de las personas que se suicidan están afectas de depresión mayor.

- Si se añaden los casos en que la depresión aparece como diagnóstico comórbido, las cifras pueden elevarse hasta el 80%.
- En torno al 30% de los pacientes clínicamente deprimidos realizan actos suicidas, logrando tener éxito la mitad de ellos.
- El alcoholismo estaría implicado en aproximadamente el 30% de los suicidios consumados.
- Aproximadamente el 18% de los alcohólicos se suicidan.
- El 50% de los pacientes esquizofrénicos intentan suicidarse y más del 10% lo consiguen.

• Conductas a seguir:
  - Detección precoz y correcto diagnóstico diferencial y tratamiento de las enfermedades mentales.
  - Detección temprana de presencia de ideación e intencionalidad suicida.
  - Derivación al especialista ante cualquier consideración seria de amenaza de suicidio.
  - Utilización, siempre que ello sea posible, de fármacos con escaso potencial de letalidad en caso de sobredosis.
  - Difusión de programas educativos sobre diagnóstico y tratamiento de enfermedades mentales dirigidos a profesionales de la salud.
  - Difusión de programas educativos sobre prevención de recaídas dirigidos a enfermos mentales y familiares.

10.4.4. Métodos suicidas

En la elección del método suicida intervienen una gran variedad de factores, como la disponibilidad y accesibilidad de los mismos, la aceptación sociocultural, la capacidad letal, etc. Se observan como consecuencia grandes variaciones en lo que se refiere al método empleado en función de variables como sexo, edad, medio rural o urbano y latitud geográfica estudiada.

Puede afirmarse, en general, que los varones prefieren métodos suicidas más "violentos", pero éstos varían de unos países a otros; así, por ejemplo, en Estados Unidos, el método suicida empleado con más frecuencia son las armas de fuego, mientras que en otros, como es el caso de España donde no es fácil acceder a ellas, éstas ocupan un lugar más bajo en el *ranking*. Las mujeres suelen utilizar métodos más pasivos, como la ingesta de medicamentos.

En líneas generales, podemos decir que actualmente los métodos suicidas más empleados en nuestro país son la precipitación y la suspensión, si bien hay que tener en cuenta que se observan diferencias interprovinciales importantes, así como diferencias en función de la edad, sexo y hábitat rural o urbano. En lo que a tentativas de suicidio se refiere, todos los autores están de acuerdo en afirmar que la intoxicación medicamentosa es el método más utilizado.

10.4.5. Manejo del paciente suicida

Vamos a tratar de resumir brevemente una serie de consejos útiles en el manejo, tanto del potencial paciente suicida como en el paciente que ya ha pasado al acto.

En primer lugar, señalaremos una serie de recomendaciones generales que cualquier profesional de la salud debería tener en cuenta a la hora de enfrentarse con el potencial paciente suicida:

A) Actitud ante el paciente suicida

- Mantener una postura no crítica o moralista con el paciente. El potencial suicida no necesita admoniciones, sino comprensión y seguridad.
- La actitud del profesional de enfermería debe inspirar confianza, no agresividad.
- Empatizar con el paciente.

En segundo lugar, haremos hincapié en cúales son los objetivos de la entrevista con el potencial paciente suicida, así como cuáles son los errores que más comúnmente se cometen a la hora de valorar el riesgo suicida. Es necesario señalar también la conveniencia de complementar la información obtenida a través del paciente con la que pueda ser aportada tanto por la familia como por los allegados del paciente.

B) Objetivos de la entrevista con el paciente suicida

- Evaluar el estado mental del paciente: Depresión, psicosis, intoxicación, confusión...
- Investigar su actitud hacia el suicidio: Ideación suicida, tentativas previas, planificación suicida y planes de futuro...
- Determinar los factores de riesgo suicida, tanto personales como demográficos.
- Establecer una adecuada comunicación personal con el paciente a fin de que éste informe sinceramente y no obstaculice la intervención terapéutica.

C) Errores más comunes en la valoración del riesgo suicida

- No interrogar al paciente acerca de la ideación suicida por la ansiedad que genera al propio profesional (se debe ayudar al paciente a abordar sus ideas suicidas, pues le ayuda a verlas de un modo más objetivo y le ofrece un cierto grado de alivio).
- Adoptar una actitud crítica o moralizadora, intentando convencer al sujeto de lo erróneo de su conducta.
- Banalizar la tentativa suicida, quitándole importancia a la misma.

- Despreciar la conducta suicida cuando la actitud del paciente se hace manipuladora.
- Considerar que "los que hablan de suicidarse no lo hacen".
- Realizar promesas poco realistas de "curación" a corto plazo.
- Dejarse invadir del pesimismo del paciente y asumir la falta de salidas ante una situación insoportable.

Un aspecto fundamental sería evitar que el potencial paciente suicida pase a la realización del acto suicida. En este sentido, cabe comentar unos puntos útiles en la detección de presencia de ideación e intencionalidad suicida, así como la valoración de dicha ideación.

D) Detección de la presencia de ideación e intencionaliad suicida

1. *Autoinforme del paciente*

- Realizar preguntas abiertas y generales acerca del estado del paciente. El paciente describirá sus preocupaciones y signos de malestar mental. Valorar los síntomas predominantes y evaluar si existen signos y síntomas de depresión.
- Evaluar la presencia de problemas recientes o crónicos que preocupen al paciente.
- Atender a posibles expresiones verbales directas que expresen pocas ganas de seguir viviendo: "no deseo seguir viviendo", "quiero terminar con todo", "no voy a aguantar mucho más, soy una carga para todo el mundo", "las cosas no van a mejorar nunca"...
- Atender a posibles expresiones verbales indirectas que a veces sólo se comprenden retrospectivamente: "supongo que no volveremos a vernos", "quiero agradecerle sus esfuerzos"...
- Cuando el paciente no aporta verbalización, puede resultar de utilidad completar los siguientes ítems del inventario de depresión de Beck, que informan acerca de la intencionalidad suicida, así como del grado de pesimismo y desesperanza:
  - I. *a)* Tengo pensamientos de hacerme daño, pero nunca llegaría a hacerlo
    b) Siento que estaría mejor muerto.
    c) Tengo planes decididos de suicidarme.
    d) Me mataría si pudiera.
    e) No tengo pensamientos de hacerme daño.
  - II. *a)* Me siento desanimado cuando pienso en el futuro.
    b) Creo que nunca me repondre de mis penas.
    c) No soy especialmente pesimista, ni creo que las cosas me vayan a ir mal.
    d) No espero nada bueno de la vida.
    e) No espero nada. Esto no tiene remedio.

III. *a*) Ya nada me llena.
b) Me siento insatisfecho conmigo mismo.
c) No me divierte lo que antes me divertía.
d) No estoy especialmente insatisfecho.
e) Estoy harto de todo.

2. *Informe de personas significativas*

- Sobre cronicidad del pensamiento o conducta suicida.
- Historia psicopatológica.
- Antecedentes familiares de suicidio o tentativa.
- Dificultades familiares.

3. *Valoración de la ideación suicida*

- Evaluar el grado de desesperanza: El sujeto no ve salida a una situación que considera insoportable.
- Evaluar el grado de planificación (mayor grado de potencialidad suicida cuanto mayor sea la planificación del acto).
- Evaluar la persistencia de la ideación suicida.
- Anticipación de la muerte (elaboración de testamento, redacción de notas suicidas, regalo de pertenencias...).
- Impulsividad: Los rasgos de impulsividad incrementan el paso al acto suicida.

Cuando nos encontramos ante un paciente que ya ha pasado a la acción, es decir, que ya ha cometido un acto suicida, se debe proceder a la valoración de dicho acto suicida. Para ello, deben tenerse en consideración tanto las circunstancias inherentes al intento autolítico, como una serie de factores psicopatológicos que nos ayudarán a comprender la gravedad del problema.

4. *Valoración de los intentos de suicidio*

- Circunstancias inherentes al intento autolítico:
  - Acontecimientos precipitantes: ¿son dichas circunstancias susceptibles de cambio?
  - Método utilizado (métodos de elevada letalidad indican mayor gravedad que los de baja letalidad).
  - Posibilidad de ayuda (si ésta es escasa la gravedad de la tentativa es mayor).
  - Actitud postentativa (sujeto aliviado ante la ayuda recibida y arrepentido del acto realizado *vs.* sujeto que hubiera preferido el éxito en su intento y se encuentra molesto por seguir vivo).

- Síntomas acompañantes: Desesperanza, depresión, insomnio, sentimientos de fracaso e inutilidad, pensamientos y planes suicidas.
- Enfermedades psiquiátricas: Intentos previos, trastornos afectivos, alcoholismo o abuso de drogas...
- Antecedentes psicosociales: Separación o duelo reciente, soledad, desempleo, tensiones vitales múltiples, enfermedad médica crónica.
- Factores de personalidad: Impulsividad, agresividad, hostilidad, rigidez, trastorno límite de la personalidad.
- Antecedentes familiares: Antecedentes de conducta suicida en la familia o antecedentes de trastornos psiquiátricos, fundamentalmente depresión, alcoholismo o esquizofrenia.

10.4.6. Tratamiento del paciente suicida

Bajo este epígrafe vamos a tratar varios aspectos diferentes. Así, en primer lugar, vamos a tener en consideración al paciente que aún no ha realizado el acto suicida. Ante un potencial paciente suicida lo primero que tenemos que decidir será el lugar idóneo de realización de dicho tratamiento (ambulatoria u hospitalariamente). En general, podemos decir que la decisión de hospitalización se realiza según tres puntos concretos: intensidad de la intencionalidad suicida, capacidad de control interno por parte del sujeto, capacidad de control externo por parte de familiares y allegados tanto en la vigilancia del sujeto como en la supervisión de la medicación.

A) Tratamiento ambulatorio vs. *tratamiento hospitalario*

CRITERIOS TRATAMIENTO AMBULATORIO

a) Intencionalidad suicida
- Carencia de plan concreto.

b) Capacidad de control interno
- Ausencia de patología psiquiátrica.
- Bajo nivel de ansiedad.
- Aceptación de tratamiento ambulatorio.

c) Capacidad de control externo
- Apoyo familiar y social adecuado.

CRITERIOS HOSPITALIZACIÓN

a) Intencionalidad suicida
- Plan suicida claramente letal.

- Expresión de decidida intencionalidad suicida.
- Incremento en la seriedad de pensamientos suicidas.
- Tentativa de suicidio seria.
- Historia reciente de conductas autolíticas graves.

b) Capacidad de control interno
- Pacientes gravemente deprimidos.
- Presencia de psicosis o síndrome confusional.
- Fracaso de la intervención en crisis.
- Expectativas de hospitalización por parte del paciente.

c) Capacidad de control externo
- Circunstancias sociales de alto riesgo.

En segundo lugar, nos gustaría comentar, las normas generales de actuación del personal de enfermería, así como los fundamentos de las mismas, cuando se encuentra ante un paciente con potencial riesgo de cometer una conducta suicida.

B) Normas básicas de actuación del personal de enfermería

- Tomar en serio todas las amenazas de suicidio (verbales o no verbales) e informar de ellas inmediatamente.
- Adoptar medidas de seguridad: Retirar del entorno del paciente todos los objetos con los cuales se pueda autolesionar.
- Si el paciente es un suicida de alto riesgo, observarle de forma constante, incluso cuando se halle en la cama o en el cuarto de baño.
- Observar atentamente la toma de medicación (asegurarse de que toma las medicinas prescritas). Siempre que sea posible, se recomienda administrar los medicamentos en forma de líquido.
- Explicar al paciente las medidas de precaución tomadas y hacerle notar que nos preocupamos de él.
- Estar atento ante cualquier cambio repentino de actitud por parte del paciente: Un paciente que se muestra repentinamente calmado y satisfecho consigo mismo puede haber acabado de diseñar un plan de suicidio que ha calmado su ansiedad.

C) Actuaciones de enfermería ante la conducta suicida

Diagnóstico de enfermería: Potencial de violencia: autoagresión.
Objetivos: El paciente no realizará actos violentos y destructivos contra sí mismo.

ACTUACIÓN

- Observar atentamente.
- Retirar objetos peligrosos del entorno.
- Crear un entorno seguro para el paciente.
- Asegurar la decuada toma de medicación.
- Satisfacer las necesidades fisiológicas básicas.
- Observar los cambios de comportamiento del paciente (menos comunicativo, conversaciones sobre la muerte, desorientación, baja tolerancia a frustración, cambios súbitos de afectos o humor...).
- Contener al paciente si éste intenta autolesionarse.
- Explicar las precauciones tomadas al paciente.

FUNDAMENTOS RACIONALES

- Prioridad máxima: Proteger la vida del paciente y evitar la ejecución de plan suicida.
- Supervisar la conducta del paciente hasta que su nivel de autocontrol sea adecuado.
- Mostrar preocupación por el paciente y reforzar su sentimiento de valía como ser humano, sin tener en consideración su comportamiento.

RESULTADO

- El paciente permanece seguro.
- El paciente toma toda la medicación.

Diagnóstico: Afrontamiento ineficaz del individuo (deterioro en sus comportamientos de adaptación y en su capacidad de resolver problemas).

Objetivos: Conseguir una disminución en las ideas suicidas del paciente.

ACTUACIÓN

- Animar al paciente a expresar sus sentimientos y hacerle saber que lo aceptamos.
- No intentar disuadir al paciente de sus intenciones.
- Identificar valores positivos del paciente.
- Animar al paciente a que participe en actividades que le gusten y que sepa hacer.
- Fomentar una buena higiene personal.
- Fomentar las relaciones interpersonales.
- Dar al paciente un *feedback* positivo incluso ante pequeños logros.
- Involucrar al paciente de un modo activo en su proceso terapéutico.
- Ayudar al paciente a reconocer los mecanismos negativos.
- Enseñar al paciente métodos de adaptación alternativos.
- Hablar del futuro, incluyendo preocupaciones y planes.
- Ayudar al paciente a asumir responsabilidades para crear una vida con sentido.

FUNDAMENTOS RACIONALES

- Comunicar entendimiento y aceptación.
- Reforzar su autoestima.
- Reconocer los esfuerzos del paciente y animarlo.
- Incrementar su sentido de responsabilidad y control.
- Ayudar al paciente a identificar, aceptar y trabajar en la resolución de sus problemas, aunque esto le sea doloroso.
- Ayudar al paciente a valorar la vida y prevenir sentimientos de desesperanza y conductas suicidas.

RESULTADO

- El paciente identifica los problemas potenciales.
- El paciente desarrolla mecanismos de adaptación alternativos.

Diagnóstico: Dificultad en la dirección y mantenimiento del hogar (riesgo de conductas suicidas en el futuro).

Objetivos: El paciente resistirá los impulsos suicidas en el futuro.

ACTUACIÓN

- Ayudar a los familiares del paciente a comunicarse con él de forma eficaz.
- Implicar al paciente y a sus allegados en la planificación del tratamiento.
- Pedir opinión al paciente sobre el plan de cuidados de enfermería.
- Modificar el plan según las observaciones realizadas por el paciente.
- Comentar con el paciente y la familia la posibilidad de recurrencia de las ideas suicidas.
- Identificar y dirigir al paciente a las organizaciones de apoyo social.

FUNDAMENTOS RACIONALES

- El aislamiento social produce baja autoestima y perpetúa la conducta autodestructiva.
- La comprensión y participación en los planes de asistencia potencian su cumplimiento.
- La educación sobre el suicidio disminuirá el proceso de negación de futuros problemas y promoverá una actuación precoz.
- Conocer la disponibilidad de recursos y sistemas de apoyo puede ayudar al paciente a resistir impulsos suicidas y dar a la familia la ayuda necesaria.

RESULTADO

- El paciente identifica los problemas potenciales.
- El paciente planifica medidas adecuadas para manejar los problemas anticipadamente.
- El paciente identifica los sistemas de apoyo.

Otra parte no menos importante del tratamiento de las conductas suicidas sería la posvención, es decir, la intervención con los supervivientes del suicidio (en caso de que éste haya llegado a consumarse). En gran parte de los casos, las crisis suicidas son diádicas, es decir está implicada otra u otras personas, por ello las repercusiones del acto suicida son de gran trascendencia para los allegados y familiares. Incluso cuando no han existido problemas interpersonales, la muerte suicida es una carga terrible para los allegados, que suelen desarrollar duelos muy largos y complicados e incluso caer en depresiones.

Se recomienda que esta intervención sea lo más temprana posible, resumiéndose a continuación las pautas de actuación que se recomienda que realice el diplomado de enfermería con la familia del paciente suicida.

Actuación de enfermería con los supervivientes del suicidio posvención

Diagnóstico: Afrontamiento ineficaz de la familia: comprometido (debido al suicidio de uno de sus miembros).

Objetivos: La familia funcionará adecuadamente, unitaria e individualmente.

ACTUACIÓN

- Dar oportunidad a la familia de que comente la muerte y los miedos actuales de sus miembros.
- Posibilitar la expresión de enojo con la víctima por su abandono y con ellos mismos por no prevenirlo.
- Ayudar a la familia en la anticipación de futuras dificultades (aniversarios de suicidio, fiestas, crisis suicidas de otros miembros...).
- Remitir a los supervivientes a grupos de ayuda (grupos de suicidio, terapia familiar...).

FUNDAMENTOS RACIONALES

- Hablar del tema y de los miedos asociados ayuda a mantener una postura realista.
- El enojo forma parte normal del duelo.
- La anticipación disminuye el impacto de las dificultades esperadas.
- Compartir los problemas con otros facilita su resolución.

RESULTADO

- Comentar el impacto de suicidio y los miedos.
- Planificar de adecuadas para manejar los problemas de modo anticipado.
- Asistir y participar en grupos de apoyo.

Por último, hablaremos de cuál ha de ser la actuación inmediata del diplomado de enfermería ante una tentativa suicida ya realizada:

Actuación de enfermería ante una tentativa suicida

a) Recogida de datos, síntomas y signos.
b) Recogida de muestras de sangre para el laboratorio.
c) En caso de sobredosis:

- Si está consciente:
  - Lavado gástrico.
  - Toma de constantes cada 15 minutos.
  - Observación continua.

- Si está inconsciente:
  - Mantener vía aérea.
  - Lavado gástrico.
  - Monitorización cardiaca continua.
  - Toma de constantes cada 15 minutos.
  - Observación continua.

d) En caso de flebotomía:

- Cohibir la hemorragia, pero no demasiado, porque después se vuelve muy tímida.
- Limpieza y sutura de la herida.
- Administración de inmunoglobina antitetánica y vacuna, si es necesario
- Toma de constantes.
- Observación continua.

Administración de la medicación prescrita por el médico: El tratamiento farmacológico será necesario en caso de que exista una enfermedad de base (depresión, esquizofrenia...). En este caso, el tratamiento será el del cuadro agudo que desencadenó el acto suicida, tratando de utilizar los fármacos con menor potencialidad letal en caso de sobredosis. Los envases prescritos deben contener el menor número de unidades posible del fármaco (aproximadamente el 70% de las intoxicaciones medicamentosas se realizan con fármacos prescritos al paciente). De igual modo, es conveniente la colaboración de un familiar que controle y custodie los medicamentos.

Recomendaciones de la American Suicide Foundation para la familia del posible paciente suicida

Dado que, como hemos expuesto a lo largo del capítulo, el papel de la familia puede ser fundamental a la hora de prevenir y detectar posibles crisis suicidas de uno de sus miembros, consideramos de gran interés la inclusión de este apartado de una serie de puntos considerados como fundamentales para el abordaje por parte de los familiares de la persona con riesgo suicida por la American Suicide Foundation, fundación sin ánimo de lucro creada en el año 1987 en Estados Unidos, cuyo fin primordial consiste en la prevención de las conductas suicidas a través de la educación y la investigación.

Abordaje por parte de la familia de la persona con riesgo suicida

1. Conocimiento de los factores que indican riesgo:
   - Historia de tentativas previas (entre el 20 y el 50% de las personas que se suicidan tienen historia de tentativas previas).
   - Hacer mención de la muerte o del suicidio (las personas que se suicidan a menudo hablan de ello directa o indirectamente).
   - Las personas que se suicidan a menudo tratan de poner en orden todos sus asuntos.
   - Depresión (la mayoría de los que se suicidan están afectos de depresión).
   - Ser especialmente cauto con las personas deprimidas que tienen al menos 5 de los siguientes síntomas casi todos los días durante al menos dos semanas:

     • Humor depresivo.
     • Cambio en el apetito o en el peso.
     • Cambio en los patrones de sueño.
     • Discurso o movimientos demasiado lentos o demasiado rápidos.
     • Pérdida de interes o placer en las actividades habituales.
     • Disminución de la actividad sexual.
     • Fatiga o pérdida de energía.
     • Sentimientos de inutilidad, autorreproche y culpa.
     • Pérdida de la capacidad para pensar o concentrarse.
     • Pensamiento de muerte, suicidio o deseo de estar muerto.
   - Las personas deprimidas extremadamente ansiosas, agitadas o coléricas tienen mayor riesgo de cometer suicidio, sucediendo lo mismo con los pacientes deprimidos con escaso soporte sociofamiliar, que consumen-abusan del alcohol o drogas y con los que tienen historia de enfermedad física o psíquica.

2. Tener en consideración que:
   - 3/4 de todos los suicidas dan alguna señal de aviso a familiares o amigos.
   - Todas las tentativas y amenazas suicidas han de tomarse en serio (incluso en los adolescentes, donde las amenazas son más comunes).

3. No olvidar:
   - Estar dispuesto a hablar de lo que le está ocurriendo a la persona con potencial riesgo.

- Cuando una persona está deprimida no se debe tener miedo en preguntarle si considera la posibilidad del suicidio o si tiene algún plan suicida en la mente.
- No se debe discutir acerca del suicidio, sino que se ha de hacer comprender a la persona que se le entiende, que no está sola, que los sentimientos suicidas son pasajeros, que la depresión puede tratarse y, en general, que los problemas pueden resolverse.

4. Involucrarse activamente en la búsqueda de ayuda profesional:
   - Animar a la persona a solicitar inmediatamente ayuda profesional.
   - Puede ayudarse a la persona a buscar el profesional idóneo y el tratamiento adecuado.

5. En caso de crisis aguda, llevar a la persona a un servicio de urgencias o a un hospital psiquiátrico:
   - No dejar a la persona sola hasta que se disponga de ayuda.
   - Alejar del potencial suicida todos los útiles o drogas que pueda utilizar para su fin.
   - Puede ser necesaria medicación o incluso hospitalización inmediata, hasta que la crisis se yugule.

6. Participar activamente en el tratamiento del paciente:
   - El paciente suicida puede a menudo dudar acerca de la idoneidad del tratamiento.
   - Si se le prescribe medicación, puede ser importante tomar un papel activo y estar seguro de que el paciente cumple la prescripción.

11

Trastornos del control de los impulsos

Objetivos

- Identificar los distintos trastornos del control de los impulsos.
- Conocer su etiología, diagnóstico y tratamiento.
- Identificar diagnósticos de enfermería apropiados a cada tipo de trastorno.
- Establecer las pautas de actuación de enfermería basándose en a la elaboración de un plan de cuidados.

11.1. Introducción

Los trastornos del control de los impulsos están considerados como una variante de los trastornos de la personalidad. Podríamos decir que son variantes cuantitativas de la manera habitual de ser del sujeto y se vivencian como tal por ellos mismos. Los síntomas derivan de la particular relación del sujeto con el entorno, provocando alteraciones personales y sociales considerables.

Según la última edición de la Clasificación Internacional de Enfermedades de la Organización Mundial de la Salud en su 10.ª edición (CIE-10), estos trastornos se agrupan en los siguientes tipos:

1. Ludopatías.
2. Piromanía.
3. Cleptomanía.
4. Tricotilomanía.

De forma similar, se encuentran clasificados en el Manual Diagnóstico y Estadístico de las Enfermedades Mentales en su 4.ª edición (DSM-IV), si bien en esta última clasificación se añade el trastorno explosivo intermitente, quedando la clasificación de la manera siguiente:

1. Ludopatías.
2. Piromanía.
3. Cleptomanía.
4. Tricotilomanía.
5. Trastorno explosivo intermitente.

El motivo del reagrupamiento es meramente descriptivo, ya que su etiología apenas es conocida y la valoración que se establece en ellos para que puedan compartir un apartado común radica en las dificultades para incluirlos en otros grupos patológicos más específicos.

Algunos autores ya encajan estos trastornos dentro de los trastornos de la personalidad y otros consideran que estos cuadros no son sino síntomas dentro de las alteraciones de la personalidad.

Aunque no son trastornos de personalidad como tales, sí comparten algunas características con ellos

- *Trastornos de la personalidad*

  – Sujetos extraños:
    ✓ Trastornos paranoides.
    ✓ Trastornos esquizoides.
    ✓ Trastornos esquizotípicos.

  – Sujetos inmaduros:
    ✓ Trastorno antisocial.
    ✓ Trastorno límite.
    ✓ Trastorno histriónico.

  – Sujetos temerosos:
    ✓ Trastorno ansioso.
    ✓ Trastorno dependiente.
    ✓ Trastorno anancástico.

  – Otros trastornos de la personalidad.

  – Trastornos del control de los impulsos:
    ✓ Ludopatía.
    ✓ Piromanía.

✓ Tricotilomanía.
✓ Cleptomanía.

11.2. Ludopatía (juego patológico)

Se dice que cuando se le preguntó al ganador del campeonato mundial de póker, celebrado en el Casino Horseshoe de Binion, en Las Vegas, qué haría con el dinero que había ganado, respondió "perderlo". Esta reacción define, resumidamente, la categoría de conducta patológica de juego.

Las cartas y los dados llegaron al Nuevo Mundo en los barcos de Colón. Los indios tenían sus propias formas de juego, usando huesos de ciruela y melocotón agitados en un cuenco. George Washington guardaba registro de sus pérdidas y ganancias en el juego. Afortunadamente, fue mejor general que jugador de cartas. La primera carrera registrada en EE.UU., la New Market Track, data de 1666. El Congreso Continental organizó una lotería en 1776. El juego floreció en todos los rincones del país, desde los jugadores del transbordador del Missisippi hasta los campos de oro de California. La característica esencial del juego patológico es un comportamiento de juego, desadaptativo, persistente y recurrente, que altera la continuidad de la vida personal, familiar o profesional.

El individuo puede estar preocupado por el juego, reviviendo experiencias pasadas de juego, planificando la próxima aventura de juego o pensando en la forma de conseguir dinero para seguir jugando. Muchos individuos afectos de juego patológico dicen que buscan "acción" más que dinero. Al aumentar sus apuestas o magnificar los riesgos, consiguen producir y mantener los niveles de excitación deseados.

Los individuos con este tipo de trastorno continúan a menudo jugando, a pesar de los repetidos esfuerzos para controlar, disminuir o detener su comportamiento. Se pueden sentir inquietos o irritables cuando intentan parar de jugar. El individuo puede jugar como estrategia para escapar de sus problemas o para liberarse de su disforia.

Aunque todos los jugadores pueden jugar durante cortos periodos de tiempo, es el juego a largo plazo lo más característico de los individuos con juego patológico, mintiendo a los miembros de su familia, terapeutas u otros para ocultar su grado de implicación en el juego. Cuando el individuo se queda sin dinero y sin crédito, pueden aparecer comportamientos antisociales (falsificación, fraude, robo, etc.) para obtener dinero.

11.2.1. Etiología

Se desconoce la causa de la conducta patológica de juego. En términos generales, esta conducta va desde las personas que no juegan a las que no pueden dejar de hacerlo, con la consiguiente devastación para sí mismos y para las personas que los rodean. Parece razonable considerar el juego patológico como una conducta adquirida y, por ello, centrarse más en los aspectos emocionales, sociales y cognitivos que en los relacionados con la dotación biológica.

11.2.2. Sintomatología

Puede haber una distorsión del pensamiento (negación, superstición, confianza excesiva, etc.). Algunos individuos creen que el dinero es la causa y la solución de todos sus problemas. Son con frecuencia altamente competitivos, y se aburren fácilmente.

Estos individuos suelen ser hiperconfiados, algo abrasivos, muy enérgicos y "grandes gastadores"; pero hay ocasiones en las que muestran obvios signos de estrés personal, ansiedad y depresión. A medida que aumenta la conducta de juego, el sujeto se ve forzado a mentir para obtener dinero y seguir jugando, pero oculta la magnitud de su hábito de juego. No hay un intento serio para presupuestar o ahorrar dinero. Cuando se agotan los recursos de dinero, es probable la conducta antisocial para obtener dinero para el juego.

Pueden estar excesivamente preocupados por la aprobación de los demás y ser generosos hasta la extravagancia. Cuando no juegan, pueden ser adictos al trabajo, están predispuestos a presentar enfermedades médicas asociadas al estrés (hipertensión, úlcera gástrica, etc.). Se han observado, asimismo, una mayor prevalencia de trastornos del estado de ánimo, trastorno por déficit de atención con hiperactividad, abuso o dependencia de sustancias y trastornos antisociales, narcisista y límite de la personalidad.

De los individuos en tratamiento por juego patológico, el 20% ha realizado algún tipo de conducta parasuicida.

Asimismo, existen variaciones culturales en la prevalencia y el tipo de actividades de juego (la pelea de gallos, la pelea de perros, las carreras de caballos, etc.). Aproximadamente un tercio de los sujetos afectos de juego patológico son mujeres, estando más predispuestas a presentar trastornos afectivos (depresión) y juegan para escapar de su realidad.

11.2.3. Curso

El juego patológico empieza pronto en los adolescentes varones y más tardíamente en las mujeres. Para la mayoría de los sujetos, el curso es insidioso, aunque algunos pueden quedar atrapados desde su primera apuesta. El curso del trastorno es crónico, aunque en general hay una progresión en la frecuencia de juego, cantidad apostada y preocupación por el juego y la obtención de dinero para jugar. La urgencia de apostar o de jugar aumenta generalmente durante los periodos de estrés o de depresión.

11.2.4. Diagnóstico diferencial

Se debe establecer el diagnóstico diferencial con el juego social, en el que las pérdidas son aceptables. Con las conductas antisociales y con los episodios maniacos en los que el juego está presente pero forma parte de una psicopatología más abigarrada.

11.2.5. Tratamiento

La dificultad principal estriba en que los individuos afectos de juego patológico no acuden voluntariamente, sino bajo presión social y familiar.

De los tratamientos que se han utilizado, las terapias conductuales no han dado resultados y las psicoanalíticas han dado resultado en algunos casos. Asimismo, se han intentado terapias grupales de autoayuda (jugadores anónimos) fundadas en 1957 similares en su funcionamiento a los grupos de alcohólicos anónimos, aunque se han producido un gran número de abandonos.

Actualmente, se están utilizando tratamientos farmacológicos con clorimipramina con resultados esperanzadores. También se están utilizando tratamientos con Naltrexona Clorhidrato.

Las mujeres están poco representadas en los programas de tratamiento y suponen solamente un 2-4% de la población de jugadores anónimos, pudiendo deberse a la mayor estigmatización que supone la adicción de la mujer al juego.

11.3. Piromanía

La característica esencial de la piromanía es la presencia de múltiples episodios de provocación de incendios de forma deliberada e intencionada. Experimentan una tensión o activación emocional antes de provocar el incendio.

Etimológicamente, significa "locura por el fuego", y se caracteriza por una conducta incendiaria, sin otro motivo que el placer que se experimenta tanto en la realización del acto como en la observación de la combustión. Existe una fascinación por, un interés en, una curiosidad acerca de, o una atracción por el fuego y sus contextos y situaciones.

A menudo se trata de "vigilantes" regulares del fuego en sus vecindarios, pudiendo provocar falsas alarmas y ser apreciados por las instituciones, equipo y personal asociado con la extinción de incendios.

En ocasiones, se presentan como bomberos voluntarios. El incendio no se provoca por ganancia económica, como expresión de una ideología sociopolítica, para ocultar una actividad crimimal, para expresar cólera o venganza, etc. Asimismo, no es el resultado de un deterioro del juicio (demencia) o la intoxicación por sustancias.

11.3.1. Sintomatología

Los individuos con piromanía pueden hacer considerables preparativos para provocar un incendio. Pueden ser indiferentes a las consecuencias del fuego sobre la vida o la propiedad, o bien obtener satisfacción con la destrucción de una propiedad. Estos comportamientos conducen a cometer delitos contra la propiedad, a consecuencias legales o a la lesión o la muerte del que provoca el incendio o de otras personas.

La piromanía presenta índices elevados durante la adolescencia (más del 40% de los arrestados por provocación de incendios en Estados Unidos son menores de 18 años), si bien la piromanía en la infancia es rara. La provocación de incendios en la edad juvenil está relacionada con el trastorno disocial, el trastorno por déficit de atención con hiperactividad o el trastorno adaptativo.

Se da con mayor frecuencia en varones, especialmente en los que tienen pocas habilidades sociales y dificultades de aprendizaje. Lo que sí parece claro es que la mayoría de las conductas incendiarias no responden al perfil propiamente dicho del pirómano, sino que son actos realizados por motivos de venganza, buscando dañar o beneficiarse (cobro de seguros, utilización de tierras, etc.), o secundarios a otras patologías psiquiátricas, concretamente las psicosis y el trastorno disocial de la personalidad.

11.3.2. Tratamiento

Es muy complicado referenciar pautas concretas de abordaje terapéutico, puesto que las informaciones al respecto son escasas y dispersas, y en la mayor parte de las ocasiones hacen alusión a casos aislados, en los que las actuaciones se realizan desde la terapia psicoanalítica.

De todas formas, la psicoterapia está totalmente indicada y los resultados van a depender de la capacidad del paciente y de sus recursos en la elaboración y enfrentamiento de su problema, por lo que se le deben aportar diferentes vías de comunicación.

11.4. Tricotilomanía

Cuadro cuya característica principal es el arrancamiento recurrente del cabello, que da lugar a una pérdida perceptible de pelo. El arrancamiento del pelo puede ser de cualquier región del cuerpo (axilas, pubis, perirrectal), aunque los sitios más frecuentes son la cabeza, cejas y pestañas.

El arrancamiento puede ocurrir en episodios breves distribuidos a través del día o en menor frecuencia, pero de forma sostenida, continuar durante horas. Las circunstancias provocadoras de estrés aumentan el comportamiento de arrancamiento del pelo, aunque en los estados de relajación y distracción también se observa este comportamiento.

Inmediatamente antes de arrancarse el cabello, el individuo experimenta una sensación de tensión creciente, aunque en algunos casos esta tensión no precede necesariamente al acto, sino que va asociada al intento de resistir la necesidad.

Algunos sujetos refieren que experimentan una sensación de "hormigueo" en la cabeza que es aliviado al arrancar el cabello.

11.4.1. Sintomatología

El examen de la raíz del pelo, el retorcimiento o la sujeción de la trenza entre los dientes, y la tricofagia (comer cabellos) también pueden darse con la tricotilomanía. El arrancamiento del pelo no se produce en presencia de otras personas (excepto miembros muy próximos de la familia), y puede haber una evitación de las situaciones sociales. Niegan frecuentemente su comportamiento y ocultan o camuflan la alopecia resultante.

Asimismo, pueden arrancar el pelo de animales domésticos, muñecas y otros materiales fibrosos (jerseys, alfombras, etc.). Los sujetos afectos de esta patología también pueden presentar trastornos del estado de ánimo, de ansiedad o retraso mental.

En cuanto al sexo, ambos sexos están igualmente representados entre los niños con tricotilomanía. En los adultos parece mucho más frecuente entre las mujeres que entre los varones, pudiendo reflejar la frecuencia real de esta alteración en ambos sexos o indicar la diferencia de demanda terapéutica en función de factores culturales relacionados con el aspecto físico.

11.4.2. Tratamiento

Cuando se presenta el trastorno en niños debido a la presencia de una factor estresante, lo habitual es que el cuadro desaparezca al desaparecer el estresor causante. Si se mantiene en el tiempo, el enfoque terapéutico pasa por una valoración de la familia, así como de otras áreas sociales conflictivas. El tratamiento siempre ha de ser específico e individual para cada paciente.

11.5. Cleptomanía

Dificultad recurrente para controlar los impulsos de robar cualquier objeto, aun cuando no sea necesario para el uso personal o por su valor económico.

El individuo experimenta una sensación de tensión creciente antes del acto, seguido de bienestar, gratificación o liberación cuando lo lleva a cabo. El robo no se comete para expresar cólera o por venganza, ni aparece como consecuencia de una idea delirante o una alucinación y no se explica mejor por la presencia de un trastorno disocial, un episodio maniaco o un trastorno antisocial de la personalidad.

Habitualmente los objetos son robados a pesar de que tengan poco valor para el individuo, el cual tendría medios económicos para adquirirlos y que con frecuencia se desprende de ellos o no los utiliza. El robo suele cometerse sin la asistencia o colaboración de otras personas.

Es un trastorno raro, según la DSM-IV sólo el 5% de los robos realizados en tiendas cumplirían los requisitos de este trastorno. Asimismo, la distribución en función del sexo no se conoce, pero la mayor parte de los casos publicados corresponden a mujeres.

11.5.1. Sintomatología

Los individuos afectos de cleptomanía experimentan el impulso de robar como egodistónico y son conscientes de que se trata de un acto equivocado y sin sentido. Con frecuencia, la persona teme ser arrestada y se siente deprimida o culpable de los robos. Los trastornos del estado de ánimo (especialmente el trastorno depresivo mayor), los trastornos de ansiedad, conducta alimentaria (bulimia especialmente) y los trastornos de la personalidad pueden estar asociados con la cleptomanía.

El trastorno crea problemas de tipo legal, familiar, profesional y personales.

11.5.2. Tratamiento

Para este tipo de trastorno se han utilizado diversas técnicas psicoterapéuticas, desde psicoterapia conductual, como la desensibilización sistemática y el condicionamiento aversivo, hasta la más utilizada, que es la psicoterapia psicoanalítica.

11.6. Trastorno explosivo intermitente

La característica esencial de este cuadro es la aparición de episodios aislados de dificultad para controlar los impulsos agresivos, lo que da lugar a violencia o destrucción de la propiedad.

El grado de agresividad expresada durante el episodio es desproporcionado con respecto a la provocación o a la intensidad del estresante psicosocial precipitante.

Los episodios agresivos no son consecuencia de los efectos de una sustancia (drogas) o de una enfermedad médica (traumatismo craneal). El sujeto puede describir los episodios agresivos como "raptos" o "ataques" en los que el comportamiento explosivo va precedido por una sensación de tensión o activación interior y va seguido inmediatamente de una sensación de liberación. Posteriormente, el individuo puede sentirse consternado, con remordimientos, arrepentido o avergonzado por su comportamiento agresivo.

11.6.1. Sintomatología

Entre los episodios explosivos se pueden observar signos de impulsividad y agresividad generalizados. Las personas con rasgos narcisistas, obsesivos, paranoides, o esquizoides pueden tener una predisposición a los episodios explosivos de cólera en situaciones de estrés.

El trastorno puede aparecer tras una pérdida de trabajo, un fracaso académico, divorcio, dificultades interpersonales, accidentes, hospitalizaciones o un encarcelamiento.

Se describen cuadros caracterizados por un episodio agudo de comportamiento violento y descontrolado que la persona no recuerda. Se observan tradicionalmente en los países del sudeste asiático principalmente, aunque también se han descrito en Canadá y Estados Unidos. Se les conoce con el nombre de "Amok".

11.6.2. Tratamiento

Anque no existen fármacos específicos antiagresivos, se han utilizado eficazmente tratamientos con litio, propanolol, neurolépticos, carbamacepina, buspirona, ISRS y últimamente la gabapentina.

11.7. Diagnósticos de enfermería relacionados con el trastorno del control de los impulsos

11.7.1. Alteración en los procesos familiares

Estado en el cual una familia que funciona normalmente con eficacia experimenta una disfunción, relacionada con la incapacidad para expresar sentimientos, el distanciamiento en las relaciones, la ineptitud para satisfacer necesidades de seguridad y rigidez de funcionamiento.

A) Objetivos

1. Expresar un aumento de los sentimientos de intimidad.
2. Incrementar la flexibilidad en los roles y funciones familiares.
3. Disminuir el comportamiento de protección de la pareja respecto al paciente.

B) Actividades

1. Ayudar a la familia a definir y clarificar el tipo de relaciones.
2. Ayudar al paciente a analizar las actitudes de distanciamiento y relacionarlas con la dificultad para experimentar sentimientos afectivos.

3. Ayudarlo a expresar sentimientos y compartirlos con los demás miembros de la familia.
4. Explorar efectos de la rigidez en la relación y falta de espontaniedad.
5. Ayudarlo a utilizar un lenguaje adecuado para la expresión emocional.
6. Ayudarlo a identificar necesidades, implicándose emocionalmente.
7. Identificar y definir roles y funciones entre los miembros de la familia para ayudar a modificarlos.
8. Responsabilizar a todos los miembros en la planificación y renegociación de cambios.
9. Identificar exceso de dependencia, necesidades que aumentan poder y control de la familia.

11.7.2. Afrontamiento individual ineficaz

Trastorno de la conducta adaptativa y de la habilidad de resolución de problemas de una persona para cubrir las exigencias y roles de la vida, relacionado con la incapacidad para buscar ayuda y tomar decisiones, con actitudes rígidas, con el mantenimiento de distancia con los demás.

A) Objetivos

1. Solicitar ayuda a los demás, cuando lo precise.
2. Ser capaz de tomar decisiones.
3. Disminuir sus actitudes rígidas y desarrollar intimidad en las relaciones.

B) Actividades

1. Desarrollar la confianza.
2. Ayudarlo a identificar situaciones que pueden ocurrirle y valorar si necesita ayuda.
3. No discutir sobre lo absurdo de su comportamiento.
4. Ayudarlo a que identifique situaciones posibles en las que podría sentirse rechazado.
5. Ayudarlo a evaluar situaciones en términos de sentimientos.
6. Centrarse en la evaluación de experiencias presentes, más que en las previas.
7. Desarrollar planes para evaluar nuevas posibilidades que disminuyan la ansiedad.
8. Ayudarlo a aceptar responsabilidades de su conducta y a explorar los efectos que tiene en los demás y la respuesta que genera.
9. Iniciar el proceso de modificación de su conducta sin que signifique una tensión sobreañadida para su control.
10. Ayudarlo a identificar conductas que interfieren en actividades diarias.

11. Utilizar resolución de problemas de sus conductas y enseñarle a manejar la ansiedad y disminuir conductas compulsivas.
12. Aceptar su propio *self-concept*.
13. Promover un entorno y rutinas consistentes, modificándolas de forma gradual cuando sea tolerable para él.

11.7.3. Ansiedad

Vago sentimiento de inquietud cuyo origen es frecuentemente inespecífico o desconocido por el sujeto, relacionado con la aprensión o expectativas sobre los síntomas físicos:

A) Objetivos

1. Identificar la causa.
2. Resolver las manifestaciones.

B) Actividades

1. Estimular la verbalización de sentimientos nos permitirá identificar el tema comprometido.
2. Ayudar a la exploración de las expectativas, ya que todo esfuerzo encaminado a concretarlas permite clarificar las percepciones erróneas y, por tanto, corregirlas.
3. Favorecer los mecanismos adaptativos que ayudan a la persona a disminuir la ansiedad de manera saludable.
4. Ofrecer retroalimentación positiva, y apoyar y estimular los logros en la disminución de la ansiedad.
5. Enseñar habilidades de afrontamiento y estrategias para enfrentarse a la ansiedad que son particulares en cada sujeto.

11.7.4. Trastorno de la autoestima

Evaluación/sentimientos negativos sobre sí mismo o las propias capacidades que pueden ser directa o indirectamente expresadas, relacionada con sentimientos de desvalimiento y desvalorización, por exceso de perfeccionismo e imposibilidad de controlar pensamientos y actos irracionales.

A) Objetivos

1. Aumentar la sensación de competencia.
2. Aumentar la autoestima.
3. Obtener una imagen realista de uno mismo.

B) Actividades

1. Aceptar sus sentimientos, empatizar.
2. Ayudarlo a relacionar la disminución de su autoestima con sentimientos de ansiedad.
3. Ayudarle a identificar las experiencias que aumentan estos sentimientos.
4. Utilizar resolución de problemas que incrementan la adecuación personal, control y competencia.
5. Explorar limitaciones y definir objetivos realistas.
6. Identificar sentimentos y confrontación directa.
7. Ayudarlo a que discuta y exprese sus sentimientos.
8. Realizar un *feedback* realista en cuanto a sus capacidades y cualidades positivas.
9. Reforzar sus conductas satisfactorias.
10. Aumentar la competencia a través del aprendizaje de habilidades.

Parte III

Trastornos por consumo de sustancias psicótropas

12

Trastornos por consumo de alcohol

Objetivos

- Conocer la historia y concepto del alcoholismo.
- Conocer la clasificación del alcoholismo.
- Comprender el concepto de bebida prudente y de riesgo.
- Adquirir el conocimiento de las posibilidades diagnósticas.
- El alcoholismo.
- Identificación de la clínica alcohólica.
- Identificar las psicosis alcohólicas agudas y crónicas.
- Estrategias terapéuticas en el alcoholismo (fases de desintoxicación y deshabituación).
- Conocimiento de los cuidados de enfermería al paciente alcohólico.
- Identificación de las estrategias preventivas en el consumo de alcohol.

12.1. Referencia histórica

Desde los orígenes de la humanidad, los hombres habían observado que a partir de un jugo de fruta azucarado expuesto al aire libre durante un tiempo determinado se convertía, debido a sus fermentos, en una bebida caracterizada por presentar propiedades especiales. Un antropólogo, D. Hurton, afirmó que esta bebida de contenido mágico tenía tres funciones: alimenticia, sedante y religiosa.

Ya desde 4.000 años a. C. varios pueblos conocían el uso de estas bebidas. Así los sumerios usaban vino y cerveza; los chinos vino, y se sabe, con certeza, que los griegos obtenían cerveza. Posteriormente, los romanos depuraron el arte de cultivar, cortar y seleccionar las viñas, obteniendo con ello un desarrollo importante en este aspecto. Al respecto, se puede señalar que la Biblia hace referencia al vino unas 500 veces, ya sea para elogiarlo o, por el contrario, denostarlo y poner en guardia a las personas sobre su consumo. Otro acontecimiento histórico importante es el descubrimiento, por los árabes, del arte de la destilación (alcohol y alambique), iniciándose precozmente en la tradición alquimista griega. En Europa, el aguardiente se comienza a conocer a partir del siglo XIII.

Posteriormente, el uso de alcohol en las distintas épocas y sociedades es simultáneamente, ensalzado y denostado incluso por la medicina, en la que algunos médicos llegaron a elogiar el espíritu del vino y su uso habitual.

A finales del siglo XIX, el químico alemán E. Buchner descubre la fermentación alcohólica de la glucosa a partir de extractos de levadura acedular, distinguiendo entre *bebidas fermentadas* (vino, cerveza, aguamiel, sidra) y *bebidas destiladas* (aguardientes y sus derivados, ron, aperitivos, etc.), sentando las bases de la actual diferencia entre distintos tipos de bebidas con contenido alcohólico.

12.2. Concepto de alcoholismo. Evolución

Históricamente, el concepto de alcoholismo evoluciona en función de múltiples causas, centradas, generalmente, en las secuelas que el consumo de alcohol inducía en el individuo. Así, Esquirol, en 1838, denominó a la necesidad imperiosa de beber como *monomanía del alcoholismo*, enfermedad basada en esa necesidad de consumir alcohol.

La expresión *alcoholismo* la acuña Huss en la Universidad de Estocolmo, añadiendo a lo ya conocido un aspecto que hacía referencia a que se observaban manifestaciones de la conducta en el individuo afectado por esa dependencia compulsiva en el beber.

Otro término usado en la ingesta alcohólica se debe a Magnan, la *dipsomanía*, que hace referencia a la apetencia patológica e insaciable de beber. Posteriormente, y coincidiendo con Magnan, Gaupp, en 1901, asocia al concepto de alcoholismo un signo que él considera característico y que denomina depresión periódica.

Kraepelin, en 1901, aplica el término *adicción alcohólica* a un trastorno observado en personas que no tenían voluntad suficiente para abandonar el consumo de alcohol, produciéndoles, de hecho, importantes problemas de salud.

Bleuler, en 1924, define el *alcoholismo* como un trastorno caracterizado por cambios somáticos y del comportamiento, con deterioro moral e incongruencia en sus reacciones afectivas.

La OMS, en 1952, introduce el concepto de *alcohólico* como aquel bebedor en exceso cuya dependencia del alcohol ha llegado a tal extremo que existe un trastorno mental, o que padece problemas de salud físicos y mentales que interferirán en sus relaciones personales, sociales y laborales. Esta definición fue completada por Jellinek en 1960, definiendo el *alcoholismo* como todo uso de bebidas alcohólicas que causa un daño de cualquier tipo al individuo, a la sociedad o a ambos.

En la actualidad, los estudios e investigaciones realizados sobre el alcohol y sus consecuencias han modificado sustancialmente la perspectiva desde la que se analizan los efectos perjudiciales del consumo elevado de bebidas alcohólicas. Dejando de lado este concepto que hace referencia a que los efectos nocivos del alcohol se reducían al alcoholismo, se constata por investigaciones clínicas y epidemiológicas que el consumo de bebidas alcohólicas conlleva efectos perjudiciales no sólo en el individuo, sino en todo su entorno ecológico. Según esto, se podría definir el alcoholismo como: un grupo heterogéneo de problemas de salud de índole física y social asociados al consumo de alcohol, sea éste regular o puntual e indistintamente en bebedores ocasionales, habituales, excesivos o alcohólicos, que generan consecuencias perjudiciales para el individuo, la familia y la comunidad, no estando éstas ligadas, necesariamente, a la dependencia.

Esta amplitud en el concepto nos permite tener una amplia y panorámica perspectiva de las consecuencias del beber, favoreciendo una visión de conjunto de una problemática tan compleja. La aportación más interesante de éste concepto es su "universalidad", en tanto en cuanto cualquier individuo puede tener problemas importantes en relación con la ingesta alcohólica.

12.3. Coste sanitario y económico del alcoholismo

Existe una notable relación del consumo de alcohol sobre la mortalidad y morbilidad. En 1991, la mortalidad atribuible al consumo de alcohol se cifra en torno al 4,6% de todas las causas de muerte, siendo los accidentes, traumatismos, intoxicaciones, neoplasias, y la patología cardiovascular por alcohol quien más contribuyó a elevar estas cifras de mortalidad. A ello se pueden añadir los recursos y el coste que genera la asistencia y tratamiento de los problemas somáticos y psíquicos generados por el consumo. La OMS señala, al respecto, los costes adicionales e indirectos derivados de esta patología, como pueden ser los gastos derivados de la asistencia social, daños que se generan en situaciones de embriaguez, los derivados de la utilización del sistema judicial y penitenciario, divorcios y separaciones, tratamientos de las familias, la falta de productividad y rendimiento laboral (absentismo), así como los recursos que se invierten en campañas preventivas educacionales.

Al respecto, cabe apuntar la coincidencia de toda la comunidad científica en las consecuencias del consumo elevado de alcohol por parte del individuo, generando *problemas relacionados con el consumo excesivo ocasional de alcohol y problemas relacionados con el consumo excesivo crónico del alcohol.*

Problemas relacionados con consumos excesivos ocasionales de alcohol:

- Cardiovasculares: Arritmias.
- Digestivos: Gastritis erosiva, pancreatitis aguda y hepatitis alcohólica aguda.

– Infecciosos: Neumonías.
– Neurológicos: ACV, crisis epilépticas...
– Psiquiátricos: embriagueces idiopáticas, amnesia, ansiedad...
– Sexuales, reproductivos: impotencia, lesiones fetales...
– Traumatismos: accidentes (domésticos, laborales), agresiones, homicidios, suicidios...
– Familiares y sociales: descuido de los hijos, absentismo, baja productividad, delincuencia...

Problemas relacionados con el consumo excesivo crónico de alcohol:

– Cardiovasculares:
  • Cardiomiopatías.
  • Hipertensión arterial.

– Digestivos:
  • Gastritis crónica.
  • Pancreatitis aguda y crónica.
  • Hepatitis crónica.
  • Cirrosis.

– Neoplasias:
  • Cavidad bucal, faringe, esófago...
  • Hepatocelular primario.

– Neurológicos:
  • Polineuritis.
  • Encefalopatías.
  • ACV.

– Psiquiátricos:
  • Trastornos mentales orgánicos.
  • Ansiedad, depresión, insomnio...
  • Trastornos mentales por alcohol.
  • Dependencia del alcohol.
  • Ludopatía.

– Sexuales, reproductivos:
  • Esterilidad, aborto...
  • Lesiones fetales.
  • Fetopatía alcohólica.
  • Bajo peso del bebé al nacer.

– Traumatismos:
  - Accidentes (tráfico, laborales...).

– Familiares, sociales:
  - Divorcios.
  - Desempleo.
  - Problemas económicos.
  - Problemas judiciales.

12.4. Bebida prudente y bebida de riesgo

En función de los datos anteriores referidos a mortalidad y morbilidad del consumo de alcohol, no será difícil observar su peligrosidad. Sin embargo, estando su consumo tan fuertemente enraizado en nuestra sociedad (no se asocian consecuencias negativas), el acto de beber puede tener consecuencias y efectos beneficiosos a nivel individual, cumpliendo una función social. Al respecto, la OMS establece como *consumo peligroso* aquel que es superior a la ingesta de 280 g/etanol/semana en varones y 140 g/etanol/semana en mujeres. Estos niveles están siendo rebajados continuamente, a medida que se amplía el conocimiento del papel del alcohol.

$$\text{N.}^{\text{o}}\text{ de g de etanol} = \frac{\text{cc} \times \text{graduación} \times 0{,}8}{100}$$

A nivel psíquico, el consumo moderado de bebidas produce sensación de bienestar, de euforia, mejora el tono afectivo, activa la vitalidad y mejora la capacidad de relación, provocando una exaltación de los sentimientos y un oscurecimiento de la racionalidad que no siempre es disfuncional, ya que favorece la aproximación, el acercamiento personal y genera sentimientos de solidaridad. Éste es un fenómeno definido culturalmente y controlado normativamente; es un hecho social y cultural dentro de un contexto y unas circunstancias predeterminadas, no siendo una mera cuestión cuantitativa; una misma cantidad de alcohol puede ser, en función de las circunstancias y el contexto, peligrosa e inocua.

La bebida prudente no es problemática, es decir, no altera las capacidades laborales, no perturba las relaciones interpersonales, no provoca deterioro en la relación familiar, no causa conflictos en el entorno, ni daña física y mentalmente al que bebe, no causándole ningún problema legal al respecto. Pinillos afirma que: el bebedor normal no bebe por una necesidad irresistible, ni por compulsión o tensión, ni es atemorizado o atraído por la pérdida de control habitual en el alcoholismo; bebe para conseguir algunas de las metas, socialmente definidas y permitidas, que el alcohol puede facilitar. En definitiva, la bebida prudente, en la ponderación riesgo/beneficio, se inclina hacia las consecuencias positivas.

Si, por el contrario, esta ponderación se inclina hacia las consecuencias negativas, se estaría hablando de bebida de riesgo, constituyéndose, en consecuencia, en un consumo arriesgado, peligroso o perjudicial para el individuo y su entorno y en un objetivo sanitario prioritario, debido a las consecuencias físicas, psíquicas, sociales y culturales del entorno.

12.4.1. Clasificación del alcoholismo

Existen, actualmente, varias clasificaciones del alcoholismo. Haciendo referencia a una de las más utilizadas actualmente (Jellinek, 1960), el alcoholismo se clasifica en:

a) Alcoholismo alfa. Caracterizado por:

1. Dependencia psicológica, calmando, el alcohol, dolores somáticos o emocionales.
2. No existir pérdida de control ni incapacidad de abstenerse.
3. Ser el preludio del alcoholismo gamma.

b) Alcoholismo beta. Alcoholización de larga duración, caracterizada por:

1. Complicaciones somáticas (cirrosis, polineuritis...).
2. Aumento de la tolerancia.
3. No hay dependencia física ni psíquica.
4. Puede evolucionar al alcoholismo delta.

c) Alcoholismo gamma. Caracterizado por:

1. Aumento importante de la tolerancia.
2. Dependencia psíquica que progresa hacia la física (síndrome de abstinencia, no control).
3. Impulso a la embriaguez.
4. Influido por factores de personalidad (como inmadurez afectiva, desesperanza...).
5. Alcohol como droga dinamógena irregular e impulsiva.

d) Alcoholismo delta. Caracterizado por:

1. Incapacidad de abstención.
2. Resto igual al alcoholismo gamma.

e) Alcoholismo epsilon (dipsomanía). Caracterizado por:

1. Consumo compulsivo de bebida.
2. No aparece síndrome de abstinencia.

12.4.2. Diagnóstico del alcoholismo

Existen varios parámetros para llegar al diagnóstico de alcoholismo, básicamente un consumo patológico de alcohol, así como un hándicap de funcionamiento social o profesional.

1. El *consumo patológico* puede ser definido por varias circunstancias:
   - Necesidad diaria de alcohol para rendir adecuadamente.
   - Incapacidad para disminuir o detener su consumo.
   - Esfuerzos repetidos para controlar o reducir el consumo elevado.
   - Periodo amnésico en relación con las distintas intoxicaciones.
   - Persistencia en el consumo aun conociendo la existencia de problemas somáticos.

2. El *déficit social y* profesional, puede ser definido por:
   - Actos violentos en relación con la ingesta.
   - Absentismo laboral.
   - Pérdida de empleo.
   - Problemas legales (arrestos, accidentes...).
   - Dificultades familiares importantes.

3. *Clínicamente,* se utilizan diversos *marcadores* que pueden indicar diferentes problemas con el alcoholismo:
   - GGT: Se consideran positivos valores superiores a 40 UI, no siendo esta enzima específica del alcoholismo, ya que pueden existir falsos negativos y falsos positivos (neumonías, IAM, diabetes, hepatitis víricas, cirrosis, etc.). Se puede reforzar la especificidad de la GGT haciendo que el paciente se abstenga de tomar alcohol durante al menos 5 días: si disminuye la cifra, podemos considerar que el paciente bebe en exceso.
   - VCM: La macrocitosis es frecuente en el alcoholismo. Puede ser debida a una carencia de folatos, a un bloqueo metabólico de los folatos debido al etanol o a ambas cosas. No es un parámetro específico, ya que puede haber falsos positivos (carencia de vitamina B12, carencia de folatos, mixedema, etc.) y falsos negativos (entre el 20 y el 30%).
   - Transferrina deficiente en carbohidratos (CDT): De reciente aparición, se incrementa en consumos superiores a 50-80 g/etanol/día durante una semana. Discrimina bien entre abstemios/bebedores excesivos, presentando la ventaja de ser una prueba muy específica que permite hacer un adecuado seguimiento de la abstinencia. Su mayor problema radica en su escasa disponibilidad y su elevado coste.
   - Otros parámetros biológicos: Glucemia, hipercolesterolemia total, disminución del colesterol HDL, hiperlipemia, hiperuricemia, hipertrigliceridemia, trombopenia, aumento del resto de transaminasas, etc.

– Cuestionarios: Utilizados desde la década de 1950, han demostrado ser instrumentos de importante valor predictivo. Los más utilizados son el MAST, el CAGE y el AUDIT. Incluyen niveles diagnósticos en relación con la dependencia física, así como con aspectos psicológicos y sociales.

12.4.3. Clínica del alcoholismo

Básicamente, la clínica del alcoholismo suele manifestarse con pérdida de control e incapacidad de abstención de consumo alcohólico. Ésta se continúa hasta llegar a la embriaguez, constituyendo un síntoma de rápida instauración, poniendo de manifiesto el uso del alcohol como droga psicoactiva llegando, por último, a la aparición del *síndrome de abstinencia,* caracterizado por aparecer al reducir o suspender de manera brusca la ingesta alcohólica y la aparición de síntomas psicológicos de componente ansioso *(dependencia psíquica)* y de síntomas físicos con presencia de temblor, sudoración intensa, crisis comiciales, alteraciones del estado de la conciencia, trastornos del sueño, trastornos gastrointestinales, etc. *(dependencia física).* A este cuadro se suelen asociar alteraciones de la libido y síntomas depresivos primarios o secundarios.

Desde el aspecto *sociofamiliar* aparecen problemas relacionados con la vida laboral del individuo (absentismo, despidos, bajo rendimiento, etc.), aunque el campo más afectado es el relacionado con la alteración de la homeostasis familiar: desajustes, separación y disgregación total de la familia acompañados de graves alteraciones en los hijos de pacientes alcohólicos con trastornos de conducta, alteraciones psicopatológicas y una mayor incidencia de alcoholismo en relación con otros grupos. Asimismo, aparecen problemas de índole económica y legal que generan una pérdida de nivel social.

12.4.4. Intoxicación etílica aguda

Define un episodio producido por un consumo excesivo de alcohol ligado al proceso de absorción (los alimentos o las bebidas edulcoradas dificultan y retrasan la absorción, mientras que las gasificadas la aceleran) y al fenómeno de la *tolerancia* (capacidad de aumentar el consumo para conseguir los efectos deseados).

La intoxicación etílica se produce por un proceso de inhibición descendente de las funciones en el SNC (inhibición del freno cortical) con el resultado de *fenómenos desinhibitorios* en sus primeras fases con la aparición de disminución de la autocrítica, omnipotencia, verborrea, euforia, ausencia de sensación de fatiga, falta de coordinación motriz o sensación de aumento de reflejos.

Posteriormente, se comienzan a *afectar estructuras subcorticales y troncoencefálicas que generan síntomas* como disartria, ataxia, visión borrosa o doble, llegando, finalmente, a la depresión del SNC con la aparición de coma e, incluso, de muerte del paciente.

12.4.5. Intoxicación patológica

Clínicamente, se produce un cuadro con fenómenos de agresividad, irritabilidad, ansiedad o pánico, con la aparición, en ocasiones, de estrechamientos del estado de la conciencia. Se han descrito varias formas de intoxicación patológica:

- *Alucinatoria:* Con presencia de alucinaciones auditivas o visuales amenazantes para el sujeto ante las cuales el paciente reacciona de forma violenta.
- *Delirante:* Aparición de delirios de temática diversa, sobre todo megalomaniaca, persecutoria o celotípica.
- *Excito-motriz:* Agitación psicomotriz importante, con ausencia de autocontrol, agresividad y comportamiento destructivo.
- *Depresiva:* Riesgo autolítico importante.

Finalmente, cabe reseñar que en algunos pacientes diagnosticados de intoxicación patológica aparecen alteraciones en el EEG, sugiriendo una menor tolerancia al alcohol en sujetos de estas características

12.4.6. Delirium trémens (DT)

Psicosis alcohólica aguda que aparece entre las 6-8 horas después de la deprivación alcohólica, alcanzando su pico máximo de intensidad y gravedad entre las 48-72 horas para, posteriormente, ir decreciendo hasta su resolución final. Reseñar que si no se trata adecuadamente el DT puede acarrear la muerte del paciente (hasta un 15% si no hay intervención terapéutica adecuada).

El delirium trémens se presenta en individuos alcohólicos con un consumo excesivo y reiterado de tóxico, generalmente en abstinencia absoluta o relativa de alcohol. Lo fundamental de su sintomatología es la presencia de síntomas que son reflejo, por un lado, de una *hiperactividad simpática* (taquicardia, hipertensión, sudoración intensa, temblor importante, ansiedad) y, por otro, de un *delirium* (disminución del nivel de conciencia con desorientación, trastornos de la senso-percepción y de la psicomotricidad). Asimismo, pueden aparecer síntomas menos específicos, como náuseas y vómitos, cansancio, insomnio, cefaleas, etc.

Clásicamente, el DT se describe por una *tríada sintomática:* delirium, alucinaciones y temblor, aunque algunos autores incluyen la presencia de hipertermia como un síntoma diferenciador. Uno de los síntomas incluidos en el concepto de delirium es el *delirio ocupacional,* en el cual el sujeto realiza automáticamente actos relacionados con su actividad habitual laboral u ocupacional.

Del mismo modo, la forma clásica de las alucinaciones son las *microzoopsias,* caracterizadas por la visión de animales muy pequeños que, en muchas ocasiones, no son sino deformaciones de objetos de la habitación o sombras de los mismos.

12.4.7. Psicosis alcohólicas crónicas

- *Encefalopatía de Gayet-Wernicke:* Secundaria a un déficit severo de tiamina, aparecen lesiones vasculares y hemorrágicas alrededor de los ventrículos cerebrales y del acueducto de Silvio. Presenta una clínica caracterizada por la aparición de un descenso del nivel de conciencia, nistagmus, oftalmoplejía, fiebre, agitación, onirismo, ataxia, estado confusional y neuropatía periférica.
- *Síndrome de Korsakoff:* Trastorno que afecta fundamentalmente a la memoria de fijación, con tendencia a la confabulación (relleno de lagunas mnésicas), alteración de la conciencia y déficit intelectual, así como desorientación importante y polineuritis periférica severa.
- *Demencia alcohólica:* Aparición de síntomas de un cuadro demencial con afectación de la memoria y el pensamiento, trastornos de las funciones corticales superiores (afasia, apraxia, agnosia) y cambios en la personalidad del enfermo. Una de las características diferenciales con otro tipo de demencias degenerativas es que una vez suprimido el tóxico su evolución es muy lenta (incluso se detiene).
- *Alucinosis alcohólica:* Trastorno exclusivamente alucinatorio en su inicio, fundamentalmente auditivo (aunque también puede ser visual), que aparece en las dependencias alcohólicas de larga evolución. Posteriormente, son frecuentes también las interpretaciones deliroides poco estructuradas al inicio, que llegan a degenerar en verdaderos cuadros delirantes orgánicos.
- *Celotipia alcohólica:* En este tipo de pacientes, y debido a los efectos que el alcohol ejerce sobre la función sexual, es frecuente la aparición de ideas celotípicas como consecuencia de la proyección del enfermo de su propia impotencia en su compañera, haciéndola responsable de ésta, generando cuadros agresivos y violencia familiar importantes.
- *Otras psicosis alcohólicas crónicas:* Cabe reseñar que existen gran cantidad de cuadros crónicos en relación con el consumo abusivo de alcohol. Algunas de ellas son: enfermedad de Marchiafava-Bignami, mielinosis central pontina de Adams, esclerosis laminar de Morel, síndrome de Jolliffe, etc.

12.5. Tratamiento del alcoholismo

A pesar de los avances obtenidos en el manejo del alcoholismo, el tratamiento de esta adicción en sí mismo constituye un desafío terapéutico. En los últimos años, gran parte de la actividad investigadora se ha propuesto como meta el lograr la disminución del deseo de consumir alcohol y, por tanto, del número de recaídas tan frecuentes en el alcoholismo.

El planteamiento terapéutico de un paciente dependiente deberá cubrir *tres fases:* en la primera de ellas, el objetivo principal será el tratamiento del síndrome de abstinencia *(desintoxicación),* con la utilización de terapias preferentemente farmacológicas. Posteriormente, se abordará una segunda fase, en la que se ayudará al paciente a organizar su vida al margen del consumo de alcohol *(deshabituación)* mediante enfoques psicológicos y sociofamiliares y escasa participación de los fármacos empleados habitualmente. Este planteamiento se conforma con una tercera fase *(rehabilitación, reinserción* y *prevención de recaídas).*

12.5.1. Tratamiento de la intoxicación etílica aguda

La intoxicación etílica aguda constituye uno de los cuadros más frecuentes en los servicios médicos de urgencias, generando situaciones de agresividad y violencia consecuentes al consumo excesivo de alcohol. Básicamente, el tratamiento consiste en:

- *Sedación:* Mediante el uso de neurolépticos (Levomepromacina) y benzodiacepinas (Diazepan), observando los posibles riesgos de depresión respiratoria o efectos paradójicos de los fármacos utilizados.
- *Contención mecánica:* Utilizar solamente en casos necesarios y el menor tiempo posible.
- *Control de la posible hipoglucemia:* En todo paciente con sospecha de alcoholismo debe realizarse un BM test por el peligro de hipoglucemia. Se produce este cuadro por la *depleción de los depósitos de glucemia y la inhibición de la neoglucogénesis hepática.* Ante esta situación se administrará 100 mg de tiamina (vit. B1) por vía parenteral y 50 ml de dextrosa al 50% por vía intravenosa, evitando, de esta forma la posible aparición de la enfermedad de Wernicke, ya que si se administra solamente glucosa podemos estar consumiendo las últimas reservas de tiamina del enfermo.
- *Prevención de aspiración respiratoria:* Colocando al paciente en decúbito lateral sobre el lado izquierdo.

12.5.2. Tratamiento de la abstinencia alcohólica

Siendo factible el abordaje de esta patología desde el ámbito ambulatorio (A. Primaria), en algunos casos, generalmente es recomendable el *tratamiento hospitalario* cuando la clínica sea muy severa, exista patología somática (frecuente) y psiquiátrica concomitante, si existen antecedentes de convulsiones o delirium y en aquellos casos en los que, aunque la clínica del síndrome de abstinencia no sea demasiado intensa, hay antecedentes de múltiples episodios de abstinencia. Otras razones abarcan las de índole social, como es el caso de pacientes en los que se duda de su capacidad para comprender el proceso, que carecen de soporte familiar o cuando la coordinación con servicios especializados sea difícil o imposible. Básicamente se orienta hacia:

- La supresión absoluta de alcohol.
- La prevención y tratamiento de los síntomas de abstinencia (sedación): para este fin se dispone de fármacos eficaces reduciendo las dosis hasta su supresión. Los más empleados son las benzodiacepinas (cloracepato dipotásico, diacepam o loracepam), recomendando la vía oral, debido a su absorción irregular por vía intramuscular. Como alternativas al uso de estos fármacos están el clormetiazol, el tiapride y el tetrabamato. Ocasionalmente, se utilizan otros grupos de fármacos como beta-bloqueantes, clonidina, valproato sódico...
- Vitaminoterapia: Los sujetos dependientes se encuentran en situación de carencia vitamínica, sobre todo del grupo B, recomendando usar la vía IM, ya que las alteraciones farmacodinámicas hacen poco útil la vía oral. La administración de vitaminas del grupo B, especialmente de B1, previene la aparición del síndrome de Wernicke. Asimismo, se pueden administrar vitamina C, ácido fólico y vitamina K, si el estado del paciente lo aconsejase.
- Otras medidas: Siempre que se considere necesario, se llevará a cabo la implantación de medidas complementarias en el tratamiento de la abstinencia alcohólica. En concreto, es importante señalar la evitación del decúbito supino, el mantener la estimulación sensorial, el control de constantes frecuentes, la hidratación y el control del balance hidroelectrolítico, la profilaxis antibiótica y la sujeción mecánica si fuese necesaria. Asimismo, es importante el tratamiento de las afecciones concomitantes, que son frecuentes en estos casos.

12.5.3. Tratamiento de la deshabituación (rehabilitación, reinserción)

La deshabituación es un proceso complejo que conlleva un tratamiento estructurado y coordinado entre los distintos niveles asistenciales (control y seguimiento de los pacientes). Básicamente se sustenta en cuatro aspectos:

- *Tratamiento farmacológico:* Los fármacos usados en esta fase deben cumplir básicamente: disminución del ansia de beber *(anticraving),* interferir los mecanismos de recompensa, carecer de los mínimos efectos secundarios y no interferir con el alcohol. Los más utilizados son: *fármacos aversivos* (disulfiran, cianamida) con la característica de producir una reacción al contacto con el alcohol consistente en vasodilatación facial, cefaleas, náuseas, vómitos, disnea, taquicardia, hipotensión, palpitaciones y una sensación intensa de malestar general. Otros fármacos usados son los *antidepresivos,* generalmente inhibidores de la recaptación de serotonina (fluoxetina, fluvoxamina y paroxetina). Su eficacia se basa en que reducen el deseo o ansia de beber. El uso de *antagonistas opiáceos* (naltrexona) parece ser eficaz, disminuyendo el consumo en periodos de recaída al tener cierta acción sobre la pérdida de control y mecanismos de recompensa (acción sobre los receptores opiáceos). Recientemente, ha aparecido el uso del *acamprosato,* que es eficaz a la hora de reducir el consumo voluntario de alcohol, manteniendo la abstinencia mediante el mecanismo de control del ansia de beber *(craving)*.

- *Tratamiento psicoterapéutico:* El proceso de dependencia alcohólica está rodeado por una organización neurótica que debe abordarse con técnicas psicoterapéuticas. Por ello se usa una psicoterapia conciliadora de sus impulsos y que les madure emocionalmente, siendo la primera parte del tratamiento aquella que gira alrededor de la disyuntiva beber-no beber. Tras un periodo de psicoterapia individual, la indicación subsiguiente es la *psicoterapia de grupo,* que es laboriosa, debido a la resistencia del alcohólico a acudir a la consulta. Los *objetivos de la psicoterapia grupal* son: comprensión de la enfermedad alcohólica, identificarse como enfermo alcohólico, desculpabilización, aprendizaje de conductas alternativas, reforzar la abstinencia y prevención de recaídas.
- *Tratamiento familiar:* Debido a la importancia que la familia tiene en la deshabituación del paciente alcohólico y a las repercusiones en su sintomatología, es importante implicar a los miembros de la misma en el tratamiento del sujeto, ya que puede favorecer su rehabilitación en tanto en cuanto los familiares se acostumbren a vivir sin el alcohol del enfermo. Como necesidades terapéuticas de la familia del alcohólico, se pueden citar: información para interpretar la conducta alcohólica, conocer los factores de recuperación, aprender a convivir con el problema, conocer los mecanismos de evitación de dependencias yatrógenas (automedicación), conocer el significado de la recaída, conocer la posibilidad de desajuste familiar, conocer las posibles reacciones depresivas e, incluso, conocer la posibilidad familiar de co-dependencia.
- *Grupos de autoayuda*: Orientados, básicamente, hacia el control de la ingesta, estos grupos (Alcohólicos Anónimos) basan su acción en la puesta en común de las dificultades de mantenimiento de la abstinencia, así como de los mecanismos de afrontamiento utilizados por sus miembros. De carácter gratuito, estos grupos tienen como objetivo principal el permanecer sobrios y ayudar a otros alcohólicos a adquirir este estado de sobriedad.

12.6. Cuidados de enfermería en el alcoholismo

La base del proceso de enfermería es la obtención de datos, fundamentalmente del paciente, su familia o personas más significativas de su entorno. Es esencial una valoración de la historia de enfermería y de la historia física profunda para identificar problemas en el nivel de salud del individuo con el objetivo de conseguir diagnósticos de enfermería relacionados con las posibles alteraciones que presente el paciente.

Puesto que el uso de bebidas alcohólicas es frecuente en nuestra sociedad, es importante incluir en la historia de enfermería preguntas sobre el consumo y realizar una entrevista amplia para apreciar una *valoración del paciente alcohólico sobre cinco áreas:* de comportamiento, afectiva, intelectual, fisiológica y sociocultural.

Considerando que un tercio de los usuarios admitidos en los hospitales tienen problemas relacionados con el alcohol, sin asociar directa o indirectamente el diagnóstico con el alcohol, es importante que el personal de enfermería se familiarice con la problemática que rodea al consumo abusivo y/o dependiente del alcohol, con el objetivo de lograr intervenir eficazmente para ayudar al enfermo en su recuperación.

Asimismo, los enfermeros han de examinar sus valores, actitudes y comportamientos en relación con el alcoholismo. Las intervenciones serán difíciles a menos que se sepa *identificar sus sentimientos sobre el uso y abuso* del alcohol, en base a que los pacientes alcohólicos son conscientes de los tonos emocionales elevados presentes en sus interacciones.

12.6.1. Características del comportamiento

El enfermero ha de aprender a *identificar e interpretar muchos datos* que determinan si el usuario tiene problemas en relación con el consumo de alcohol. En general, está presente un *aislamiento social* como consecuencia de dificultades interpersonales con personas significativas del entorno del enfermo; las discusiones con su familia son frecuentes, pudiendo el enfermo no entender el porqué los demás se muestran disgustados por su comportamiento. *No hay pérdida de conciencia*, pero el enfermo sufre amnesias consecutivas a la ingesta que rompen la comunicación y aumentan la tensión en el entorno.

El bebedor problemático tiende a *presentar dificultades de enfrentamiento con el estrés* y *se frustra con facilidad*; esta pobre tolerancia a la frustración, junto con las dificultades personales, conllevan la continuidad de la ingesta, sufriendo sentimientos de *culpabilidad*, venganza, etc. Cuando bebe, el enfermo experimenta *sentimientos pasajeros de bienestar*, durante los cuales disminuyen sus inhibiciones apareciendo, en estos momentos, comportamientos característicos que aumentan las dificultades:

- Desafío abierto a la autoridad.
- Sospecha y miedo de personas y objetos.
- Expresiones no inhibidas de amor.
- Rabia y acción incontrolada.
- Sentimientos de impotencia.

Junto a estas dificultades interpersonales pueden surgir otras *dificultades sociales*, como ausencias laborales, arrestos, etc.

12.6.2. Características afectivas

Se ha escrito mucho sobre los rasgos de personalidad del paciente alcohólico. La pregunta que surge es, sin embargo, si estos rasgos existían antes del problema o son el resultado de la ingesta excesiva. Blane, en 1968, describió los rasgos de la personalidad alcohólica basándose en conceptos como *dependencia* (dependiente, contradependiente o alternativamente dependiente-independiente), *depresión* (enfado y agresividad contra los que tienen relación directa) y *negación* (no reconocen su problema con el alcohol).

12.6.3. Características intelectuales

Principalmente, son:

- Pensamientos de negación culpabilidad, vergüenza, inadecuación...
- Juicio dañado y toma de decisiones disminuida.
- Lapsus de memoria y amnesias.

Los alcohólicos pueden demostrar *actitudes defensivas apáticas* en sus interacciones con los demás. Debido a ello es *importante no emitir juicios* de valor sin base científica, pudiendo, de hecho, responder a preguntas con respuestas vagas o cambiando de tema. La *memoria reciente* se afecta, por lo que debemos sospechar la posible presencia de síndromes, como es el caso del de Wernicke o Korsakoff.

12.6.4. Características fisiológicas

Siendo el alcohol básicamente *depresor del SNC* y afectando a cualquier célula del organismo, varios sistemas se dañan lo suficiente para dar síntomas objetivos: respiratorio, cardiovascular, gastrointestinal, nervioso, etc.

12.6.5. Características socioculturales

Existen ciertas condiciones, dentro del núcleo familiar, que apoyan el consumo y comportamiento alcohólicos observando la embriaguez como algo socioculturalmente aceptado. No es hasta que la *frecuencia de uso se incrementa, y los cambios de personalidad y humor* se hacen más graves cuando comienzan las dificultades sociales y el bebedor entra en conflicto.

Las relaciones del entorno (familiares, laborales...) comienzan a degradarse y aparecen sentimientos de vergüenza, enfados, confusión y sentido de culpabilidad.

Manteniendo el problema como un secreto, la familia intenta compensar débilmente el comportamiento alcohólico, poniendo *excusas* al respecto, bajo las promesas de no consumir más.

12.7. Diagnóstico y planificación de los cuidados de enfermería

Varios diagnósticos de enfermería relacionados con la salud del paciente alcohólico pueden verse afectados por la intervención del personal de enfermería. Éstos están diseñados para *proporcionar un lenguaje común* para los Enfermeros que trabajan con alcohólicos. Se agrupan en *diagnósticos relacionados con: a)* la intoxicación aguda, *b)* la desintoxicación, y *c)* la deshabituación (alcoholismo crónico), y se realizan tras la obtención de datos del paciente, siendo *provisionales, dependiendo de la reacción del usuario.* En base a ellos, se *establecen los cuidados* necesarios como una segunda fase, *determinando las prioridades* para satisfacer las necesidades del enfermo, usando, al proponer estas prioridades, gran variedad de conceptos, principios, modelos y teorías. En general, los diagnósticos relacionados con preocupaciones que amenazan la vida del paciente serán considerados como fundamentales.

Una vez decididas las prioridades, deben *proponerse objetivos* para el paciente, generalmente comunes al personal de enfermería que, siendo mayor su base de conocimientos, deberá ayudar al paciente a entender las preocupaciones y diagnósticos relacionados con su problemática. Estando identificados los objetivos, la última fase será *seleccionar las acciones e intervenciones de enfermería.*

12.7.1. Cuidados estándar en la intoxicación aguda

1. Es una urgencia médica.
2. Negación de ingesta alcohólica importante.
3. Obtener niveles de alcoholemia.
4. Observar daños físicos.
5. Valorar signos de depresión del SNC.

A) Consideraciones generales

1. Proporcionar un entorno tranquilo.
2. Proteger de autolesiones.
3. Vigilar signos vitales.
4. Asistir a actividades de autocuidados.

B) Acciones

- Alteración por depresión del SNC: Signos vitales, náuseas, animar a toser...
- Alteración en volumen de líquidos: Ingestión-expulsión y control de electrólitos.
- Alteración del sueño: Luz encendida, actividad, administrar medicación...
- Traumatismos: Actividad, cama baja, barandillas, timbre de llamada al alcance.

- Ansiedad: Orientar, explicar procedimientos, actitud no enjuiciadora, voz firme, actitud tranquila, usar técnicas de escucha, uso de medidas de confort.
- Déficit de autocuidado: Higiene personal, valorar capacidades (puede o no puede), comentar procedimientos y rutinas, procurar asistencia necesaria (ayudar si procede).

12.7.2. Cuidados estándar en la abstinencia alcohólica

Constituye un cuadro grave, siendo la principal preocupación la aparición de un delirium trémens.

A) Consideraciones generales

1. Sedación adecuada y apoyo al paciente.
2. Control de signos vitales
3. Valorar niveles de sedación.
4. Ausencia de estímulos externos (disminuye la agitación).
5. Líquidos abundantes.
6. Dieta alta en proteínas y carbohidratos.
7. Proteger de posibles lesiones físicas.

B) Acciones

- Déficit de líquidos: Vigilar y anotar ingestión-expulsión, observar signos y síntomas de déficit, peso diario.
- Alteraciones de la nutrición: Valorar la capacidad de deglución, fármacos antieméticos, alimentos apropiados, vitaminoterapia, comidas frecuentes y ligeras, ayudar si precisa.
- Intolerancia de actividad por temblores: Hiperactividad, inestabilidad en la marcha, mantener la actividad dentro de lo posible.
- Alteraciones sensoriales y músculo-esqueléticas: Orientar en tiempo, lugar y persona, vigilar posibles crisis convulsivas, vigilar posibles suicidios, permanecer al lado en ingesta de medicamentos.
- Alteraciones en la piel: Valoración diaria de su integridad, tratar heridas.
- Alteraciones del sueño: Ambiente tranquilo y cómodo, restringir las visitas, administración de medicación específica.
- Miedo por reacciones emocionales: Identificar la razón del miedo, observar reacciones de miedo, permanecer al lado del paciente, usar voz calmada y tranquilizadora.
- Valoración y control de la ansiedad: Leve, moderada o grave, tomar medidas de confort, expresar frases cortas y simples, animar a expresar la ansiedad, realizar actividades de entretenimiento.

12.7.3. Cuidados estándares en alcoholismo crónico (deshabituación)

El enfoque principal en la continuación del tratamiento en pacientes alcohólicos se basa en *ayudar al paciente a aceptar que no puede consumir alcohol.*

A) Consideraciones generales

1. Ayudar al paciente a aceptar que no puede consumir alcohol.
2. Planificar actividades de ocio.
3. Toma de decisiones responsables.
4. Planificar la vuelta a las actividades habituales.
5. Proporcionar mecanismos de enfrentamiento a la ansiedad.

B) Acciones

- Alteraciones de la nutrición: Determinar modelos nutricionales del paciente, enseñanza sobre nutrientes y vitaminas esenciales.
- Alteración en el mantenimiento de la salud: Información sobre el mantenimiento de la salud, identificar objetivos, utilización de sistema de apoyo en la comunidad.
- Déficit de autocuidado: Lista de necesidades diarias (objetivo a largo plazo), control positivo de las necesidades de autocuidado, contactar con servicios sociales.
- Alteración de la función sexual: Explicar causas, valorar nivel de motivación para actuar.
- Potencial de violencia: Animarle a expresar sentimientos violentos, retirar objetos peligrosos, ayudar a paciente y familia a identificar situaciones generadoras de violencia, observar signos de depresión (identificar situaciones), tomar precauciones respecto al suicidio, enseñar medidas contra la depresión.
- Demandas sociales: Establecer relación terapéutica, identificar situaciones de estrés, ayudar a socializar sin alcohol, adoptar comportamientos ante el alcohol.
- Aislamiento social por alteración del comportamiento: Valorar la historia social, establecer una relación terapéutica de confianza, comentar situaciones creadas, alternativas a la relación sin alcohol.
- Alteraciones familiares: Valorar roles familiares, ayudar a la familia a identificar el rol de cada uno de sus miembros, contribuir a negociar diferencias.

12.7.4. Acciones para controlar el consumo abusivo del alcohol

Se sustentan en dos aspectos básicos: *políticas administrativas,* con nula incidencia por parte de los servicios sanitarios, y *actuaciones clínicas,* en las cuales los servicios de salud tienen una notable incidencia, ya que les corresponde la implantación de guías clínicas de detección precoz y abordaje rápido en los problemas relacionados con el alcohol.

• *Políticas administrativas.* Puestas en marcha por las distintas administraciones públicas, persiguen tres objetivos:

1. *Limitación de la producción y control de costes:* Con la restricción de nuevos cultivos y planes de cultivos alternativos. La adopción de estas medidas conlleva la aparición de problemas relacionados con la cantidad de intereses económicos de la población que se dedica a la producción, repercutiendo en el incremento de precios en las economías más débiles al implementarse las tasas e impuestos.
2. *Comercialización:* Implantación de controles legislativos en la producción y comercialización.
3. *Restricción de las ventas:* Cumplimiento de normas sobre establecimientos expendedores, controles sobre los horarios de venta, las edades y el facilitar bebidas alcohólicas a determinados sujetos, en concreto a aquellas personas que presenten un cuadro de intoxicación etílica.

• *Actuaciones clínicas.* Corresponde a los distintos servicios de salud, especialmente a los preventivos. Su actuación se centra básicamente en:

1. *Campañas educativas:* A través de los medios de comunicación o de otro tipo, consiguen escasos resultados aunque con alta difusión, consiguiendo niveles de sensibilización muy elevados. Se deben usar mensajes sencillos de tipo informativo sobre el alcohol y sus efectos sobre el organismo, desmontando los falsos mitos que existen actualmente (fortaleza, energía, aumento de la potencia sexual, etc.).
2. *Actuación sobre grupos de riesgo:* Mediante programas educacionales a escolares, tercera edad, colectivos organizados y grupos de riesgo en general, así como intervenciones en la actividad clínica diaria con la introducción de medidas destinadas a la detección y abordaje precoz de pacientes susceptibles de padecer algún trastorno relacionado con el consumo de alcohol.

13

Trastornos por consumo de otras sustancias

Objetivos

- Conocer los conceptos básicos, factores etiológicos y clasificación de las sustancias de uso-abuso.
- Enumerar las distintas fases del tratamiento de las drogodependencias.
- Distinguir los principales fármacos y las diversas modalidades utilizados en la desintoxicación.
- Conocer los programas de mantenimiento empleados en drogodependientes.
- Adquirir los conocimientos necesarios para el tratamiento de las intoxicaciones agudas más importantes.
- Saber los cuidados precisos para la asistencia al drogodependiente.
- Desarrollar la importancia de la prevención y educación sanitaria realizada por enfermería.

13.1. Conceptos

Según la Organización Mundial de la Salud (OMS), sustancia psicótropa es aquella sustancia química, natural o sintética, con afinidad preferente sobre la actividad mental y que puede ser usada en la clínica o en la experimentación.

Los trastornos por consumo de sustancias engloban dos grandes grupos: abuso de sustancias y dependencia de las mismas.

El *abuso* se define como el uso patológico de una sustancia, cuya consecuencia es una alteración del funcionamiento físico, social y laboral, de al menos un mes de duración. La *dependencia* es el conjunto de síntomas cognitivos, conductuales y fisiológicos que indica el consumo continuado de una sustancia; existe una pérdida de control sobre la sustancia y la necesidad de seguir consumiéndola a pesar de los efectos adversos que provoca. Cuando la dependencia está ya establecida, se demuestra por la tolerancia a la sustancia en cuestión y por síntomas de abstinencia si se interrumpe su consumo.

La *tolerancia* es la disminución de los efectos de una sustancia tras la administración repetida de la misma, lo que lleva a aumentar las dosis y/o reducir los intervalos entre las mismas para mantener el mismo efecto.

La *tolerancia cruzada* es la disminución de efectos de una sustancia psicoactiva, como consecuencia del consumo continuado de otra de la misma categoría, por ejemplo, una persona dependiente del alcohol desarrolla tolerancia a otros depresores del sistema nervioso central, como las benzodiacepinas.

El *síndrome de abstinencia* consiste en una serie de síntomas cognitivos, conductuales y fisiológicos que tienen lugar tras una brusca disminución o interrupción de la sustancia, en quien depende de ella.

La intoxicación aguda es el estado transitorio consecutivo a la ingestión o asimilación de sustancias psicótropas, que produce alteraciones del nivel de conciencia, de la cognición, de la percepción, del estado afectivo, del comportamiento y de otras funciones y respuestas fisiológicas o psicológicas.

Podemos considerar *droga* a aquella sustancia que al ser introducida en el organismo, produce sobre el sistema nervioso central un efecto placentero, de tal forma que se produce una tendencia al consumo y al uso continuado de dicha sustancia, dada su acción reforzante positiva. Por tanto, las primeras etapas se caracterizan por una dependencia psicológica debido a la sensación de bienestar y placer que produce. En estadios más avanzados se consume la sustancia de una manera compulsiva, a pesar de las consecuencias adversas, con el fin de evitar el malestar provocado por la abstinencia.

Las drogas pueden utilizarse con diferentes fines: médicos, recreativos y experimentales.

13.1.1. Etiología

No existe una única causa para el abuso de sustancias, sino que están implicados diversos factores:

A) Factores socioculturales

- Se aprende a consumir sustancias en el contexto de un grupo, con el que se comparten actitudes, creencias y conductas.
- Las condiciones de vida difíciles y la desesperanza pueden llevar a que se busque una forma de escape en el consumo de sustancias.
- Presión grupal, fundamentalmente en la adolescencia.

B) Factores familiares

- Existencia de un sistema familiar disfuncional, especialmente el caracterizado por familiares consumidores de drogas o alcohólicos.
- La dependencia a alguna sustancia afecta a todos los miembros de la familia, dando como resultado el fenómeno de la codependencia. Las personas codependientes protegen y controlan al adicto, perdiendo el interés en sí mismos y manifestando miedo, resentimiento y desamparo. Los familiares del drogodependiente desarrollan roles comunes de comportamiento.

C) Factores conductuales

- Utilizar el abuso de sustancias como respuesta a situaciones de estrés internas o externas que el individuo no puede afrontar de otra forma. El consumo se ve reforzado debido a que estas sustancias sí producen alivio temporal. Es un modo de evitar las dificultades, alejándose de la realidad.
- Actitud contra los modelos culturales de la sociedad actual.
- Imitación, curiosidad...

D) Factores psicológicos

- Determinados tipos de personalidad son más vulnerables al consumo de sustancias. Así, pueden considerarse rasgos de personalidad que predisponen al consumo de sustancias: la baja autoestima, la inseguridad personal, la dificultad para tener relaciones personales, la actitud rebelde...
- Por otra parte, los trastornos del control de los impulsos se asocian frecuentemente con el uso-abuso de alcohol y otras sustancias. De igual modo, el uso-abuso de sustancias es especialmente frecuente en algunos trastornos de la personalidad, fundamentalmente el antisocial y el límite.

E) Factores biológicos

- El uso-abuso de sustancias es determinado, al menos en parte, por factores genéticos, defectos metabólicos o ciertas anomalías neurobiológicas.

13.1.2. Clasificación

A) Según el efecto que producen sobre el sistema nervioso central

- Depresores del sistema nervioso central (psicolépticos): opiáceos, barbitúricos, ansiolíticos, sedantes y alcohol.
- Estimulantes del sistema nervioso central (psicoanalépticos): cocaína, anfetaminas, drogas de síntesis, nicotina y cafeína.

- Drogas alucinógenas (psicodislépticas): ácido lisérgico (LSD), cannabis y disolventes volátiles.

B) Según su composición y efectos

- Opiáceos: opio y derivados naturales, semisintéticos o sintéticos: morfina, heroína, metadona, etc.
- Psicodepresores: barbitúricos, benzodiacepinas y análogos.
- Alcohol etílico.
- Psicoestimulantes mayores: cocaína y derivados *(crack)*, anfetaminas y derivados, etc.
- Alucinógenos: LSD, mescalina, psilocibina y otros.
- Cannabis y sus derivados: marihuana, hachís.
- Sustancias volátiles: solventes volátiles, como tolueno, acetona, gasolinas, éter, óxido nitroso, etc.
- Psicoestimulantes menores: nicotina, infusiones con cafeína, colas, etc.
- Drogas de síntesis (MDMA, MDA, MDEA, etc.).

C) Desde una perspectiva legal

- Drogas institucionalizadas. Es legal su producción y tráfico (compraventa): alcohol, tabaco, café, colas, etc.
- Drogas que son medicamentos. Son sustancias con indicaciones médicas: barbitúricos, benzodiacepinas, etc.
- Drogas de utilización industrial. Su comercialización es legal, pero no son aptas para el consumo humano: pegamentos, lacas, disolventes, etc.
- Drogas que son clandestinas. Su producción y tráfico es ilegal: opiáceos, cocaína, cannabis, drogas de síntesis, alucinógenos, etc.

D) Según su origen

- Naturales y semisintéticas: Opiáceos, cannabis, cocaína, café, tabaco y alucinógenos naturales.
- Sintéticas: Anfetaminas, alcoholes, tranquilizantes, alucinógenos sintéticos, drogas de síntesis.

13.1.3. Principales efectos del abuso de sustancias

A) Opiáceos: morfina, codeína, heroína, metadona

- Efectos a corto plazo
  - Euforia, analgesia, sedación aparente, apatía, supresión del hambre, del dolor, del miedo y de la ansiedad, disminución de la atención y memoria. Miosis, hipotermia, habla pastosa.

- Efectos a largo plazo
  - Anorexia, hepatitis, sida, estreñimiento, impotencia.
  - *Síndrome de abstinencia*: midriasis, lagrimeo, diarrea, fiebre, bostezos, insomnio, dolor muscular, vómitos, taquicardia, sudoración, piloerección y rinorrea.

- Intoxicación aguda
  - Depresión respiratoria, coma, miosis, arritmias cardiacas, edema agudo de pulmón, espasmos gastrointestinales.

B) Cannabis: hachís, marihuana

- Efectos a corto plazo
  - Alteración en la percepción del tiempo, deterioro de la coordinación motora, aumento de la imaginación, alteración de la memoria, sensibilidad exacerbada. Taquicardia, irritación conjuntival, sequedad de boca, aumento del apetito.

- Efectos a largo plazo
  - Disminución de la fuerza muscular, enfermedad pulmonar crónica, disminución de la potencia sexual, depresión, síndrome amotivacional.
  - No existe *síndrome de abstinencia* evidente.

- Intoxicación aguda
  - Episodios de ansiedad aguda, crisis de pánico.

C) Cocaína: cocaína, crack, pasta base

- Efectos a corto plazo
  - Euforia, ansiedad, paranoia, confusión, sensación de disminución de fatiga y de hambre, insomnio. Taquicardia, midriasis, hipertensión, hormigueos o sensación de insectos bajo la piel.

- Efectos a largo plazo
  - Irritabilidad, ansiedad, paranoia, depresión, delgadez, hepatopatía, confusión. El *síndrome de abstinencia* es discutido: insomnio, agitación, depresión, ideas paranoides.

- Intoxicación aguda
  - Hipertensión, taquicardia, hipertermia, hipoglucemia, arritmias cardiacas, convulsiones, psicosis paranoica, irritabilidad.

D) Anfetaminas: metanfetamina, dexedrina

- Efectos a corto plazo
  - Aumento de la energía y euforia, vigilancia extrema, aumento del rendimiento intelectual y autoconfianza, cambios en la percepción. Hipertensión, náuseas y vómitos, taquicardia, midriasis, espasmos.
- Efectos a largo plazo
  - Psicosis con ideas paranoides, labilidad emocional, insomnio, irritabilidad.
  - No existe *síndrome de abstinencia* evidente: depresión, insomnio, fatiga, ansiedad, mialgias, agitación.
- Intoxicación aguda
  - Hipertensión, palpitaciones, cefalea, midriasis, hipertermia, convulsiones, dolor torácico precordial, vómitos, bloqueo del ritmo cardiaco.

E) Barbitúricos, ansiolíticos, sedantes: secobarbital, alprazolam, diazepam

- Efectos a corto plazo
  - Somnolencia, sedación, incoordinación motora, labilidad afectiva, habla pastosa.
- Efectos a largo plazo
  - Depresión y paranoia.
  - *Síndrome de abstinencia:* taquicardia, ansiedad, depresión, náuseas, vómitos, convulsiones.
- Intoxicación aguda
  - Depresión respiratoria, coma, hipotensión, retraso motor, movimientos enlentecidos.

F) Alucinógenos: LSD (ácido lisérgico), mescalina, PCP (fenciclidina)

- Efectos a corto plazo
  - Mayor sensibilidad al color y a los sonidos, ilusiones, alucinaciones, ansiedad, temblores, despersonalización. Taquicardia, midriasis, hipotensión, taquipnea, hiperglucemia, rigidez muscular, tensión mandibular, sudoración.
- Efectos a largo plazo
  - Paranoia, ataques de pánico, depresión, miocardiopatías y reviviscencias en momentos impredecibles.
  - No se han descrito *síntomas de abstinencia.*

- Intoxicación aguda
  - Convulsiones, hipertermia, coma, alucinaciones e ilusiones, reacciones psicóticas agudas, despersonalización e ideas paranoides.

13.1.4. Tratamiento

En este apartado se desarrollará el tratamiento de la dependencia y de las intoxicaciones agudas.

A) Tratamiento de la dependencia

El tratamiento de las drogodependencias es un proceso complejo e individualizado. Cada paciente debe realizar una terapia de acuerdo con su situación personal y social.

A continuación, se describen los puntos principales del tratamiento, que incluyen: desintoxicación (eliminación de la sustancia consumida), deshabituación (el paciente debe aprender a vivir sin drogas), rehabilitación y reintegración social (recuperación de las funciones perdidas y aprendizaje de habilidades necesarias para desarrollar una vida normal). Este proceso se debería acompañar de psicoterapia (ayuda a cambiar las pautas de conducta y puede ser individual o en grupo) y/o terapia familiar (es muy importante el apoyo de la familia en el tratamiento).

La evaluación previa al tratamiento es básica para determinar el tipo y el lugar donde se llevará a cabo.

Tratamiento de las drogodependencias

- Desintoxicación
  - Suprimir las sustancias de una forma controlada.
  - Reducir los síntomas de abstinencia.
  - Una correcta desintoxicación disminuye el riesgo de recaídas y abandono del tratamiento.

- Deshabituación
  - Ayudar a dejar el hábito.
  - Enseñar cambios en el estilo de vida del paciente.

- Rehabilitación + reinserción
  - Terapia ocupacional.
  - Actividades formativas.

- Socialización.
- Asociaciones de autoayuda.
- Prevenir las recaídas.

- Psicoterapia
  - Ayudar a afrontar la vida sin el abuso de sustancias.
  - Orientar a la realidad.
  - Enseñar técnicas de relajación.
  - Explicar técnicas de modificación de la conducta.
  - Puede ser individual o grupal.
  - *Couseling* para enfermería.

- Terapia familiar
  - Mejor pronóstico si se implica a la familia en el tratamiento.
  - Lograr una interacción entre el individuo y su familia, mejorando la comunicación.
  - La familia debe actuar como refuerzo y apoyo para el toxicómano.
  - Se pretende que la familia cambie su propia conducta para ayudar al paciente.

Opiáceos

En el conjunto de sustancias de abuso destacan, por su importancia, los opiáceos. La gravedad del abuso de ellos es debida a que se desarrolla dependencia con gran rapidez, haciendo la desintoxicación difícil, con recaídas frecuentes y abandonos del tratamiento.

Por tanto, en este apartado de desarrolla más ampliamente el tratamiento de la dependencia de opiáceos en relación con otras sustancias, todas ellas menos peligrosas e incapacitantes para la vida del consumidor, tanto en el ámbito individual como social.

Los opiáceos se clasifican en: naturales (morfina, codeína, tebaína), semisintéticos (heroína) y sintéticos (buprenorfina, metadona, propoxifeno).

Se pueden dividir también en agonistas (heroína, morfina, codeína, metadona), antagonistas (naltrexona, naloxona) y agonistas-antagonistas (buprenorfina).

Existen opioides endógenos: encefalinas, dinorfinas y endorfinas. Todos están relacionadao con el estado de ánimo, el dolor, el placer o el estrés.

Tanto los opiodes endógenos como los opiáceos ejercen sus efectos tras interaccionar sobre distintos tipos de receptores opioides: mu (m), kappa (k), delta (d), sigma (s) y épsilon (e). La heroína y demás opiáceos usados como drogas de abuso actúan preferentemente sobre los receptores m. Los distintos tipos de receptores no tienen, entre sí, tolerancia cruzada.

El perfil del sujeto con dependencia de opiáceos es, generalmente un hombre de alrededor de 25 años de edad, soltero, con estudios elementales, en paro y que convive con su familia de origen. El inicio del consumo de la sustancia es alrededor de 20 años, la mayoría consumen más de una droga (policonsumidores) y el periodo de latencia antes de acudir a un tratamiento es de 6 años, aproximadamente.

El uso-abuso de opiáceos al principio de la gestación conlleva riesgo de anomalías fetales. Por otra parte, los recién nacidos de madres adictas a opiáceos van a desarrollar un síndrome de abstinencia a opiáceos caracterizado por temblores, náuseas, vómitos, diarrea, irritabilidad, convulsiones e hiperglucemia, que puede llegar a ser mortal si la sintomatología es muy importante y no es tratado correctamente.

- *Desintoxicación*

Se denominan tratamientos de *desintoxicación* los procesos terapéuticos tendentes a aliviar la sintomatología provocada por la deprivación del opiáceo, como primer paso para lograr la abstinencia y reinserción social del adicto. Si son efectivos, se favorece extraordinariamente la relación terapéutica.

El síndrome de abstinencia a opiáceos (SAO) aparece al suprimir bruscamente la administración prolongada de un opiáceo. Los diversos trastornos psicofísicos varían en intensidad en función de la dosis, tiempo de consumo y estado físico, así como por el significado para el paciente del síndrome, la ansiedad anticipatoria y el grado de tolerancia al estrés. La abstinencia a opiáceos es, generalmente, experimentada por los pacientes como un cuadro urgente, aunque su gravedad real no suele ser muy importante. Suele aparecer tras 6-12 horas del último consumo y su punto álgido se alcanza a los 2-3 días, para desaparecer, aproximadamente al 6-7.º día.

Antes de comenzar el proceso de desintoxicación es necesario realizar una evaluación completa del paciente:

Evaluación previa a la desintoxicación

- Historia toxicológica:
  - Tipo de droga.
  - Cantidad diaria.
  - Vía de administración.
  - Edad de inicio.
  - Tiempo que lleva consumiendo.
  - Mezcla con otras drogas.
  - Tratamientos previos.

- Historia clínica:
  - Analítica general.
  - Pruebas VIH, hepatitis.
  - Estado físico.

- Situación familiar
  - Detectar si posee un buen soporte familiar para poder realizar una desintoxicación ambulatoria.

- Situación personal
  - Valorar el tipo de personalidad y la motivación del paciente para comenzar el tratamiento.

La desintoxicación puede ser: ambulatoria, hospitalaria y en comunidad terapéutica.

- La *desintoxicación ambulatoria o domiciliaria* está indicada en drogodependientes de una intensidad leve o moderada y con un soporte familiar adecuado.

  Tiene como ventajas que el coste económico es reducido y se crean vínculos fuertes entre el paciente, el equipo y la familia. No presenta desventajas cuando está indicada correctamente.

  Durante la desintoxicación, el personal de enfermería debe tomar las constantes vitales diariamente y evaluar los síntomas de abstinencia.

  El paciente no puede abandonar el domicilio sin compañía de un familiar. Dicho familiar o persona encargada de administrar la medicación durante la desintoxicación ambulatoria, debe conocer las normas: no administrar más medicación que la indicada, establecer un horario regular de comidas, de sueño y actividades, en caso de surgir algún problema ponerse en contacto con el equipo.
- La *desintoxicación hospitalaria* está indicada en pacientes con intensa drogodependencia que vayan a desarrollar un intenso síndrome de abstinencia, en polidrogodependientes, en pacientes con patologías orgánicas o psiquiátricas graves, en sujetos que carezcan de un soporte familiar adecuado y cuando ha fracasado la desintoxicación ambulatoria.

  Posee como ventaja un mayor control sobre los síntomas de abstinencia y como desventaja el mayor coste económico.

  En la desintoxicación hospitalaria se debe citar unos días antes del ingreso al drogodependiente. El personal de enfermería hace la entrevista y explica al paciente el funcionamiento de la unidad.
- La *desintoxicación en comunidades terapéuticas* se realiza sin administrar fármacos, con un soporte emocional. Se utilizan programas libres de drogas. No está indicada en pacientes con problemas físicos y psíquicos concomitantes.

Algunas de sus ventajas son la separación del individuo de su entorno y abordaje integral. Tiene como inconvenientes: la separación del entorno familiar y el alto coste económico.

Normalmente, el equipo terapéutico está formado por profesionales y por ex-toxicómanos.

En la actualidad, es más frecuente la desintoxicación ambulatoria que hospitalaria o en comunidad terapéutica, debido a que es preferible que el paciente se encuentre en su domicilio con su familia, si su estado de salud lo permite.

Durante la desintoxicación debe evitarse que el paciente conozca el tipo ni la dosis de los fármacos utilizados. El abordaje farmacológico debe individualizarse en lo posible. Por otra parte, conviene recordar que en pacientes con patología orgánica grave, o con determinadas patologías psiquiátricas, y en embarazadas hay que ser muy cauto, estando generalmente en estos casos indicado el mantenimiento con metadona.

CUADRO 13.1
Principales fármacos en la desintoxicación de opiáceos

Agonistas alfa-2 presinápticos	Clonidina (Catapresan®) Guanfacina (Estulic®)
Agonistas opiáceos	Metadona (Metasedin®) Dextropropoxifeno (Deprancol®) Buprenorfina (Buprex®)
Fármacos de acción inespecífica	Ansiolíticos (Diazepam, Alprazolam, Clorazepato) Hipnóticos (Midazolam) Neurolépticos (Levomepromazina, Clotiapina, Sulpiride) Beta- bloqueantes (Propanol)
Tratamiento sintomático	Analgésicos (AAS, Paracetamol) Antidiarreicos (Difenoxilato...) Antieméticos (Metoclopramida, Ondasentrón...)

A) Agonistas alfa-2 presinápticos

Se utiliza la clonidina (0,9-1,5 mg/día) y la guanfacina (3-4,5 mg/día). Son utilizadas en drogodependencias leves o moderadas, tanto a nivel ambulatorio como hospitalario. Estos fármacos son muy eficaces para aliviar la descarga adrenérgica provocada tras la supresión del opiáceo, ya que inhiben la hiperactividad del *locus coeruleus*. En el desarrollo de los síntomas del síndrome de abstinencia a opiáceos está implicado el *locus coeruleus* (principal núcleo de neuronas noradrenérgicas del sistema nervioso central), el cual contiene abundantes receptores para los opiáceos que van a modular dicha actividad noradrenérgica. Cuando no se administran opiáceos, como en la desintoxicación, se provoca un aumento de la actividad de dichas neuronas. Por tanto, los agonistas alfa-2 adrenérgicos son, sobre todo, eficaces para suprimir los síntomas autónomos de la abstinencia, como los vómitos, la diarrea, el lagrimeo, etc., al inhibir la liberación de noradrenalina.

Estos fármacos no crean dependencia ni tolerancia, pero producen hipotensión (el control de la tensión arterial debe ser estricto durante su administración), bradicardia y peor reducción de los síntomas de abstinencia que los agonistas opiáceos.

Están contraindicados en caso de insuficiencia cardiaca, hipotensión, arritmias, depresión, psicosis grave, embarazo, insuficiencia renal y cualquier otra patología orgánica grave.

La clonidina tiene mayor efecto hipotensor que la guanfacina, pero esta última parece ser algo menos eficaz en la supresión de la sintomatología noradrenérgica, por lo que se prefiere la utilización de clonidina.

B) Agonistas opiáceos

El racional de su uso consiste en disminuir los síntomas del síndrome de abstinencia mediante un tratamiento sustitutivo con agonistas opiáceos con disminución gradual de la dosis y retirada en diez días.

En el caso de la metadona, no suelen ser necesarias dosis mayores de 40 mg/día. Se comienza con dosis de 5-10 mg/hora hasta que desaparezca el síndrome de abstinencia, reduciendo posteriormente la dosis un 10%-20%, hasta su retirada en 10 días. Está indicada en drogodependencia intensa, con síndrome de abstinencia grave, en pacientes que fracasaron en el tratamiento con agonistas adrenérgicos o cuyo estado físico sea incompatible con ellos. Se realiza en el ámbito hospitalario.

Alivia los síntomas de abstinencia, inhibe el deseo de heroína, presenta menos abandonos del tratamiento, pero crea dependencia (la prescripción va a tener una duración corta).

Una ventaja importante es su administración por vía oral.

El dextropropoxifeno se utiliza con dosis de 600-1.200 mg/día. Está indicado en drogodependientes de intensidad leve y moderada en tratamientos ambulatorios y hospitalarios.

Este fármaco cada vez se utiliza menos, debido a su estrecho margen terapéutico. En dosis superiores a 1.200 mg/día pueden aparecer efectos secundarios tales como: disforia, psicosis tóxica y crisis comiciales.

Actualmente, se utilizan agonistas parciales, como la buprenorfina, que se ha ensayado en pautas cortas de desintoxicación (3 días), en las que se administran alrededor de 17 mg de buprenorfina sublingual, en dosis crecientes.

La codeína y el difenoxilato son opiáceos escasamente utilizados en la desintoxicación.

C) Fármacos de acción inespecífica

Es habitual utilizar con los fármacos anteriores medicación coadyudante. Entre los fármacos de acción inespecífica utilizados en la desintoxicación de pacientes adictos a opiáceos destacan:

- Benzodiacepinas ansiolíticas: Diazepam, clorazepato, alprazolam.
- Benzodiacepinas hipnóticas: Midazolam, flunitracepám.
- Antipsicóticos clásicos: Levomepromazina, clotiapina, sulpiride.
- Beta-bloqueantes adrenérgicos: Propranolol.
- Analgésicos: Aspirina, paracetamol, ibuprofeno.
- Antidiarreicos: Difenoxilato
- Antieméticos: Metoclopramida, ondasetrón.

Las benzodiacepinas son utilizadas como coadyuvantes para un mejor tratamiento de la ansiedad y los trastornos del sueño. Se aconseja concretar con precisión la pauta de benzodiacepinas y no utilizar las de vida media corta, especialmente utilizadas por los adictos extraterapéuticamente. No hay que olvidar que muchos heroinómanos abusan de estos fármacos, pudiendo aparecer un síndrome de abstinencia a éstos concomitante al de heroína.

Los antipsicóticos clásicos suelen ser mal tolerados por sus efectos secundarios. Son de elección la levomepromazina, la Clotiapina y el Sulpiride.

Los beta-bloqueantes, analgésicos, antieméticos y antidiarreicos pueden resultar opciones útiles para el adecuado manejo de la sintomatología del SAO (síndrome de abstinencia a opiáceos).

D) Pautas de desintoxicación cortas y ultracortas

Una de las innovaciones más interesantes de los últimos años ha sido la introducción del uso combinado de antagonistas opiáceos (naltrexona) y alfa-2 adrenérgicos (clonidina), permitiendo acortar la duración de la desintoxicación, a la par que posibilita la antagonización desde el inicio. Son las llamadas "desintoxicaciones rápidas o cortas". En los últimos años se han desarrollado las llamadas "pautas ultracortas" de desintoxicación, que se realizan en 8-12 horas, con una combinación de benzodiacepina hipnótica, generalmente Midazolam (Dormicum®), antagonistas opiáceos (naloxona y naltrexona) y antieméticos como el ondansetrón (Zofrán®). El paciente, en estas modalidades, ya sale inducido con naltrexona. Las posibles complicaciones (que en la práctica no suelen aparecer) están relacionadas sobre todo con la depresión respiratoria y, aunque inicialmente se aconsejaba que estas pautas fueran realizadas en medio hospitalario, en la actualidad se ha demostrado su seguridad en la práctica ambulatoria, completándose la medicación con ansiolíticos, espasmolíticos y protectores gástricos.

• *Deshabituación*

1. Programas de mantenimiento con antagonistas opiáceos

La utilidad de los antagonistas opiáceos se basa en su capacidad de bloqueo de la euforia producida por los opiáceos, y de la aparición del síndrome de abstinencia, hechos que refuerzan el mantenimiento de la dependencia, conduciendo así a la extinción de las conductas de autoadministración de heroína.

La naltrexona es un antagonista opiáceo puro. Una dosis de 50 mg bloquea el equivalente de 25 mg de heroína i.v. durante 24 horas. Su uso en la deshabituación es muy frecuente, siendo coadyuvante muy útil del proceso psicoterapéutico. Tanto la fase de inducción como las pautas de mantenimiento quedan resumidas en la figura 13.1. Hay que tener presente que su administración, si no se realizó una correcta desintoxicación, produce un cuadro de abstinencia grave.

FIGURA 13.1
Tratamientos con antagonistas opiáceos

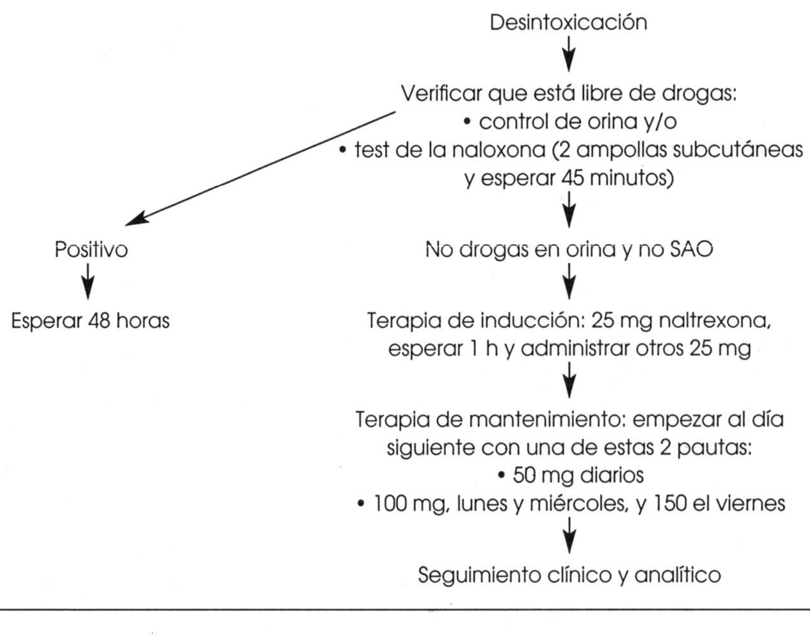

Las indicaciones y contraindicaciones de este tipo de programas se señalan en el cuadro 13.2.

CUADRO 13.2
Indicaciones y contraindicaciones de los programas de mantenimiento con antagonistas opiáceos

INDICACIONES	CONTRAINDICACIONES
• Breve historia de adicción • Recaídas de sujetos largamente abstinentes • Tras finalizar estancias en comunidades terapéuticas o excarcelaciones • Si existe soporte psicosocial	• Sujetos no abstinentes • Hepatitis agudas e insuficiencias hepáticas • Patología física / psíquica importante • Embarazadas

Durante todo el programa deberían realizarse controles periódicos en la consulta de enfermería, con analítica de orina para ver si el paciente está consumiendo opiáceos. De igual modo, debe realizarse control de enzimas hepáticas cada 2-3 meses, retirándola si sus valores se elevan por encima del cuádruple de lo normal.

Esta medicación se debe mantener al menos 6-12 meses, siendo conveniente su complementación con intervenciones psicoterapéuticas: terapia individual, de grupo y familiar. Hay que advertir al paciente de la posibilidad de sobredosis por querer anular al antagonista con la administración de opiáceos.

2. Programas de mantenimiento con agonistas opiáceos

En la década de 1990 se ha terminado aceptando la gran utilidad de los programas con sustitutivos opiáceos, especialmente metadona, generalizándose su utilización.

La metadona, el sustitutivo más empleado, es un agonista opiáceo sintético, activo por vía oral, y eficaz para suprimir el síndrome de abstinencia a heroína durante 24 horas tras la administración repetida de una dosis diaria oral.

Los programas de mantenimiento con metadona han tenido gran desarrollo a partir de la legislación sobre los mismos en el año 1990, y la modificación de 1996, con el objetivo de disminuir la expansión de la epidemia de sida entre el colectivo de adictos. No obstante, la experiencia en esta modalidad terapéutica en nuestro país data de finales de la década de los años setenta, y han existido diversas regulaciones.

En la siguiente clasificación se muestran las indicaciones de este tipo de tratamientos:

- Indicaciones de los programas de mantenimiento con agonistas opiáceos

  - Heroinómanos de larga evolución.
  - Múltiples fracasos terapéuticos.
  - Patologías orgánicas graves, especialmente VIH.
  - Patología psiquiátrica.
  - Embarazo.

Los objetivos de este tipo de tratamientos pueden ser muy diversos, variando desde la abstinencia de todo tipo de opiáceos, incluida la propia metadona, hasta la disminución de los daños causados por el consumo de drogas, persiguiéndose siempre la mejora de la calidad de vida del adicto y una mejor integración familiar y social del mismo.

La dosificación a utilizar ha sido un tema controvertido, aunque actualmente parece superado, indicándose la individualización de dosis. No obstante, parece demostrado que el rango de dosificación efectiva estaría entre los 50 y los 120 mg. Se suele iniciar la dosificación teniendo en cuenta que 250 mg de heroína (10% de pureza supuesta) equivalen a unos 35 mg de metadona, 500 mg a unos 70, y 1 g a unos 120 mg, si bien hay que tener en cuenta el peso del paciente. En general, se consigue la estabilización entre los 60 y los 80 mg, tras aumentos graduales de dosis durante las primeras semanas. La metadona es un fármaco seguro y con escaso riesgo de sobredosificación en sujetos con manifiesta tolerancia.

Los efectos indeseables más comunes son la somnolencia diurna, vómitos y sudación excesiva al inicio, y más a largo plazo el estreñimiento, disfunciones sexuales y alteraciones del sueño. Hay que tener en cuenta que diversos fármacos como la rifampicina, la fenitoína, el disulfiram y el fenobarbital aumentan el metabolismo de la metadona, y que las benzodiacepinas parecen incrementar sus efectos.

El fin del tratamiento debe valorarse detenidamente. El proceso de desintoxicación debe llevarse a cabo cuando los factores estresantes para el paciente sean mínimos. Se realiza con una disminución progresiva de dosis, a un ritmo de 5 mg/semana (o cada dos semanas), ralentizándolo a partir de los 20 mg. La utilización de clonidina y guanfacina en las últimas etapas de la disminución se ha mostrado útil, reduciendo la sintomatología.

Actualmente, se utiliza también en programas de mantenimiento el levo-alfa-acetilmetadol (LAAM), sustituyendo a la metadona. Es un agonista opiáceo con larga vida media (92 horas), con lo cual, se toma tres veces por semana. Se administra por vía oral, con dosis de hasta 140 mg.

La buprenorfina es un agonista parcial utilizado actualmente en programas de mantenimiento con unos índices de retención buenos. La buprenorfina, a dosis bajas, actúa como agonista y, a dosis altas, como antagonista.

Se administra por vía sublingual, empleando dosis de 8 mg/día. Con esta cantidad tiene efectos antagonistas y bloquea los efectos producidos por los opiáceos exógenos.

Se puede utilizar, sin periodo de desintoxicación previo, administrando dosis bajas (generalmente 2 mg), ya que disminuye el síndrome de abstinencia porque actúa como agonista.

Cannabis

No presenta síndrome de abstinencia, por tanto, el cannabis no requiere tratamiento de desintoxicación. El único tratamiento es el apoyo emocional. Adquiere gran importancia la psicoterapia.

El cannabis atraviesa la barrera placentaria, aumentando el riesgo de recién nacido de bajo peso o disminución de la circunferencia craneal.

Cocaína

El síndrome de abstinencia (tras una brusca deprivación de la droga, se producen unos síntomas que duran desde unos días a varias semanas) se trata de modo inespecífico: ansiolíticos para disminuir la agitación psicomotriz, antidepresivos para reducir la depresión, bloqueantes beta-adrenérgicos para la hipertensión y la taquicardia, agonistas de los receptores dopaminérgicos (amantadina, bromocriptina).para disminuir el ansia de la cocaína. Las dosis de estos fármacos serán reducidas progresivamente.

Es muy recomendable la utilización de diferentes modalidades de psicoterapia (individual, grupal y familiar).

El recién nacido de madres adictas a la cocaína presenta síntomas de abstinencia, debido a que atraviesa la barrera placentaria. Puede aparecer daño cerebral y trastornos convulsivos en el recién nacido.

Anfetaminas

En la desintoxicación de las anfetaminas suele ser suficiente con la administración de benzodiacepinas, si bien en ocasiones puede ser necesaria la utilización de beta-bloqueantes, antidepresivos o antipsicóticos.

La sintomatología ocasionada tras la supresión de la administración de anfetaminas suele durar 6-7 días.

Barbitúricos y benzodiacepinas

El abordaje terapéutico de la dependencia de barbitúricos se realiza sustituyendo la sustancia por fenobarbital a dosis decrecientes.

En el caso de las benzodiacepinas, el síndrome de abstinencia se trata con la administración de benzodiacepinas de vida media larga (diacepam), seguido de una reducción gradual de la dosis durante un periodo de 1 mes, como mínimo.

ALUCINÓGENOS

No se presenta síndrome de abstinencia, aun cuando se consume de forma regular LSD.

En el caso de la Fenciclidina, cuyo uso es muy infrecuente en nuestras latitudes, sí se describe un síndrome de abstinencia consistente en ansia, depresión y malestar físico.

B) Tratamiento de la intoxicación aguda

Ante una intoxicación aguda se debe realizar una valoración rápida que incluya: signos vitales, exploración física y psíquica, observaciones generales (nivel de conciencia, vía de administración del tóxico, estado general), interrogatorio (si el paciente está consciente y colabora).

Después de realizar la valoración, se proporciona soporte vital y tratamiento de la intoxicación.

En el tratamiento de una intoxicación deben tenerse en cuenta los siguientes aspectos: evacuación (eliminar el tóxico antes de que se absorba, evitando que pase a la circulación general), tratamiento antidótico (neutralizar el tóxico ya absorbido), eliminación (facilitar la eliminación de la droga), tratamiento sintomático (aliviar los signos y síntomas producidos por la acción del tóxico), y tratamiento complementario (restablecer la salud del paciente).

OPIÁCEOS

- Controlar el nivel de conciencia y las constantes vitales (manteniendo la permeabilidad de la vía aérea y realizando la RCP si procede).
- No administrar nada por la boca por el riesgo de broncoaspiración.
- Se administra naloxona intravenosa, a dosis de 0,01 mg/kg, pudiendo repetirse cada 3-4 minutos. No deben sobrepasarse los 10 mg de dosis total.

COCAÍNA

- Si el paciente presenta taquicardia leve, hiperactividad y ansiedad, se crea un ambiente relajante y tranquilizador. A veces, precisa sedación.
- En casos más graves, se controlan las constantes vitales con mantenimiento de las vías aéreas permeables y realización de RCP si precisa.
- Administrar un tratamiento sintomático, ya que no existe un antagonista específico de la cocaína. Está indicado el diazepam intravenoso cuando aparecen convulsiones. Se utiliza un bloqueante beta-adrenérgico (propranolol) para la taquicardia e hipertensión, y haloperidol si existen trastornos psicóticos.

ANFETAMINAS

- En casos leves, se trata con sedación.
- En casos graves, es necesario el control de las constantes vitales, con mantenimiento de la permeabilidad de las vías aéreas y RCP si precisa.
- El tratamiento es sintomático, ya que no existe antagonista específico. Diazepam, propranolol y haloperidol son los fármacos empleados.
- Si el estado del paciente lo permite, se puede inducir el vómito de forma precoz o hacer un lavado gástrico si la ingestión fue realizada como mucho una hora antes.
- Se requiere un ambiente tranquilo y no estimulante.

BARBITÚRICOS, BENZODIACEPINAS

- Si la ingesta de barbitúricos, ansiolíticos o sedantes ha sido reciente, se puede provocar el vómito; si no se realiza un lavado gástrico.
- La prioridad en estos casos es mantener la permeabilidad de las vías aéreas y estabilizar el sistema cardiovascular, con especial control de los signos vitales.
- El flumazenil (Anexate®) es el antagonista o antídoto de las benzodiacepinas.

ALUCINÓGENOS

- En la intoxicación aguda es necesario el aislamiento del paciente para reducir la estimulación sensorial.
- No debe quedarse solo.
- Control de las constantes vitales, se mantiene la vía aérea permeable y puede requerir ventilación asistida.
- Se utiliza Haloperidol, en caso de psicosis, y Diazepam intravenoso ,si se producen convulsiones.
- No existen antídotos.

13.2. Diagnósticos, cuidados y atención de enfermería. Proceso de atención de enfermería

El personal de enfermería desarrolla un papel muy importante en el tratamiento de las distintas drogodependencias.

Proceso de atención de enfermería:

- *Valoración:* Recopilar información para determinar los problemas de salud.
- *Diagnóstico de enfermería:* Identificar problemas, su etiología y si pueden ser tratados de forma independiente por enfermeros.
- *Planificación:* Elaborar un plan de acción. Establecimiento de prioridades, fijación de objetivos y prescripción de actividades de enfermería.

- *Ejecución:* Puesta en práctica del plan. Hay que seguir recopilando información acerca del paciente para determinar si aparecen nuevos problemas y si responde al tratamiento.
- *Evaluación:* Se valoran los resultados.

Dentro de la valoración debe destacarse la recogida de datos. Para ello, la fuente principal la constituye el paciente, pero también son importantes la familia, los registros médicos y de enfermería. En este apartado destacamos la historia de enfermería y la valoración física.

A) Historia de enfermería

Para crear la historia de enfermería se hacen entrevistas y se observa al paciente valorando los siguientes aspectos:

- *Valoración conductual:* Preguntar sobre el patrón de consumo: Cantidad de sustancia, frecuencia, tiempo que lleva consumiéndola, edad de inicio, mezcla con otras drogas, método de uso, intentos de tratamientos previos, periodos de abstinencia.

  Todo esto nos da información sobre la intensidad de la dependencia. Y también de la gravedad del síndrome de abstinencia y, por tanto, de las necesidades de la asistencia médica y de enfermería para el tratamiento.
- *Valoración afectiva:* Evaluar las sensaciones más frecuentes del paciente, como pueden ser, la ansiedad, la depresión, la culpa, la vergüenza y el miedo.

  Son frecuentes en drogodependientes la negación de su problema con el abuso de sustancias o su tendencia a infravalorarlo.
- *Valoración cognitiva:* Apreciar la presencia de ideas de suicidio y las alucinaciones. Valorar la memoria, atención, concentración, rasgos de personalidad y motivación (aspecto muy importante para afrontar el tratamiento).
- *Valoración sociocultural:* Evaluar la situación familiar (relaciones conflictivas, familiares drogodependientes), influencias ambientales y de los compañeros. Valorar los cambios producidos por el consumo de sustancias (pérdida de empleo, pérdidas personales...).

B) Valoración física

- Realizar una valoración física general para determinar el estado de salud.
- Determinar la presencia del virus de la inmunodeficiencia humana (VIH) o del síndrome de la inmunodeficiencia adquirida (sida).
- Valorar distintas enfermedades infecciosas, como hepatitis, tuberculosis y candidiasis.

– Evaluar otras patologías asociadas al uso de la vía parenteral.
– Valorar signos de deterioro físico debido al abuso crónico de las sustancias.

Para ello, se realiza una analítica general y las distintas pruebas específicas (VIH, hepatitis).

C) Actitud del profesional de enfermería durante la entrevista

– Crear un entorno favorable.
– Actuar de un modo comprensivo.
– Establecer una comunicación clara y directa.
– Observar las necesidades del paciente.
– Ofrecer amplia información sobre el tratamiento.
– Estimular al paciente.
– Utilizar refuerzos para lograr un buen cumplimiento terapéutico.

13.2.1. Diagnósticos de enfermería

Los diagnósticos de enfermería individualizados guían a los profesionales a planificar y ejecutar las acciones en el paciente con drogodependencia.

Los diagnósticos más frecuentes en pacientes con trastornos de abuso de sustancias son:

– Afrontamiento individual ineficaz.
– Alteración en la adaptabilidad.
– Deterioro de interacciones sociales.
– Alteración de los procesos familiares.
– Alteración del desempeño del rol.
– Déficit de actividades recreativas.
– Ansiedad.
– Alteración de la nutrición por defecto.
– Riesgo de déficit de volumen de líquidos.
– Disfunción sexual.
– Dolor.
– Alteración del patrón del sueño.
– Alteración de los procesos del pensamiento.
– Alteración de la percepción.
– Alteraciones sensoriales.
– Trastorno de la autoestima.
– Trastorno del autoconcepto.

- Déficit del autocuidado.
- Riesgo de autolesión.
- Alteraciones en el mantenimiento de la salud.
- Incumplimiento del tratamiento (régimen terapéutico).

A) Afrontamiento individual ineficaz

Deterioro de la capacidad de adaptación y resolución de problemas frente a las demandas de la vida.

• Objetivos
  - Desarrollo de técnicas de afrontamiento social.
  - Cambio en el estilo de vida, de modo que experimente un control e independencia máximos.
  - Aumento de la capacidad de comunicación.

• Actividades
  - Ayudar al drogodependiente en el cambio de estilo de vida, elaborando planes futuros consecuentes con el cambio. Utilizar estrategias para afrontar esta situación.
  - Favorecer pensamientos racionales, positivos, aumentando la capacidad para resolver problemas. Ayudar al paciente a analizar sus conductas desajustadas.
  - Proporcionar un entrenamiento apropiado en técnicas sociales, de modo que el paciente exprese ideas, sentimientos y necesidades, mostrando un descenso en el aislamiento social.
  - Desarrollar las técnicas de autocuidado necesarias para su funcionamiento en sociedad, fomentando su independencia.
  - Reforzar y premiar las conductas correctas.

B) Ansiedad

Es un estado en el que el individuo experimenta sentimientos de inquietud y desasosiego.

• Objetivos
  - Experimentar un nivel de ansiedad reducido.
  - Aprender técnicas de afrontamiento.

• Actividades
  - Enseñar mecanismos para disminuir la ansiedad, como técnicas de relajación.
  - Ayudar al paciente a identificar cómo se manifiesta la ansiedad y saber expresarla.

- Mantener un entorno seguro y tranquilo, disminuyendo los estímulos y tranquilizando al paciente.
- Animar al paciente a que participe en actividades.
- Administrar ansiolíticos cuando sea necesario.

C) Dolor

Estado en el que el individuo experimenta una sensación subjetiva de malestar o sufrimiento.

- Objetivos
  - Obtener alivio del dolor.

- Actividades
  - Administrar analgésicos cuando sea necesario.
  - Explicar el uso de medidas físicas, masajes, baños, calor... para aumentar el bienestar del paciente.
  - Utilización de técnicas de relajación y de reducción de la ansiedad.
  - Ayudar al paciente a identificar actividades recreativas de su gusto para aumentar el alivio del dolor. Informar de las posibles actividades en su entorno.

D) Alteración del patrón del sueño

Se trata de la interrupción del ritmo del sueño que interfiere en la vida.

- Objetivos
  - Desarrollo de un patrón de sueño adecuado.
  - Desarrollo de un plan específico para manejar las causas de la alteración del sueño.

- Actividades
  - Proporcionar un ambiente tranquilo y confortable para estimular el sueño.
  - Incrementar la relajación a la hora de acostarse.
  - Fomentar la comunicación, expresando sentimientos y preocupaciones.
  - Establecer un plan de actividades diurnas.
  - Mantener unos hábitos a la hora de acostarse.
  - Administrar hipnóticos cuando sea necesario.

E) Trastorno del autoconcepto

Estado en el cual el individuo experimenta incapacidad para distinguir entre uno mismo y los demás.

- Objetivos
  - El paciente debe desarrollar un concepto de sí mismo más positivo. Aumento de la autoestima.
  - Ayudar a mantener un contacto con la realidad.

- Actividades
  - Evaluar el concepto que el paciente tiene de sí mismo.
  - Orientar en cuanto al espacio, el tiempo y la persona.
  - Animar al paciente a identificar el potencial que posee.
  - Desarrollar una relación de confianza con el paciente.
  - El personal de enfermería debe mantener una actitud de aceptación, no juzgar al paciente.

La evaluación en el proceso de atención de enfermería nos da información sobre el resultado de los objetivos establecidos, la evolución del paciente y, si es necesario, un cambio en el plan de cuidados.

La prevención y la educación sanitaria son un componente esencial dentro de las actividades de enfermería.

Se realiza sobre dos grandes grupos:

1. Personas que no presentan ningún consumo:
   - Hay que sensibilizar a la población sobre este problema.
   - Realizar educación para la salud en las escuelas, en la familia y en la comunidad. La población diana son los escolares de 12-18 años: hacer llegar un mensaje positivo (beneficios para la salud de una vida sin drogas). Los padres deben detectar precozmente los síntomas del abuso de sustancias.
   - Es muy importante un diagnóstico precoz, donde los patrones conductuales estén menos fijos.
   - Disminuir la promoción del consumo de drogas.

2. Drogodependientes:
   - Informar y educar para reducir el daño producido por el consumo y, así, aumentar la calidad de vida.
   - Enseñar al drogodependiente y a su familia los efectos de las sustancias de las que abusa.
   - Informar sobre el riesgo de la infección por el VIH, hepatitis, en los consumidores de drogas intravenosas.
   - Hay que disminuir las prácticas de riesgo: no intercambiar jeringuillas, uso de preservativo...
   - Se realizan programas de educación sanitaria al drogodependiente para hacerle llegar toda la información.

13.2.2. Conclusión

El abuso de sustancias tiene consecuencias graves, tanto en el ámbito individual como social. Genera un trastorno importante en el estado de salud, dejando secuelas en muchas ocasiones, altera las relaciones personales, la situación laboral y afecta gravemente a la familia del drogodependiente. La solución al problema desborda la capacidad individual del drogodependiente, por tanto, es un problema de toda la sociedad.

El personal de enfermería desarrolla un papel fundamental en la prevención, educación y tratamiento (desintoxicación, programas con agonistas y antagonistas, y psicoterapia), formando parte de un equipo multidisciplinar.

Para ello, se necesita una formación continuada y un entrenamiento específico de los profesionales de enfermería de salud mental.

Parte IV

Trastornos psicofisiológicos

14

Trastornos de la conducta alimentaria

Objetivos

- Conocer los principales factores etiopatogénicos implicados en la génesis de anorexia nerviosa y bulimia nerviosa.
- Adquirir los conocimientos necesarios para reconocer la sintomatología de los pacientes con anorexia nerviosa y bulimia nerviosa.
- Conocer las diferentes posibilidades terapéuticas existentes para el tratamiento de los trastornos de la conducta alimentaria.
- Capacitar para el desarrollo de un plan de cuidados de enfermería con objetivos e intervenciones específicos en función de las necesidades de cada paciente.

14.1. Introducción

La alimentación es una necesidad básica fundamental que requiere de un equilibrio de nutrientes. Existe una serie de condicionantes que en determinados individuos puede producir un desequilibrio de su patrón alimentario, dando lugar a los trastornos de la conducta alimentaria, entre los que destacan la anorexia y la bulimia nerviosas.

14.2. Psicopatología de anorexia y bulimia nerviosas

Las alteraciones psicopatológicas características de los trastornos de la conducta alimentaria serían las siguientes:

- Preocupación persistente por la ingesta, el peso y la figura.
- Miedo morboso a engordar.
- Alteración de la percepción de la propia imagen (dismorfofobia).

En el caso de los pacientes con anorexia nerviosa, el descontento hacia su físico, la fobia al sobrepeso, real o supuesto y la distorsión de su imagen corporal les conduce a marcarse un dintel de peso muy inferior al que les correspondería por su talla y edad.

Los pacientes bulímicos presentan actitudes frente al peso y a la imagen corporal semejantes a las que encontramos en los anoréxicos. En este caso, sin embargo, el miedo morboso a engordar se acompaña de deseos irresistibles de comer a los que el enfermo sucumbe, experimentando sentimientos de pérdida de control sobre su conducta. Refieren ansiedad intensa que, tras desaparecer con el atracón, deja paso a sentimientos de culpa, vergüenza y tristeza que ponen en marcha los mecanismos compensatorios para perder peso.

14.3. Anorexia nerviosa

La anorexia nerviosa (AN) es un trastorno de la imagen corporal que conduce a un trastorno alimentario. En esta alteración, el enfermo se ve a sí mismo más grueso de lo que en realidad está (opuesto a lo que ocurre en la obesidad), o bien ve algunas partes de su anatomía como deformes o excesivas (glúteos, pecho, piernas etcétera), lo que le lleva a desear adelgazar, y a presentar conductas que llevan a ese fin (dietas, ejercicio, uso de laxantes, etc.). Finalmente, la pérdida de peso induce una serie de trastornos secundarios (amenorrea, alteraciones hormonales, etc.), que pueden conducir incluso a la muerte. A continuación se enumeran las características básicas de esta enfermedad:

14.3.1. Características de la anorexia nerviosa

1. Alteración de la imagen corporal:
   - Sobreestimación del propio volumen o peso.
   - Preocupación excesiva por la imagen o el peso.

2. Trastorno de la conducta alimentaria:
   - Deseo intenso y desproporcionado de adelgazar.
   - Restricción de la ingesta: insuficiente, irregular o absurda.
   - Conducta dirigida a controlar el peso:
     - Ejercicio físico excesivo.
     - Uso de laxantes, diuréticos, etc.
     - Recurso al vómito autoinducido.

3. Pérdida de peso:
   - Oscila entre el 15 y el 50% o más de pérdida.

4. Amenorrea (ausencia de la regla) en las mujeres.

5. Alteraciones neuroendocrinas:
   - Hipogonadismo.
   - Disminución de la T-3.
   - Hiperadrenalismo.
   - Aumento de la hormona de crecimiento.
   - Aumento de opioides.
   - Alteración del cortisol.
   - Alteración de la vasoprisina.
   - Alteración de los neurotransmisores.

6. Comienzo en pubertad-adolescencia

14.3.2. Epidemiología de la anorexia nerviosa

Se trata de una enfermedad cuya prevalencia ha aumentado en las últimas décadas, impulsada por la presión social hacia una imagen esbelta. Actualmente, afecta a un 1% de las mujeres jóvenes, siendo el 85-90 % de los afectados, mujeres, y tan sólo un 10-15 % hombres.

Predomina en las clases sociales acomodadas, aunque la prevalencia entre clases bajas está aumentando. Es una enfermedad propia del mundo occidental y de la raza blanca, siendo prácticamente desconocida en otros ámbitos. Se inicia entre los 12 y los 25 años, y la media de aparición es cada vez más precoz, coincidiendo con la etapa de la pubertad. En un porcentaje creciente aparece antes de la primera menstruación.

Estos datos de prevalencia creciente, y aparición cada vez mas precoz, son debidos sin duda a la presión social, con unos ideales femeninos cada vez más esbeltos. Estos datos hacen de la anorexia una enfermedad de indudable raíz socioambiental. Sin embargo, como veremos, también existen otros factores implicados en su origen.

14.3.3. Etiopatogenia de la anorexia nerviosa

La AN es una enfermedad cuyo origen, probablemente multicausal, es aún desconocido. Podemos agrupar los factores que están implicados en su génesis, en factores predisponentes, precipitantes y de mantenimiento.

A) Factores predisponentes

- *Factores genéticos:* Aunque la causalidad genética aún no está demostrada, sí que es posible encontrar entre los antecedentes familiares de los pacientes con AN, una mayor carga genética de la esfera de los trastornos afectivos, tales como depresión, alcoholismo u otros trastornos alimentarios, como la obesidad, etc. Aquí los factores genéticos predispondrían al sujeto a desarrollar una AN ante el estímulo cocausal de factores de naturaleza ambiental o psicológica.
- *Edad:* Parece ser un factor predisponente fundamental, ya que no existe desarrollo de esta enfermedad mas allá de la primera juventud. Parece, pues, necesaria una cierta inmadurez psicofísica para el desarrollo de esta enfermedad.
- *Sexo:* Igualmente es un factor determinante, quizá no por condicionantes genéticos u hormonales, que nunca han sido encontrados, sino por la diferente importancia que dan los distintos sexos a la imagen corporal. Siendo este último el factor clave de la AN.
- *Personalidad:* En las personas con AN suelen ser característicos rasgos de introversión o inestabilidad, estando próxima en algunos pacientes a los rasgos que definirían la personalidad obsesiva, tanto por la rigidez y escasa capacidad adaptativa de los esquemas de pensamiento, como por la angustia asociada a las ideas centradas en la alimentación. Algunos autores han descrito esta enfermedad como una particular fobia a la obesidad. Es necesario reseñar que tampoco es infrecuente encontrar antecedentes de obesidad en la infancia de los pacientes con AN.

  La inteligencia y el rendimiento escolar elevados son otro rasgo característico de estos enfermos. Algunos autores señalan que el elevado rendimiento (que luego disminuye al establecerse la enfermedad), es consecuencia del aislamiento social y las dificultades de relación que presentan, haciendo que se vuelquen en los estudios (también suele influir en este aspecto el *status* socioeconómico elevado del cual suelen proceder).

En resumen, el esquema tipo de los factores predisponentes sería el de una chica púber, con antecedentes familiares de trastornos afectivos, con dificultades en las relaciones con los padres y con sus compañeros, y rasgos de personalidad inmadura, que ha sido "gordita", o ha sido objeto de burla o comentarios acerca de su físico, y a la que la intensa necesidad de sentirse aceptada (especialmente intensa en la pubertad y adolescencia) empuja a buscar una "imagen social ideal", a través de una pérdida de peso.

B) Factores precipitantes

Entre los factores que suelen coincidir con el comienzo de la enfermedad y a los que se considera predisponentes estarían los siguientes:

- *Cambios corporales propios de la pubertad:* Que son rechazados en general por estos pacientes (los psicoanalistas hablan de rechazo de la feminidad).
- *Acontecimientos vitales:* También suele aparecer a raíz de separaciones de los padres o divorcio de los mismos, o pérdidas por fallecimiento de personas significativas, o la aparición de los primeros conflictos sexuales.
- *Profesión o actividad donde la imagen adquiera una importancia especial:* Actrices, bailarinas, modelos, etc.
- *Otros factores:* Como ya sugeríamos al hablar de los factores predisponentes, las críticas respecto a la imagen corporal, o a veces la ganancia de peso, que es propia de la pubertad en la mujer; o bien el fenómeno contrario de adelgazamiento debido a alguna enfermedad, o traumatismos desfigurantes, o un incremento en la actividad física, pueden actuar disparando el trastorno.

En resumen, cualquier cambio vital importante que tenga lugar en esta edad de máxima susceptibilidad. Por ello es especialmente importante no indicar dietas o regímenes de adelgazamiento en estas edades, salvo que realmente estén indicados por razones médicas.

C) Factores de mantenimiento

Una vez instaurada una AN, existen varios factores que tienden a perpetuarla, entre los que cabe citar:

- La *pérdida de peso:* Por las complicaciones metabólicas y fisiológicas que acarrea.
- Las *alteraciones de la interacción familiar:* Que hacen que la familia, y en particular la madre, se vuelque en una relación a menudo patológica con la paciente.
- El *adelgazamiento* y los *cambios caracteriales* que induce el aislamiento social que ya padecía la paciente, actúan en un sentido morboso.
- El *exceso de ejercicio físico.*
- El *miedo a la obesidad.*
- Las *intervenciones médicas desafortunadas* o *no expertas:* Éste es un trastorno grave siempre, que precisa, para su tratamiento adecuado, un diagnóstico precoz preciso, y una intervención enérgica, que frecuentemente debe ser hospitalaria, llevada a cabo en un centro especializado en el tratamiento de los trastornos alimentarios.

14.3.4. Características clínicas de la anorexia nerviosa

Además de los rasgos ya comentados de preocupación obsesiva por su imagen o peso, la otra característica clínica esencial en la AN es el control rígido de la ingesta. La dieta puede en ocasiones ser absurda o absolutamente irracional, existiendo un rechazo a determinados tipos de alimentos, que el paciente asocia con la obesidad (dulces o grasas).

Existen también con frecuencia hábitos alimenticios absurdos, como comer a solas, a escondidas, ingerir alimentos crudos o descompuestos, esconder alimentos en armarios, comer de pie, o en horas extrañas.

El paciente tiende a usar ropas holgadas, que disimulen su pérdida de peso, y niega con frecuencia su enfermedad. Se muestra frecuentemente irritable o negativista, o presenta rigidez e inadaptación en su conducta anteriormente más adaptada. La aparición de rituales obsesivos en torno a la alimentación tampoco es infrecuente: meter y sacar la comida de la boca un determinado número de veces, contar el número de lentejas o de granos de arroz que va a comer, pesar su comida con precisión milimétrica, obsesionarse con su evacuación, etc.

El estado anímico oscila, pudiendo presentar euforia en la fase inicial de la enfermedad, debida a la sensación de triunfo por poder controlar su peso y su ingesta alimenticia (contra lo que indica el término anorexia, las pacientes al inicio de la enfermedad sí sienten hambre).

En las fases avanzadas, sin embargo, predomina más la disforia, la irritabilidad y la depresión. Especialmente, si la paciente fracasa en su intento de restricción total de la ingesta y cae en accesos bulímicos (crisis en las que ingiere alimentos de forma masiva, mecánica y rápidamente, especialmente los que restringe en su dieta). Tras ellos el estado anímico es bajo, pudiendo aparecer ideación suicida, y presentando sentimientos de inutilidad, o de culpa y autorreproches.

Entre las alteraciones físicas derivadas de la pérdida de peso, cabe destacar la ausencia de menstruación en la joven (amenorrea). En algunas pacientes éste puede ser el primer síntoma de la enfermedad, apareciendo incluso antes que la pérdida de peso. La amenorrea puede ser primaria (simplemente no aparece la regla a la edad que debiera, en torno a los 12 años), o secundaria (se instaura la amenorrea tras uno o más ciclos menstruales normales).

Otros trastornos físicos frecuentes serían las alteraciones sexuales, impotencia en el hombre y frigidez en la mujer, las alteraciones del sueño con insomnio frecuente, las alteraciones endocrinas ya reseñadas, y cuando la enfermedad ya está en fase avanzada, aparecen edemas (hinchazón de las extremidades por retención hídrica), disminución de la temperatura corporal, enlentecimiento de los ritmos cardiaco y respiratorio, aparición de un vello fino similar al de los recién nacidos (lanugo), e incluso signos de seudoatrofia cerebral en las pruebas radiológicas (tomografía axial computarizada). En los estados avanzados de caquexia (pérdida de más del 50% del peso corporal) puede producirse el fallecimiento.

14.3.5. Evolución y pronóstico

Contando con un diagnóstico precoz y un tratamiento adecuado, el pronóstico suele ser favorable, lo que no impide que entre un 2 y un 9% de los pacientes puedan fallecer por complicaciones cardiacas o metabólicas.

Un 66% de los casos tiene una buena evolución y recuperan completamente, mientras que aproximadamente un 25% de los casos presentan recaídas y evolucionan de forma crónica o hacia un trastorno bulímico. Cuanto más precoz es el diagnóstico y más experto el tratamiento mejor es la evolución.

14.3.6. Tratamiento

Debe ser altamente especializado, recayendo, sin embargo, la responsabilidad de un diagnóstico precoz, en los eslabones de la atención primaria, o especializada (médicos generalistas, pediatras, internistas, endocrinólogos y psiquiatras).

Dada la pluralidad de interpretaciones causales que existen en esta enfermedad, es lógico que exista también una pluralidad en cuanto a las pautas terapéuticas. En lo que existe consenso es en la necesidad de un tratamiento combinado: psicoterápico y farmacoterápico.

Las pautas psicoterápicas más acreditadas en esta enfermedad son las cognitivo-conductuales. En el momento actual las de orientación psicodinámica están relegadas al tratamiento de las alteraciones de personalidad subyacente una vez que la paciente se encuentra recuperada.

El tratamiento farmacológico está orientado al tratamiento de los síntomas, sin pretender ser etiológico. Los mejores resultados se obtienen con antidepresivos de tipo noradrenérgico, (que tienen la virtud de mejorar el estado anímico, al tiempo que hacen ganar peso), sin descartar los serotoninérgicos si los rasgos obsesivos son marcados. Pueden emplearse también los antipsicóticos si hay síntomas o rasgos psicóticos (también facilitan el aumento de peso), y los ansiolíticos e hipnóticos en sus indicaciones puntuales. Se han empleado sin demasiado éxito los orexígenos (ciproheptadina y similares) y los complejos vitamínicos que, en general, están bastante desacreditados.

Las indicaciones de hospitalización se especifican a modo de tabla. La hospitalización en un medio especializado, permite una ganancia de peso mas rápida que con ningún otro sistema. Especialmente si se aplican normas estrictas de terapia cognitivo-conductual, que son difícilmente aplicables en el medio familiar.

Indicaciones de hospitalización en anorexia nerviosa:

- Desnutrición severa (pérdida de más del 25% del peso corporal).
- Graves alteraciones hidroelectrolíticas o en signos vitales.
- Grave sintomatología depresiva asociada.
- Graves aleteraciones en la dinámica familiar o social.
- Falta de motivación, fracaso del tratamiento ambulatorio o rechazo del tratamiento.

14.4. Bulimia nerviosa

La bulimia nerviosa (BN) constituye un trastorno de la alimentación caracterizado por la presencia de crisis bulímicas (ingestas masivas de alimento), en las que se tiene la sensación de perder el control y no poder parar de comer. Comparte con la AN la preocupación por el peso y las conductas dirigidas al control del peso, que sin embargo en la mayoría de los bulímicos es normal. Las principales características de la BN se resumen a continuación.

14.4.1. Características de la bulimia nerviosa

1. Crisis bulímicas (50% de ellas diarias):
   - Consumo rápido y masivo de alimentos sin placer.
   - Hidratos de carbono o grasas excluidos de la dieta habitual.
   - Sensación de pérdida de control de la ingesta.
   - Sentimiento de culpa y/o depresión posterior.

2. Preocupación obsesiva por el peso o la imagen.

3. Conductas dirigidas al control del peso, que suele ser normal:
   - Vómitos autoinducidos (75% a diario).
   - Uso de laxantes, diuréticos, eméticos o ejercicio.
   - Dieta estricta intercrisis.

Es preciso distinguir entre "conductas bulímicas", que como ya se ha comentado son ingestiones masivas de alimentos en breves periodos de tiempo y BN, que incluiría ingestiones masivas, conductas de control del peso y preocupación persistente por el peso o la imagen corporal.

14.4.2. Epidemiología de la bulimia nerviosa

La prevalencia de la BN en mujeres es mayor que la de la AN, y oscila entre el 1% y el 4%; hay datos epidemiológicos que indican que su prevalencia está aumentando con el tiempo. La prevalencia en hombres jóvenes sería, aproximadamente, la décima parte que en mujeres (0,2%). Al igual que en el caso de la AN, la prevalencia de la BN se está incrementando en los últimos años.

En lo que respecta a la prevalencia de "conductas bulímicas" puede decirse que éstas están presentes en el 5-15% de mujeres jóvenes estudiantes.

En un 50% de los pacientes con BN, se encuentran antecedentes de AN, siendo ambos grupos indistinguibles desde el punto de vista clínico, lo que ha llevado a sugerir que se trata del mismo proceso morboso. Es posible observar la alternancia en un mismo paciente de conductas bulímicas y restrictivas, y hasta un 50% de los pacientes con AN llegan a presentar conductas bulímicas.

La BN aparece en edades algo superiores a las de la AN (16-25 años), y se presenta al igual que ésta con mayor frecuencia en las clases sociales medias y altas, en la raza blanca y en los países occidentales.

14.4.3. Etiopatogenia de la bulimia nerviosa

Al igual que en la AN, es posible encontrar entre los factores causales de esta enfermedad algunos predisponentes, otros precipitantes y otros mantenedores del proceso morboso. Muchos de ellos son comunes con la AN, de la que sólo se distingue claramente en el peso corporal, bajo en la AN y normal (90% de los casos) o alto (10% restante) en la BN.

A) Factores predisponentes

- *Factores genéticos:* Sobrepeso de los padres (en el 20-25% de los casos), consumo de alcohol de éstos o antecedentes de tipo afectivo o psiquiátrico (en el 50% de los casos)
- *Factores familiares:* Actitudes parentales rígidas y no dialogantes en padres "añosos".
- *Factores individuales:* Sexo femenino, edad de nacimiento posterior a 1960, imagen corporal deseada de delgadez, baja autoestima, locus de control externo, elevado nivel de neuroticismo, malas relaciones con los padres y compañeros, experiencias de pérdida o separación afectiva, historia de dieta o ejercicio excesivo y alteraciones del peso previas a la enfermedad (33-50% de los bulímicos han sido niños con sobrepeso y cerca de un 50% tienen antecedentes de AN).
- *Factores de tipo sociocultural:* Clase social media o alta con rechazo cultural a la obesidad, y la presión sociocultural hacia una imagen social "aceptable", y por ende un rechazo social de la obesidad.

B) Factores precipitantes

- *Conflictos afectivo-sexuales:* En una mayoría de pacientes (72%), la enfermedad se desencadena a raíz de conflictos afectivo-sexuales, como el principio o fin de una relación sentimental, el inicio de la actividad sexual o un conflicto sexual.
- *Acontecimientos vitales:* Cambios de residencia o de trabajo, o separación del hogar. En un 20% se desencadena coincidiendo con experiencias de pérdida o duelo por un familiar o amigo, o por separación o divorcio de los padres.
- *Profesión o actividad:* Donde la imagen adquiera una importancia especial: Actrices, bailarinas, modelos, etc.
- *Otros factores:* Ganancia de peso propia de la pubertad en la mujer (en el 50% de los casos), que induzca el comienzo de una dieta –con fracaso en la res-

tricción absoluta, y surgimiento de la conducta bulímica–. También, como ya hemos mencionado, puede tratarse de la evolución de una AN (50% de los casos) o simplemente consecuencia de una dieta en las edades de mayor riesgo (adolescencia).

C) Factores de mantenimiento

Existen diversos factores que intervienen en la perpetuación de las conductas en la BN:

- *Alteraciones emocionales:* Estados de ansiedad-depresión secundarios a la conducta bulímica: *a)* por fracaso en el deseo de control de la ingesta y *b)* por aparición de sentimientos de culpa.
- *Alteraciones metabólicas:* Disminución de la actividad simpática, de la actividad tiroidea, del metabolismo basal o tendencia a engordar y refuerzo de la conducta bulímica.
- *Alteraciones neuroendocrinas:* Disminución de la sensación de saciedad mediada por el sistema serotoninérgico, alteraciones del sistema noradrenérgico, alteraciones del sistema de la colecistoquinina, alteraciones de las endorfinas y alteraciones del péptido YY.

Entre los factores de mantenimiento y perpetuación de la conducta bulímica más importantes, están las alteraciones metabólicas secundarias a los vómitos, que potencian la ansiedad y la depresión que suele acompañar a este trastorno, inducidos fundamentalmente por el fracaso en el propósito de control de la ingesta. Cada crisis bulímica favorece la aparición de sentimientos de culpa y propósitos de intentar en el futuro controlar la ingesta de una manera aún más estricta, lo que ineludiblemente conduce a un nuevo fracaso.

14.4.4. Características clínicas de la bulimia nerviosa

Las principales características clínicas de la BN son:

1. Preocupación obsesiva por el peso o la imagen:
   - Sobrevaloración del peso y, sobre todo, de la talla.
   - 40% de discrepancia entre el tamaño corporal percibido y el deseado (frente a sólo el 14% en mujeres control).
   - Insatisfacción con el peso o la imagen y rechazo de la misma.

2. Miedo patológico a la obesidad:
   - Tendencia a la obesidad.

3. Crisis bulímicas:
   - Consumo rápido y masivo de alimentos sin placer.
   - Carbohidratos o grasas excluidas de la dieta habitual.
   - Sensación de pérdida de control de la ingesta.
   - Disminución de la sensación de saciedad.
   - Mayor ingesta si hay posibilidad de vómito posterior.
   - Sentimiento de culpa y/o depresión posterior.
   - Ausencia de sensación de saciedad.

4. Conductas dirigidas al control del peso, que suele ser normal:
   - Vómitos autoinducidos.
   - Abuso de laxantes, anorexígenos, diuréticos, tiroideos, etc.
   - Ejercicio excesivo y dieta estricta intercrisis.

5. Mayor afectación en la mujer:
   - Nueve mujeres por cada varón.

Además de los datos ya destacados, la pérdida de control de la ingesta se presenta en forma de crisis (el 50% de los casos tienen crisis diarias), y las conductas dirigidas al control del peso (vómitos en el 75% de los pacientes, llegando a controlar voluntariamente el reflejo del vómito hasta el 20% de los enfermos), las características clínicas están determinadas por las complicaciones físicas derivadas de su conducta.

Complicaciones de las ingestas masivas son: la dilatación gástrica aguda, las alteraciones gastrointestinales, y la hipertrofia parotidea (glándulas salivares situadas delante de las orejas). Mientras que complicaciones de los vómitos son: las pérdidas de los iones potasio y sodio (potencialmente graves, dada su influencia sobre la conducción cardiaca), la afonía y erosión del esmalte dental, y las esofagitis por reflujo.

En cuanto a las características psicológicas, destacan la preocupación obsesiva por el peso e imagen, las tendencias depresivas y suicidas (hasta un 35% de intentos suicidas en estos pacientes), la ansiedad y otras alteraciones del control de impulsos, entre las que cabe citar casos de ludopatía (juego compulsivo patológico), cleptomanía (compulsión de apoderarse de objetos ajenos), potomanía (ingestas masivas de líquidos, refrescos, etc.), uso-abuso de alcohol y otras drogas, conductas de riesgo, etc.

14.4.5. Evolución y pronóstico

La evolución de la BN, al igual que sucedía con la AN, depende fundamentalmente de un diagnóstico precoz, y un tratamiento especializado. Son índices de buen pronóstico la ausencia de antecedentes de anorexia o de obesidad, y la ausencia de fobia al peso; y, por contra, lo son de peor pronóstico los antecedentes de alteraciones del peso, y la mayor carga de ansiedad centrada en la imagen. En general, cabe admitir un pronóstico de cronicidad o recurrencia elevada para todos los trastornos alimentarios, dados los mecanismos de mantenimiento que concurren en todos ellos.

La posibilidad de remisión o recuperación de un episodio de bulimia se cifra en torno al 69%. Sin embargo, la posibilidad de recaída en un nuevo episodio es igualmente elevada (65%). Por tanto, nos hallamos ante un trastorno con una buena respuesta a los tratamientos, pero con elevada tendencia a la recurrencia, por lo que debemos plantearnos siempre la posibilidad de tratamientos de mantenimiento preventivo, durante largos periodos de tiempo.

14.4.6. Tratamiento de la bulimia nerviosa

La BN es susceptible de tratamiento, tanto por la elevada morbilidad psicopatológica, somática y biológica, que tiene, como por ser susceptible de una recuperación completa en una gran proporción de los pacientes, siempre que se establezca una estrategia terapéutica adecuada. Es necesario, sin embargo, tener siempre en cuenta la posibilidad de cronificación y de recaída o de recurrencia, por lo que los tratamientos deben plantearse siempre a largo plazo.

Hay un consenso generalizado acerca de la importancia de las alteraciones nutricionales, tanto en la patología somática como psicopatológica de estos pacientes. Muchos de los síntomas presentes en la BN se explican simplemente por la situación de restricción intermitente a la que están sometidos. Estos trastornos remiten con una alimentación adecuada, que sin embargo no tiene por qué ir dirigida a una ganancia de peso, ya que la mayoría de los pacientes con BN tienen un peso normal, e incluso un 10% un peso elevado. El objetivo de una ganancia de peso debe establecerse tan sólo en los casos de AN. A continuación se resumen los objetivos del tratamiento de la BN.

A) Objetivos del tratamiento en la bulimia nerviosa

1. Restablecer unas pautas nutricionales saludables.

2. Recuperación física:
   - Estabilización del peso corporal.
   - Rehidratación y recuperación hidroelectrolítica.
   - Corrección de anomalías secundarias a la bulimia:
     - Reflujo gastroesofágico.
     - Erosión mucosa del aparato digestivo.
     - Dilatación gástrica.
     - Erosión del esmalte dental.
     - Inflamación parotídea.

3. Recuperación del estado mental:
   - Mejorar el estado anímico.
   - Mejorar la autoestima.
   - Corregir las alteraciones de personalidad.
   - Evitar el abuso de alcohol-drogas.
   - Corregir los estilos cognitivos erróneos.
   - Disminuir el nivel de ansiedad provocado por la comida.
   - Corregir las alteraciones de la neurotransmisión.

4. Restablecer una relaciones familiares adecuadas.

5. Corregir las pautas de interacción social alteradas.

Pese a ser de reciente descripción, en la BN se han ensayado una gran cantidad de tratamientos. Los datos existentes hasta la fecha sugieren que los mejores resultados se obtienen con el uso de terapias cognitivo-conductuales, junto con consejo nutricional y control médico periódico. Respecto a los tratamientos farmacológicos, se han observado buenos resultados con el uso de fármacos inhibidores selectivos de la recaptación de serotonina (ISRS), fundamentalmente, fluoxetina y fluvoxamina.

En la BN se recurre a la hospitalización con menos frecuencia que en el caso de la AN. A continuación se resumen las indicaciones de hospitalización en BN.

B) Indicaciones de hospitalización en bulimia nerviosa

- Problemas médicos graves (hipopotasemia, hemorragia digestiva, etc.).
- Problemas psiquiátricos graves (riesgo de suicidio elevado, comorbilidad con abuso de alcohol o drogas, etc.).
- Casos resistentes al tratamiento ambulatorio.
- Casos muy graves con alteraciones muy importantes de la conducta.

14.5. Plan de atención al paciente con trastorno de la conducta alimentaria

14.5.1. Actitud del personal de enfermería

1. Estimular al paciente para que reconozca sus sensaciones corporales de ansiedad, hambre, sueño y otras necesidades.
2. Minimizar los comentarios sobre los alimentos y el acto de comer.
3. Ser rígidos ante su comportamiento, y cuando el paciente coopere, reforzarlo positivamente.

4. Relacionarse con el paciente varias veces al día, para que detecte nuestro interés personal.
5. Ser coherentes al responder, ya que suelen ser manipuladores y podrían enfrentar al personal.
6. Dejar claro lo que se espera de él. Su participación en el tratamiento es esencial y servirá para reforzar su sentimiento de autocontrol, a la vez que hace aumentar su confianza en los profesionales.
7. Establecer una relación que haga hincapié en su valor como ser humano.
8. Explicarle que puede ser necesario revisar su habitación y a él mismo, por si pretende tomar o esconder alimentos.
9. Confrontar al paciente con su papel cada vez que muestre una conducta negativa.

14.5.2. Métodos de educación psiconutricional

Los métodos de educación psiconutricional que se aplican a estos pacientes son los siguientes:

1. Automonitorización y diario de ingestión / conductas patológicas: Se destaca que el diario es una ayuda para el paciente y no un sistema de control del psicoterapeuta:
   - Recogida en un diario de todas las ingestiones y conductas de control del peso.
   - Escalas analógico-visuales de control de los deseos de hacer dieta, de comer impulsivamente, o de recurrir a otros métodos de control del peso.
   - Escala general de bienestar.

2. Consejo dietético: El objetivo es establecer un patrón de comidas normal y evitar la restricción o el abuso dietético:
   - Procurar que coman en compañía y no solos.
   - Evitar realizar otras actividades mientras se come, por ejemplo leer o ver la televisión, entre otras. Se recomienda estar en compañía o escuchar música.
   - Planificar los horarios para tres comidas y dos pequeños tentempiés a media mañana y a media tarde, así como lo que se va a comer exactamente en cada una de estas comidas .
   - En el domicilio sólo debe tenerse la comida planificada, evitándose almacenar grandes cantidades o comprar en exceso.
   - Identificar los momentos más propicios para las ingestiones masivas o para la realización de conductas de control del peso y planificar en dichos momentos actividades incompatibles con dichas conductas.

- Evitar los lugares donde se guarda la comida.
- No pesarse más de una vez a la semana.
- En pacientes con BN, la realización de ejercicio moderado va a incrementar el metabolismo y a disminuir la sensación de hambre. En pacientes con AN, sin embargo, debe restringirse el ejercicio.
- Las mujeres deben tener un mayor cuidado los días previos a la menstruación.
- Evitar el consumo de alcohol y de otras drogas.
- Marcarse objetivos realistas, esperando un cambio lento, pero progresivo, en los hábitos alimentarios.

3. Educación sanitaria sobre los trastornos alimentarios:
   - Informar de las consecuencias patológicas.
   - Informar de las maneras saludables de controlar el peso.
   - Informar de los riesgos de los métodos no saludables.
   - Informar del control saludable del estreñimiento.
   - Informar de los riesgos del abuso de laxantes.

14.5.3. Pautas de atención al paciente con trastornos alimentarios

Las pautas básicas de atención al paciente con trastornos de tipo alimentario se exponen en el cuadro 14.1.

CUADRO 14.1
Control del patrón de ingestión y eliminación

DATOS A CONTROLAR	MÉTODO DE CONTROL
• Control de la dieta.	• Diario de ingestión.
• Actitud hacia la comida.	• Test de actitudes (Eating Disorder Inventory -EDI-).
• Actitudes hacia el peso.	• Test de actitudes (EDI).
• Peso actual.	• Exploración física.
• Historia de ganancia/pérdida de peso.	• Entrevista estructurada.
• Métodos de control de ingestión:	
- Vómitos.	• Exploración física.
- Abuso de laxantes.	• Análisis diagnósticos.
- Abuso de medicamentos.	• Control de deposiciones.
- Restricción dietética.	• Control de diuresis, análisis diagnósticos.
• Hábitos alimentarios.	• Control de ingestiones.
• Otros síntomas.	• Control de conductas.
	• Historial de enfermería.

CUADRO 14.2
Control de otras conductas

DATOS A CONTROLAR	MÉTODO DE CONTROL
• Nivel de actividad.	• Entrevista estructurada, control de conducta.
• Actitud hacia el ejercicio.	• Test de actitudes (EDI), entrevista a la familia.
• Autoimagen.	• Entrevista estructurada.
• Distorsión de la imagen corporal.	• Tests específicos.
• Nivel de autoestima.	• Entrevista estructurada.
• Patrones de afrontamiento del estrés.	• Entrevista estructurada, control de conducta.
• Patrones cognitivos.	• Examen del estado mental, verbalizaciones.
• Interacciones familiares.	• Entrevista familiar.
• Interacciones con compañeros.	• Entrevista estructurada.
• Nivel de ansiedad social.	• Tests específicos.

14.5.4. Objetivos del plan de atención de enfermería

Los objetivos básicos del plan de atención de enfermería son los siguientes:

1. Obtener un peso corporal adecuado a su edad, talla y constitución física.
2. Desarrollar conductas de ingestión/eliminación alternativas a las utilizadas durante la enfermedad.
3. Incrementar el conocimiento de los hábitos nutricionales sanos.
4. Favorecer una percepción más realista de su imagen corporal.
5. Prevenir la asociación entre estados emocionales alterados y las conductas alimentarias.

15

Trastornos del ritmo sueño-vigilia

- Identificar los distintos trastornos del ritmo sueño-vigilia.
- Conocer las distintas posibilidades terapéuticas para cada uno de los trastornos.
- Conocer las medidas de higiene del sueño.
- Capacitar para desarrollar un plan de cuidados de enfermería en función de las necesidades de cada paciente.

15.1. Trastornos no orgánicos del sueño

La clasificación de la Organización Mundial de la Salud (OMS, 1992) en el capítulo V –Trastornos Mentales y del Comportamiento– de la décima revisión de su Clasificación Internacional de las Enfermedades (CIE-10) incluye los trastornos del sueño no orgánicos. Estos trastornos los incluye en el apartado correspondiente a los trastornos del comportamiento asociados a disfunciones fisiológicas y a factores somáticos (F50-F59), diferenciando los siguientes trastornos:

- Insomnio no orgánico.
- Hipersomnio no orgánico.
- Trastorno no orgánico del ritmo sueño/vigilia.
- Sonambulismo.
- Terrores nocturnos.
- Pesadillas.
- Otros trastornos del sueño no orgánicos.
- Trastornos del sueño no orgánicos, sin especificar.

Estos trastornos se agrupan en:

- *Disomnias:* Trastornos en los que la alteración predominante consiste en la afectación de la cantidad, calidad u horario de sueño. Dentro de ellas se encuentra el insomnio, el hipersomnio y los trastornos del ritmo sueño/vigilia.
- *Parasomnias:* Trastornos episódicos durante el sueño, los cuales a lo largo de la infancia están relacionados, por lo general, con las fases del desarrollo del niño, mientras que en la madurez son fundamentalmente psicógenos. Dentro de ellos se encuentran el sonambulismo, los terrores nocturnos, y las pesadillas.

Por su parte, la NANDA, en su listado de problemas de enfermería, enmarca los trastornos del ritmo sueño-vigilia en el apartado actividad-reposo, considerándolos como trastornos de los patrones del sueño.

15.2. Insomnio

El insomnio es una entidad nosológica específica o un síntoma que puede ser atribuido a un gran número de procesos patológicos, y que en la mayor parte de los casos es de etiología multifactorial (enfermedades somáticas, psíquicas, factores ambientales, farmacológicos, etc.).

Este término puede significar una dificultad para conciliar el sueño, o para mantenerlo, o incluso un despertar precoz, acompañados de una sensación de sueño insuficiente o no reparador, que tienen las consecuentes repercusiones sobre la vigilia diurna.

- Entidad nosológica específica o síntoma.
- Frecuente etiología multifactorial.
- Dificultad para conciliar o mantener el sueño o despertar precoz.
- Sensación subjetiva de sueño insuficiente o no reparador.
- Repercursiones sobre la vigilia diurna (laborales, sociales, etc.).

Las repercusiones que produce el insomnio sobre la vigilia del día siguiente afectan de manera importante al psiquismo del sujeto. Entre las más frecuentes se encuentran:

- Irritabilidad.
- Mal humor.
- Falta de concentración.
- Deterioro de la memoria.
- Somnolencia diurna.
- Accidentalidad (laboral, de tráfico, etc.).

La disminución de la alerta produce una elevada morbimortalidad, tal como se ha demostrado en recientes estudios. Así, un estudio realizado en el Reino Unido a finales de la década de 1980 demostró que un 27% de los accidentes de tráfico se debían a trastornos del sueño. Del mismo modo, en estos pacientes la accidentalidad laboral se incrementa y, además, se observa en ellos un descenso de la productividad.

15.2.1. Prevalencia del insomnio

De todos los trastornos del ritmo sueño/vigilia el más prevalente es, sin duda alguna, el insomnio. De hecho, se puede afirmar que la práctica totalidad de los seres humanos hemos experimentado en algún momento de nuestras vidas insomnio.

Aproximadamente, la prevalencia del insomnio se sitúa en el 33%, de los cuales el 50% lo padecen de forma crónica. Este problema es más prevalente entre:

- Los ancianos.
- Las mujeres.
- Las personas con *status* socioeconómico bajo.
- Los pacientes con trastornos psicológicos.

15.2.2. Clasificación del insomnio

El insomnio se puede clasificar de diversos modos, en función de que se analice su naturaleza, su causalidad o su duración:

A) Según su naturaleza

- *Conciliación:* Dificultad para conciliar el sueño, también llamado insomnio del 1.er tercio de la noche.
- *Mantenimiento:* Dificultad para mantener el sueño, es decir, irrupciones de periodos de vigilia durante el sueño, o insomnio del 2.º tercio de la noche.
- *Despertar precoz:* Último despertar antes de lo deseado o insomnio del último tercio de la noche.

B) Según su causalidad

- *Factores intrínsecos:* Insomnio debido a factores originados o desarrollados dentro del organismo: insomnio psicofisiológico, insomnio idiopático, síndrome de apnea del sueño, narcolepsia...).
- *Factores extrínsecos:* Insomnio debido a factores originados o desarrollados fuera del organismo (higiene inadecuada del sueño, consumo de estimulantes, alcohol, ruido ambiental, excesiva temperatura, altitud...).

– *Trastornos médicos y/o psiquiátricos y fármacos:* Enfermedad pulmonar obstructiva crónica, reflujo gastroesofágico, artrosis, ansiedad, depresión, beta-bloqueantes, hipotensores, teofilinas, broncodilatadores, etc.

C) Según su duración

– *Transitorio:* Duración inferior a 1 semana.
– *De corta duración:* De 1 a 3 semanas.
– *Crónico:* Más de 3 semanas.

15.2.3. Tratamiento del insomnio

La mejoría de calidad de vida experimentada por los pacientes insomnes sometidos a tratamiento es, por sí sola, razón suficiente para justificar el diagnóstico y el consecuente abordaje terapéutico de este tipo de trastornos.

Siempre que se conozca la causa del insomnio, el tratamiento de la misma será la primera estrategia a utilizar, añadiendo, además, las medidas de higiene del sueño. Si no se conoce la causa, o el tratamiento de ésta es insuficiente para resolver el insomnio, se utilizarán entonces medidas psicológicas o psicofarmacológicas, según sea conveniente.

15.2.4. Medidas de higiene del sueño

Conocer las normas de conducta que facilitan la conciliación y el mantenimiento del sueño, favoreciendo el proceso fisiológico, constituye un objetivo irrenunciable para la población general y para todo el personal sanitario.

Estos conocimientos constituyen la base de la higiene del sueño, que debe ser la primera medida general que ha de aplicarse siempre que un paciente presente dificultades con su conducta de sueño, independientemente que de forma simultánea se programen otras intervenciones específicas:

1. Mantener horarios regulares, tanto para acostarse como para levantarse, incluso los fines de semana. Así, se refuerza el ritmo circadiano de sueño/vigilia.
2. Dormir sólo lo necesario para encontrarse descansado y despejado el día siguiente.
3. Efectuar ejercicio moderado y continuado al menos 3 horas antes de acostarse.
4. No ir a la cama con hambre. La ingesta de una pequeña cantidad de alimento, como un vaso de leche tibia, ayuda a muchas personas a dormir tranquilamente.

5. Procurar que la temperatura de la habitación sea fresca y agradable. Las temperaturas extremas dificultan el sueño.
6. Procurar que el dormitorio sea tranquilo y sin exceso de luz. Los ruidos fuertes, ocasionales, alteran el sueño.
7. Evitar la ingesta de café, té, colas o cualquier estimulante del sistema nervioso central, sobre todo desde 6 horas antes de acostarse.
8. Evitar el exceso de alcohol. El alcohol produce somnolencia pero da lugar a un sueño fragmentario.
9. No esforzarse demasiado en intentar dormir. Si no se duerme levantarse y realizar alguna actividad relajante hasta que sienta sueño de nuevo.
10. Emplear los hipnóticos tan sólo de modo ocasional. El empleo fortuito de hipnóticos está justificado para resolver un problema agudo, pero debe evitarse su uso continuado.
11. Acudir directamente al médico de familia o al especialista en psiquiatría en cuanto exista sensación subjetiva de alteración del ritmo sueño/vigilia.
12. Cumplir, lo más exactamente posible, las indicaciones y prescripciones médicas, tanto psicológicas como psicofarmacológicas.

15.2.5. Intervenciones psicofarmacológicas

Fármacos hipnóticos son aquellas sustancias que presentan capacidad para inducir, mantener y alargar el tiempo de sueño. En la actualidad, existen cuatro familias de hipnóticos, que poseen una acción muy similar:

- Benzodiacepinas (los más utilizados).
- Ciclopirrolidonas (zopiclona).
- Imidazopiridinas (zolpidem).
- Zaleplom.

A la hora de elegir un hipnótico, habitualmente se tienen en cuenta, además del tipo de insomnio, las necesidades individuales del paciente, sobre todo el grado de alerta necesario al día siguiente, así como las propiedades farmacológicas específicas de cada sustancia.

En aquellos pacientes cuyo principal problema es una dificultad para conciliar el sueño, el hipnótico más indicado habrá de tener acción rápida y vida media corta.

En los pacientes en los que las quejas más importantes sean los despertares nocturnos frecuentes o el despertar precoz, ha de elegirse un hipnótico de efectos más duraderos –vida media intermedia o larga–, teniendo presente la posibilidad de repercusiones al día siguiente.

Si el insomnio está asociado a un problema de ansiedad, es preferible la utilización de sustancias cuyo efecto perdure al día siguiente, es decir, utilizaremos moléculas con actividad hipnótica y con actividad ansiolítica al día siguiente.

Los fármacos hipnóticos han de utilizarse durante periodos cortos de tiempo, no superiores a 4 semanas, y en caso de que sea necesario prolongar el tratamiento se aconseja pasar a una pauta discontinua (cuadro 15.1).

CUADRO 15.1
Hipnóticos

NOMBRE FARMACOLÓGICO	NOMBRE COMERCIAL	VIDA MEDIA (T 1/2)
Brotizolam	Sintonal®	Corta: 3-6 h
Midazolam	Dormicun®	Corta: 1-3 h
Triazolam	Halción®	Corta: 2-5 h
Zaleplom	Sonata®	Corta: 1 h
Zolpidem	Cedrol® Dalparan® Stilnox®	Corta: 2-4 h
Zopiclona	Datolan® Limovan® Siaten®	Corta: 4-6 h
Diazepam	Valium®	Larga: 30 h
Flunitrazepam	Rohipnol®	Larga: 20-30 h
Lormetazepam	Loramet® Noctamid® Sedobrina®	Larga: 10-15 h
Loprazolam	Somnovit®	Larga: 8-12 h
Nitrazepam	Serenade®	Larga: 15-30 h
Quazepam	Quiedorm®	Larga: 27-41 h

La retirada del fármaco debe ser progresiva, no suprimirlo de golpe, para evitar o minimizar el insomnio de rebote.

Además de los fármacos hipnóticos, existen otros grupos de fármacos específicos para el tratamiento de enfermedades que causan insomnio secundario, tal es el caso de los antidepresivos y antipsicóticos, que están indicados para el tratamiento del insomnio de los pacientes depresivos y de los pacientes psicóticos-psicoorgánicos.

En el caso de los pacientes geriátricos hay que tener en cuenta que todos los medicamentos han de ser utilizados con gran precaución, debido a los cambios existentes en el metabolismo del anciano y a la polifarmacia a la que frecuentemente están sometidos. En el caso concreto de los hipnóticos, se recomienda especial precaución con aquellas moléculas que tardan más tiempo en ser eliminadas del organismo y que, por tanto, presentan mayor riesgo de acumulación y de afectación de la capacidad psicomotora del anciano.

A pesar de que los hipnóticos actualmente pueden ser considerados como sustancias blancas o con escasos efectos secundarios, es necesario tener presente cuáles son éstos (cuadro 15.2).

CUADRO 15.2
Efectos adversos de los hipnóticos

	BDZ Corta	BDZ Larga	Zopiclona	Zolpidem
Tolerancia	++	+	-	-
Dependencia psicológica	+	-	-	-
Dependencia física	++	+	-	-
Repercusión psicomotora	+	++	-	-
Amnesia anterógrada	++	+	-	-
Insomnio rebote	++	+	-	-
Letalidad	-	-	-	-
Gusto metálico	-	-	+++	-
Sequedad de la boca	-	-	++	-
Náuseas	-	-	-	++
Cefaleas	-	-	+	+
Somnolencia/astenia	-	++	+	++
Aturdimiento	-	+	-	++

A pesar de su buen perfil de tolerancia, existen algunos casos o situaciones de uso contraindicado, que se recogen a continuación.

15.2.6. Contraindicaciones de los hipnóticos

A) Absolutas

- Síndrome de apnea del sueño.
- Miastenia gravis.
- Seudoinsomnio y personas que precisan dormir poco.
- Primer trimestre de embarazo y periodo de lactancia.

B) Relativas

- Riesgo de conductas autolíticas y/o dependencia.
- Afectación de ciertos sistemas del organismo (insuficiencia hepática, respiratoria, renal...).
- Síndromes confusionales.
- Distrofias musculares.

15.2.7. Intervenciones psicológicas

1. Conductuales.
   - Control de estímulos.

- Técnicas de relajación:
  - Relajación muscular progresiva.
  - *Biofeedback.*
- Cronoterapia.

2. Cognitivas:
   - Reestructuración cognitiva.
   - Intención paradójica.

15.3. Hipersomnio

La somnolencia es una experiencia normal al final del día, así como después de un periodo de vigilia prolongada. Un grado moderado de somnolencia se hace patente durante situaciones pasivas, como ver la televisión, leer o viajar. En un grado más severo, el paciente puede tener dificultad para permanecer despierto durante situaciones activas, tales como comer o conversar.

Se considera la somnolencia como excesiva y como indicación de trastorno de sueño cuando ocurre en momentos no deseados o inapropiados, como en el trabajo, conduciendo, y durante actividades sociales. Además, la somnolencia no desaparece tras aumentar el tiempo de sueño nocturno.

En la mayoría de los casos, esta somnolencia diurna es percibida rápidamente por el paciente, pero en otras ocasiones puede no ser reconocida como algo fuera de lo normal, e incluso puede afectar al rendimiento cognitivo y a la actividad motora.

Los pacientes duermen excesivamente durante el día, no pueden evitar hacer siestas, y presentan dificultades para estar totalmente despiertos.

Las causas más frecuentes de excesiva somnolencia son:

1. Síndrome de apnea del sueño: 60%.
2. Narcolepsia: 25%.
3. Hipersomnio idiopático: 6%.

- *Síndrome de apnea del sueño*

Es un síndrome que aparece exclusivamente durante el sueño y que consiste en la aparición de apneas durante el sueño, sin conexión con problemas respiratorios durante la vigilia. La apnea se define como el cese total de flujo de aire por nariz y boca durante al menos 10 segundos. El sujeto puede presentar también hipoapneas, definidas como apneas de menor duración. Como consecuencia de las alteraciones respiratorias, el sueño del sujeto se ve interrumpido por múltiples microactivaciones transitorias, de las que el paciente no suele ser consciente. Como consecuencia de ese sueño fragmentado, el paciente presenta excesiva somnolencia diurna, que es la queja de sueño que suele manifestar.

Desde un punto de vista epidemiológico, se trata de un trastorno frecuente, afecta al 2% de la población, y grave (debido a las repercusiones cardiovasculares de las apneas puede ser mortal).

Se da más frecuentemente en:

- Varones: el 85% de los casos.
- Edad media de la vida: 40 a 60 años.
- Obesidad: Presente en el 50% de los casos.
- En las mujeres aumenta la prevalencia de forma importante en la menopausia, llegando casi a igualarse a los hombres.

Existe una cierta predisposición familiar a padecer este trastorno, que aparece con mayor frecuencia en los sujetos con antecedentes de grandes roncadores.

Entre la sintomatología referida al sueño cabe destacar:

- Sueño fragmentado (puede no haber conciencia de ello).
- Excesiva somnolencia diurna.
- Presencia de ronquidos muy intensos que preceden a las apneas.

Además, estos pacientes suelen presentar sensación de cansancio, disminución de la concentración, pérdida de memoria, disminución de la libido, nicturia e hipertensión arterial.

Como consecuencia de la hipertensión arterial, los sujetos pueden desarrollar una hipertensión pulmonar que les conduzca a un fallo cardiaco.

El diagnóstico se realiza en dos pasos:

- Sospecha: Por la clínica y las características demográficas del paciente.
- Confirmación: En el laboratorio de sueño a través de una polisomnografía. El registro pondrá en evidencia la existencia de al menos 10 apneas/hora de sueño.

El tratamiento se iniciará con las medidas más conservadoras consistentes en adelgazamiento, si el sujeto es obeso, y medidas posturales que impidan que duerma en posición decúbito supina, ya que favorece la obstrucción de la vía áerea.

Si con ello no es suficiente, se indicará la administración de CPAP (aire a presión positiva continua) mediante un pequeño aparato conectado a unas gafas nasales que proporciona al paciente aire ambiental a presión positiva continua para vencer la resistencia de la vía aérea superior.

Si todavía fuera insuficiente se utilizarán técnicas quirúrgicas: uvulopalatofaringoplastia, que consiste en la extirpación del máximo tejido posible para despejar la vía aérea superior, o finalmente, la traqueotomía.

15.4. Narcolepsia

En 1880, Gélineau utiliza la palabra narcolepsia para referirse a una situación caracterizada por la presencia de episodios de sueño irresistibles, de corta duración y que se repetían en cortos intervalos de tiempo.

En la actualidad, la narcolepsia se considera un síndrome de etiología multifactorial, caracterizado por tendencias de sueño anormales, incluyendo excesiva somnolencia diurna y anormalidades del sueño MOR: inicio del sueño en sueño MOR, cataplejia y parálisis del sueño.

– Etiología multifactorial:
  - Factores genéticos: Autosómico recesiva (en el modelo animal).
  - Sistema inmunológico: El 90% de los pacientes son HLA DR2 positivos.
  - Factores estresantes: Responsable del desencadenamiento de los síntomas en el 50% de los casos.

– Prevalencia: 5-6 por mil de la población.

– Edad de inicio: 20-30 años.

– Ligeramente más frecuente en varones.

– Tétrada sintomatológica:
  - Excesiva somnolencia diurna.
  - Cataplejia.
  - Parálisis del sueño.
  - Alucinaciones hipnagógicas e hipnopómpicas.

La excesiva somnolencia diurna y los episodios irresistibles de sueño constituyen el síntoma más frecuente. Los episodios de sueño ocurren varias veces al día, no solamente en circunstancias favorables (tras una comida fuerte, actividad monótona, etc.), sino también cuando el sujeto está realizando alguna tarea. La duración del episodio varía de unos pocos minutos hasta una hora o más, despertándose el sujeto habitualmente despejado.

Los otros tres síntomas son manifestaciones anormales del sueño MOR, se presentan menos frecuentemente, y consisten en cataplejia, parálisis del sueño, y alucinaciones del sueño. La cataplejia es una pérdida súbita y reversible del tono muscular, que puede afectar a todo el organismo o a grupos musculares aislados (caída de mandíbula o cabeza, debilidad de las rodillas), cuya duración es variable (de segundos a 30 minutos). Suele desencadenarse por una emoción intensa, como risa, terror, sorpresa, etc. Está presente en el 50% de los casos.

La parálisis de sueño es una experiencia desagradable que sucede en las transiciones entre vigilia-sueño-vigilia, es decir, cuando el sujeto se duerme o se despierta. Consiste en la sensación de no poder mover las extremidades, abrir los ojos, hablar e incluso respirar profundamente, siendo totalmente consciente de la situación y capaz de recordarlo posteriormente. Su duración es variable, por lo general inferior a 10 minutos. El paciente puede experimentar una ansiedad extrema asociada al miedo a morir. Se suele asociar a las alucinaciones del sueño.

Las alucinaciones hipnagógicas e hipnopómpicas se producen en la transición de la vigilia al sueño (dormirse) y del sueño a la vigilia (despertarse), respectivamente. Suelen ser visuales, habitualmente formas simples (círculos de colores, etc.), o auditivas (desde una serie de sonidos hasta una melodía), siendo infrecuentes las alucinaciones de otros sentidos.

El diagnóstico se realiza en dos pasos: sospecha por la clínica, y la confirmación se basará en los resultados del laboratorio de sueño y de las pruebas inmunológicas. En el laboratorio del sueño el test de latencias múltiples pondrá de manifiesto latencias de sueño iguales o inferiores a 5 minutos e inicio de las siestas en sueño MOR. El polisomnograma revelará una latencia del sueño MOR < 15 minutos y sueño fragmentado. Las pruebas inmunológicas determinarán el HLA DR2 positivo.

El tratamiento se basa en el establecimiento de unas medidas generales que consiste en:

- Proporcionar información al paciente acerca del cuadro.
- Regularización de los hábitos de sueño.
- Realización de siestas frecuentes (cada 3-4 horas) de corta duración (unos 15 minutos).
- Adecuación sociolaboral.

El tratamiento farmacológico consiste en estimulantes del SNC (metilfenidato), para los ataques de sueño, y antidepresivos tricíclicos (clorimipramina), para las manifestaciones anormales del sueño MOR.

15.5. Parasomnias

Las parasomnias constituyen un conjunto de alteraciones cualitativas que aparecen durante el sueño, y que se caracterizan por un comportamiento inhabitual y/o manifestaciones patológicas.

Se trata de fenómenos sin ninguna trascendencia durante la infancia, mientras que su aparición en la edad adulta suele asociarse a la presencia de algún tipo de psicopatología.

Dentro de las parasomnias describiremos a continuación las cuatro que se presentan más frecuentemente: sonambulismo, terrores nocturnos, pesadillas y enuresis nocturna.

15.5.1. Sonambulismo

El sonambulismo es una parasomnia caracterizada por la aparición de una conducta automática durante el sueño delta, lento o profundo (estadios 3 y 4 del sueño NMOR).

Esta conducta automática varía desde actos simples estereotipados (estirar la ropa de la cama), pasando por otros de mayor complejidad (deambulación por la habitación), hasta los más complejos (abrir una cerradura), que son más infrecuentes. El sujeto puede hablar o contestar con monosílabos a una pregunta, parasomnia conocida como *somniloquio,* que aparece frecuentemente asociada al sonambulismo.

La duración de un episodio de sonambulismo es variable, pero en la mayoría de los casos no sobrepasa unos minutos. Suele aparecer al inicio del sueño (en el primer tercio de la noche), y, si el sujeto se despierta durante el episodio no recuerda nada de lo que ha hecho y, se muestra confuso y extrañado al ver donde se encuentra. Si el sujeto no se despierta, al día siguiente no se acuerda absolutamente de nada.

Puede presentarse en la infancia, en cuyo caso carece de importancia, ya que generalmente las parasomnias en esta etapa de la vida están relacionadas con las fases de desarrollo del niño. Esta forma suele desaparecer espontáneamente en la pubertad.

La forma de inicio mas tardío es más rara y suele estar ligada a algún acontecimiento vital o algún tipo de trastorno psiquiátrico, sobre todo trastornos de la personalidad.

15.5.2. Terrores nocturnos

Se trata de una parasomnia caracterizada por la aparición de crisis de angustia durante el sueño delta, lento o profundo (estadios 3 y 4 del sueño NMOR). Se caracteriza por fenómenos comportamentales y neurovegetativos, y en menor grado el contenido ansioso.

Clínicamente, el terror nocturno comienza con un grito o una serie de gritos que evocan un pánico intenso. Estos gritos se acompañan a menudo de movimientos o agitaciones violentas que pueden generar lesiones. Se producen descargas neurovegetativas masivas con taquicardia, respiración acelerada, sudoración y dilatación pupilar (midriasis).

Los sujetos tienen una conciencia muy variable del episodio que va desde la amnesia total, al recuerdo impreciso de gritos, agitación y una sensación vaga de angustia. Una vez finalizado el episodio, el sujeto se duerme de nuevo con una gran rapidez.

Los episodios duran de uno a tres minutos y aparecen al inicio de la noche (aproximadamente una hora después de haberse dormido). A la mañana siguiente, la amnesia es completa.

Pueden presentarse asociados al sonambulismo y a la enuresis nocturna.

Se estima que un 3% de los niños están predispuestos a padecer terrores nocturnos, aunque son bastante más frecuentes formas menores. Suelen desaparecer en la adolescencia y carecen de importancia. Por el contrario, su aparición en la edad adulta suele ir acompañada de alteraciones en el patrón de personalidad de los sujetos.

15.5.3. Pesadillas

Las pesadillas son sueños angustiosos que se producen durante el sueño MOR o paradójico. Aparecen en cualquier momento, pero, sobre todo, en la segunda mitad de la noche.

El sujeto guarda un recuerdo preciso y rico en detalles. Se despierta con una sensación de miedo intensa y tiene temor a dormirse de nuevo y a caer en el mismo sueño otra vez.

Las pesadillas se acompañan de manifestaciones neurovegetativas, pero mucho menos intensas que en el caso de los terrores nocturnos.

Esquemáticamente, podemos decir que los terrores nocturnos son mucho más espectaculares para el entorno que para el propio sujeto, mientras que las pesadillas son intensamente vivenciadas por el sujeto y poco aparentes para el entorno.

La mayoría de las personas hemos experimentado pesadillas a lo largo de la infancia-adolescencia. Estas pesadillas suelen estar ligadas a experiencias de la vigilia, mientras que, en la edad adulta, aparecen independientemente de cualquier relación con la vigilia.

15.5.4. Enuresis nocturna

La enuresis nocturna consiste en la emisión involuntaria de orina durante el sueño nocturno, en un niño o adulto que normalmente continente durante la vigilia.

Hasta la edad de dos o tres años, momento en el que se instala el control supraespinal (maduración cerebral) sobre la vejiga, la enuresis nocturna es fisiológica y constante. La adquisición del control de la vejiga es un poco más tardío en el niño que en la niña, y por ello en la práctica no se habla de enuresis nocturna hasta la edad de 5 años, en la niña, y de 6 a 10 años en el niño. Existen dos formas de presentación:

- Primaria: Constituye la forma más frecuente de presentación. El niño nunca ha tenido control sobre la vejiga, nunca ha estado seco durante la noche más de un mes. Se considera más ligada a un proceso de inmadurez del sistema nervioso central.
- Secundaria: La enuresis reaparece después de un periodo más o menos largo de adecuado control miccional. Este tipo de enuresis se relaciona más con situaciones desencadenantes, tales como situación conflictiva familiar, escolar, etc. En ambos tipos debe descartarse una patología orgánica concreta responsable, si bien se trata de una posibilidad muy infrecuente.

La enuresis se presenta más frecuentemente en los niños que en las niñas, y su evolución suele ser espontáneamente favorable, tendiendo a desaparecer en la pubertad.

15.6. Diagnóstico de enfermería

La "North American Nursing Diagnosis Association" en su V Conferencia Nacional refiere entre los diagnósticos de enfermería aprobados (NANDA, 1984), el del Trastorno de los patrones de sueño, que define como: "Alteración del tiempo de sueño que produce malestar en el paciente o interfiere en su modo de vida deseado".

El diagnóstico de enfermería debe incluir:

- El patrón específico de alteración del sueño del sujeto (inicio y/o mantenimiento).
- Una relación de los factores que influyen o contribuyen a la aparición de dicho trastorno.

Para ello el personal de enfermería debe:

1. Escuchar cuidadosamente las quejas de sueño que el paciente refiere para obtener la historia del patrón de sueño habitual del paciente, así como el inicio del problema.
2. Una vez que se ha identificado el inicio del insomnio, el profesional de enfermería debe:
   - Revisar los factores ambientales que dificultan el sueño (luz, ruido, temperatura, etc.).
   - Ayudar al paciente a identificar experiencias subjetivas que pueden interferir con el sueño (preocupaciones, temores, ansiedad, etc.).
   - Realizar una historia médica con el fin de descartar una posible causa somática.
   - Realizar una historia farmacológica del sujeto, tanto fármacos prescritos como no, alcohol, café, tabaco, etc., para identificar posibles efectos farmacológicos.
   - Ayudar al paciente a identificar actividades diurnas que interfieren con el sueño nocturno (siestas, ejercicio a horas desaconsejadas, etc.).

3. La información obtenida a través de estas evaluaciones permitirá establecer las necesidades de intervención sobre el problema específico del sujeto.

Con estas técnicas la información recogida la refiere por el propio sujeto o proviene de la observación de la conducta del sujeto mientras duerme, por lo que puede estar condicionada por múltiples factores.

15.7. Atención de enfermería

15.7.1. Evaluación del ritmo sueño-vigilia

En la actualidad, existen dos métodos de aproximación al ritmo sueño-vigilia de un individuo:

1. Métodos subjetivos, basados en los autoinformes de los sujetos y en la observación por parte del profesional sanitario.
2. Métodos objetivos electrofisiológicos (EEG, cartografía cerebral) con registro poligráfico en el laboratorio, en los cuales la información eléctrica cerebral recogida es procesada y computerizada, lo que permite la comparación con una población normativa.

El personal de enfermería no suele tener acceso a los métodos electrofisiológicos cuando trata de evaluar el sueño de un paciente, por lo que se expondrán más exhaustivamente los métodos de evaluación subjetivos.

15.7.2. Métodos subjetivos

A) Autoinformes

La información sobre el ritmo sueño/vigilia de un sujeto puede obtenerse con unas cuantas preguntas sencillas del tipo: ¿Qué tal ha dormido?, ¿tiene dificultades para dormirse?, etc. Sin embargo, estas preguntas genéricas no proporcionan toda la información necesaria, por lo que se aconseja la utilización de instrumentos (cuestionarios, agenda de sueño) que evalúan el ritmo sueño-vigilia de una forma más específica.

B) Cuestionarios de evaluación del ritmo sueño-vigilia

En la actualidad, existen varios cuestionarios que evalúan el ritmo sueño-vigilia bien de forma global, bien aspectos específicos.

Entre los cuestionarios que evalúan el ritmo sueño-vigilia de forma global se encuentra el Cuestionario Oviedo de Sueño –COS– (Bobes y cols., 2000). Este cuestionario es una sencilla entrevista semiestructurada de ayuda diagnóstica según los criterios de la CIE-10 y del DSM-IV. Consta de 15 ítems que evalúan la satisfacción con el sueño, el patrón de sueño nocturno, el patrón de sueño diurno, las repercusiones sobre la vigilia, la existencia de trastornos de la respiración y de parasomnias y, finalmente, el uso de algún tipo de medidas que el sujeto utiliza para poder dormir. Los 15 ítems se agrupan en dos escalas: insomnio e hipersomnio. Cada ítem se constesta mediante una escala tipo Likert de 5 grados (puntuación de 1 a 5), que unas veces se refiere a intensidad y otras a frecuencia.

Entre los cuestionarios específicos describiremos un instrumento para la evaluación de la excesiva somnolencia diurna. La Epworth Sleepiness Scale (Johns, 1991) ha sido diseñada para valorar de una forma estandarizada la propensión de un sujeto a quedarse dormido. Para ello, los propios sujetos han de valorar su propensión a dormitar en 8 situaciones concretas (unas más soporíferas que otras), utilizando una escala que va desde –0 = nunca– a –3 = elevada probabilidad de dormitar–. Las situaciones que se valoran son las siguientes:

- Sentado y leyendo.
- Viendo la televisión.
- Sentado, inactivo en un sitio público (teatro, reunión...).
- Como pasajero en un coche durante al menos 1 hora seguida.
- Tumbado descansando después de la comida.
- Sentado y hablando con alguien.
- Sentado tranquilamente después de una comida sin alcohol.
- En el coche, mientras está parado durante unos minutos a causa del tráfico.

C) Agenda de sueño

El paciente va registrando día a día los periodos de sueño que tiene a lo largo de las 24 horas, reflejando el tiempo que tarda en dormirse, los despertares que experimenta y duración de los mismos, y cualquier evento que sea de interés.

15.7.3. Métodos observacionales

Estas técnicas son realizadas a menudo por el personal de enfermería, y consisten en observar al paciente durante su tiempo de sueño para identificar conductas específicas que indiquen que el sujeto está dormido.

Conductas indicadoras de sueño: Se considera que los siguientes comportamientos muestran que el sujeto está dormido:

- Postura recostada relajada.
- Ojos cerrados.
- Respiración lenta y rítmica.

15.7.4. Intervenciones de enfermería

Mediante la evaluación del ritmo sueño-vigilia el personal de enfermería identifica las actividades y factores ambientales que interfieren con la consecución de un buen sueño, así como los que lo facilitan.

Una vez realizado este primer paso, el personal de enfermería debe animar al paciente a que elimine los factores y conductas perjudiciales para su sueño, así como potenciar el ejercicio de las conductas y factores facilitadores. En general, este tipo de intervención se logra en la mayor parte de los pacientes con la entrega por escrito de las medidas de higiene de sueño (descritas en el apartado del insomnio) acompañado de una explicación de las mismas.

Además de la medida general anteriormente descrita existen algunas técnicas conductuales específicas según el tipo de alteración que el sujeto presente. Así, si se trata de un insomnio de conciliación, se recomendarán las pautas que producen un acortamiento de la latencia del sueño. Si se trata de un insomnio de mantenimiento, las pautas a utilizar serán las que disminuyen el número de despertares nocturnos.

A) Pautas para el acortamiento de la latencia del sueño

El objetivo es ir acortando progresivamente el tiempo que tarda en dormirse el sujeto hasta alcanzar una latencia del sueño de 20 minutos o menos. Con este propósito se ha de intentar:

1. Acomodar el periodo de sueño al tiempo usual para dormir.
2. Establecer y desarrollar unas rutinas previas al sueño.
3. Proveer un ambiente tranquilo y confortable.
4. Animar al paciente a que limite la ingesta de cafeína, alcohol y nicotina a las primeras horas del día.
5. Proveer los medios para que el paciente haga frente a la ansiedad y a las preocupaciones durante el día.

B) Pautas para la disminución del número de despertares nocturnos

El objetivo se habrá cumplido cuando el paciente refiera pocos despertares, que ha dormido profundamente y se encuentra descansado al día siguiente.

Por tanto, es necesario cuidar los siguientes aspectos:

1. Que el ambiente se mantenga tranquilo.
2. Si el paciente se encuentra hospitalizado, minimizar y agrupar las intervenciones necesarias.
3. Animar al paciente a continuar limitando a las primeras horas del día el consumo de café, alcohol y tabaco.

15.7.5. Evaluación de las intervenciones de enfermería

A la hora de evaluar hasta qué punto las intervenciones realizadas han sido eficaces, los profesionales de enfermería deben tener en cuenta no solamente los parámetros del patrón nocturno de sueño, sino también el grado de satisfacción con la conducta de sueño reportado por el sujeto y el grado de alerta y funcionalidad conseguidos al día siguiente.

16

Trastornos y disfunciones sexuales

Objetivos

- Conocer el concepto y los tipos clínicos de disfunción sexual en relación con el ciclo de respuesta sexual.
- Identificar las disfunciones sexuales más frecuentes en cada sexo.
- Describir clínicamente los principales tipos de disfunción sexual.
- Establecer los diagnósticos de enfermería a partir de patrones de salud alterados.
- Planificar y elaborar cuidados generales de enfermería.

16.1. Introducción

El conocimiento sobre el comportamiento sexual humano ha permanecido en la más oscura ignorancia hasta mediados del siglo XX. En efecto, hasta entonces se ignoraba tanto lo que le "ocurría" con exactitud al cuerpo humano como lo que "hacia la gente". No es de extrañar, pues, que únicamente hipótesis basadas en teorías psicológicas, nunca basadas en metodología científica, llenaran este hueco con postulados generalmente basados en aspectos éticos y morales de cada autor. La consecuencia fue el uso de terminología tan alejada de la medicina como "perversiones" o "aberraciones sexuales" para describir todo aquello que de alguna manera se alejaba de una determinada concepción de lo que debía ser la sexualidad normal.

Con la publicación de la *Respuesta Sexual Humana* (Masters y Johnson, 1970), accedimos por vez primera a la descripción más o menos detallada de los cambios que se producían en el organismo humano ante un estímulo sexual efectivo.

No sólo facilitó el estudio y tratamiento de sus disfunciones, sino que permitió conocer la realidad de multitud de falacias e ideas erróneas, mantenidas por la tradición popular, religiosa o psicológica.

En la década anterior, Kinsey y sus colaboradores (1948, 1953), publicaron una extensa comunicación sobre las actitudes, preferencias y comportamientos sexuales de los norteamericanos. El denominado informe Kinsey facilitó el conocimiento sobre lo que hacen sexualmente las personas desde una perspectiva de estudio epidemiológico impecable desde el punto de vista técnico, tanto por la muestra (cerca de 30.000 sujetos) como por el rigor metodológico en su selección. Este informe permitió conocer, por ejemplo, el continuum entre homosexualidad y heterosexualidad o las preferencias por determinadas prácticas sexuales que hasta aquel momento se creían exclusivas de determinada orientación.

De este modo, la homosexualidad es una opción, un estilo de vida que poseen más que adoptan, una parte minoritaria pero significativa de la población. Las distintas aproximaciones acerca de fundamentos biológicos que expliquen la razón de la homosexualidad no implica en absoluto la consideración de trastorno.

Más tarde, la aparición de *La disfunción sexual humana* (Masters y Johnson, 1970) constituyó el primer intento serio de conceptualizar las distintas formas de sufrimiento que puede producir un funcionamiento sexual alterado entre dos personas, independientemente de su orientación, y describir unas técnicas para su tratamiento.

Posteriormente, varios autores han elaborado incluso manuales de sexología donde se describen sus aportaciones personales, las evoluciones de las técnicas terapéuticas descritas anteriormente e incluso su simplificación y optimización (Kaplan, 1978).

Hasta aquí hemos ubicado los apartados sobre "lo que le ocurre al organismo" ante un estímulo sexual, la existencia de técnicas terapéuticas cuando se produce una disfunción y la existencia del conocimiento sobre "lo que las personas hacen". Finalmente, existe otro aspecto referente a los comportamientos sexuales extraños, como el masoquismo, fetichismo o el travestismo.

Estos comportamientos son conocidos como parafilias sexuales.

- *Respuesta sexual humana*

Con objeto de facilitar la descripción de los cambios que se producen en el organismo humano ante un estímulo sexual efectivo, vamos a dividir el proceso en cinco partes:

1. Fase de excitación

Constituye el primer contacto con un estímulo sexual efectivo iniciándose los primeros cambios fisiológicos. La tensión sexual aumenta de forma rápida en el tiempo. Un estímulo intenso sin connotación sexual (ruido, dolor, luz o cualquier otra incomodidad) puede interrumpir el proceso perdiéndose el nivel de tensión logrado.

2. Fase de meseta

En esta etapa, la tensión sexual no suele aumentar mucho más. Se producen la mayoría de cambios fisiológicos y un proceso que Masters y Johnson llamaron de *maduración hacia el orgasmo,* dado que su intensidad y grado de satisfacción dependen en gran parte de esta fase, completándose la mayoría de cambios fisiológicos.

3. Fase orgásmica

La experiencia orgásmica constituye la liberación brusca de un alto grado de tensión sexual. Su duración es de las menos variables en la respuesta sexual, entre 3 y 10 segundos. Suele ser algo más prolongado en la mujer que en el hombre. En esta fase se producen algunos cambios característicos, algunos de ellos tan obvios como la eyaculación en el hombre.

4. Fase de resolución

La fase de resolución sigue inmediatamente al orgasmo con una pérdida rápida de la tensión sexual. Los cambios fisiológicos producidos hasta ese entonces empiezan a desaparecer, siempre en orden inverso a su presentación. Así, si el rubor facial aparece al final de la fase de meseta, desaparecerá pronto en la resolución.

5. Periodo refractario

Es el periodo de tiempo durante el cual la presencia de un estímulo efectivo no puede iniciar un nuevo ciclo de respuesta sexual. No es necesario comentar que su duración es extremadamente variable y difícilmente pueden determinarse unos valores "normales". En la mujer no existe periodo refractario. Ello no quiere decir que la mayoría de las respuestas orgásmicas femeninas contengan más de una experiencia orgásmica sino que fisiológicamente es posible que se produzca este fenómeno.

16.2. Disfunciones sexuales

Las disfunciones sexuales se caracterizan por una "inhibición del deseo sexual y/o de los cambios psicofisiológicos que caracterizan el ciclo completo de la respuesta sexual humana". Se pueden definir en la práctica como una "alteración persistente de los patrones normales del interés y/o de la respuesta sexual, que incapacita para participar en la forma deseada en una relación sexual".

Deben entenderse como una alteración de la respuesta sexual causante de malestar en uno o ambos miembros de la pareja independientemente de su orientación. Las disfunciones de la respuesta sexual no van asociadas necesariamente, incluso no habitualmente, a una enfermedad. Por ejemplo, en la disfunción eréctil masculina conocida popularmente por *impotencia,* más de la mitad de los pacientes no tienen una base orgánica. Prácticamente todos los casos de vaginismo o eyaculación precoz carecen de una alteración estructural que pueda explicarlos.

Por todo ello, con la salvedad de las recientes aportaciones farmacológicas de la disfunción eréctil [sildenafilo (Viagra®)], la mayoría de las disfunciones sexuales son tratadas a través de un abordaje psicoterapéutico que podríamos catalogar de conductista más o menos "duro".

Las disfunciones sexuales se clasifican según el tipo de síntoma que provocan y la etapa del ciclo de respuesta sexual que afectan, y se dividen en:

1. Trastornos del impulso sexual.
2. Trastornos de la fase de excitación sexual.
3. Trastornos de la fase orgásmica.
4. Disfunciones sexuales por dolor.

16.2.1. Disfunciones sexuales por trastornos del impulso sexual

Se estima en un 20% la prevalencia del impulso o deseo sexual inhibido y es más frecuente en mujeres que en hombres. Este bajo impulso sexual puede deberse a diversos factores, sin embargo es importante considerar que, del mismo modo que otros impulsos en el comportamiento humano, el deseo sexual puede ser constitucional o biológicamente bajo en un individuo. Otros factores deben relacionarse con la ansiedad y el estrés crónico, que no facilitan en absoluto la práctica del sexo. En este sentido, debería sugerirse siempre una "higiene del sexo" en personas que experimentan una disminución del impulso sin razón aparente. La excesiva dedicación laboral, el intento de práctica sexual por la noche, cuando se ha soportado el estrés de todo el día o después de pequeñas discusiones, no facilitan la aparición de un deseo sexual adecuado. Asimismo, la abstinencia de sexo temporal puede disminuir de forma importante el impulso. Cualquier necesidad del organismo no se experimenta de forma lineal e indefinida sino de forma recurrente. Ello incluye problemas de aprendizaje por educación demasiado restrictiva por causas, en general, de ámbito moral o religioso. En ocasiones, estos errores de aprendizaje se manifiestan como fobia al sexo, incluyendo un temor irracional a la desnudez y el acercamiento físico con las consiguientes conductas evitativas. Esta última condición es denominada en el DSM-IV "Trastorno por aversión al sexo", diferenciándolo del deseo sexual hipoactivo.

Al igual que el resto de disfunciones sexuales, el diagnóstico, y como consecuencia la propuesta de medidas terapéuticas, sólo deben hacerse cuando la situación sea ego-distónica para el paciente, es decir, cuando le produzca algún tipo de sufrimiento.

Por otra parte, las terapias de exposición o desensibilización en las personas con fobia sexual pueden mejorar los cuadros de aversión al sexo.

16.2.2. Disfunciones sexuales por trastornos de la fase de excitación sexual

A) Disfunción eréctil

La disfunción eréctil en el hombre es la incapacidad de mantener la erección durante la relación sexual de forma continuada, imposibilitando la penetración. Aunque es raro que se produzca durante toda la vida, se estima que en alguna medida la presentan entre un 10-20% de todos los hombres y hasta un 50% a partir de los 40 años, aunque sólo un 10% de ellos consultará al expecialista por esta causa.

En cuanto a las causas, cabe distinguir las disfunciones eréctiles secundarias a una enfermedad médica y las psicógenas.

Entre las causas orgánicas, cabe resaltar las sistémicas como la aterosclerosis (40% de casos en varones mayores de 50 años) y la diabetes (entre el 28 y 59% de diabéticos desarrollarán esta disfunción). Otras enfermedades que pueden cursar con disfunción eréctil: son la insuficiencia renal (45%) y la hepática (25-70%). Asimismo, algunos fármacos como los antihipertensivos e antiinflamatorios pueden interferir también en el mantenimiento de la erección.

Las disfunciones eréctiles psicógenas suelen producirse al intentar "forzar" volitivamente una respuesta sexual satisfactoria después de una pérdida de erección ocasional producida por factores irrelevantes (ruido, estrés, maniobra sexual no estimulante, etc.). Este intento bloquea inmediatamente la percepción de los estímulos erotizantes cuando el paciente se fija únicamente en su erección con lo cual impide que se produzca.

Los pacientes que presentan disfunción eréctil psicógena pueden ser tratados con técnicas psicoterapéuticas y farmacológicas. El tratamiento psicoterapéutico consiste en exponer al sujeto a la relación sexual convencional de forma progresiva. Los distintos estadios del tratamiento comprenden desde la masturbación solitaria, pasando por la masturbación mutua, y reservando como última fase el contacto que incluya la penetración. Durante las primeras sesiones es esencial prohibir cualquier intento de penetración aunque la erección parezca adecuada con objeto de evitar forzar la erección de forma volitiva. De esta forma, el paciente centra su atención en el placer que puede transmitir y/o sentir y percibe adecuadamente los estímulos sexualmente eficaces.

B) Trastorno de excitación sexual de la mujer

Su relevancia suele subestimarse. La mayoría de la mujeres que sufren una disfunción en la fase de excitación suelen presentar también problemas en el orgasmo, pasando a un primer término. Sin embargo, en muchos casos el problema reside en esta fase y puede estar relacionado con factores psicológicos o ambientales, mala relación o inexperiencia de la pareja. Por otra parte, aunque en el ser humano no se reconoce la existencia de periodos de celo, Masters y Johnson detectaron que muchas mujeres preferían tener relaciones sexuales los días antes o después de la menstruación y otras durante la ovulación. Ello sugiere que puede haber un cierto ciclo determinado hormonalmente para la idoneidad del nivel de excitabilidad sexual.

Medicamentos con actividad anticolinérgica, como son los antidepresivos tricíclicos o los antihistamínicos, pueden reducir la lubrificación vaginal, facilitando la aparición de molestias durante la relación sexual, con lo que disminuye la excitación.

16.2.3. Disfunciones por trastorno de la fase orgásmica

A) Eyaculación precoz

Masters y Johnson definieron esta disfunción como: el hombre que no es capaz de inducir el orgasmo en su pareja durante la penetración al menos en la mitad de las ocasiones. La eyaculación precoz constituye la disfunción orgásmica más frecuente en el hombre. La percepción orgásmica es mínima o incluso inexistente induciendo un malestar y decepción. No es extraño que la frecuencia de intentos de relación sexual en la pareja se vaya espaciando, dado que cada relación supone una nueva decepción generalizándose la disfunción a las demás fases del ciclo.

La eyaculación precoz supone un 35% de las consultas por disfunción sexual y es más frecuente en clases altas y universitarios.

El tratamiento farmacológico de la eyaculación precoz incluye la instauración de fármacos con cierto grado de antagonismo colinérgico y/o agonismo serotoninérgico como algunos antidepresivos.

El tratamiento psicoterapéutico suele ser muy eficaz en parejas que conservan una adecuada relación afectiva y están motivadas para realizarlo. En este caso, la técnica también incluye varias fases, que van desde la masturbación por parte de la pareja hasta la relación coital convencional.

Masters y Johnson recomendaban empezar por la masturbación de la pareja aplicando la denominada técnica de Squeeze o técnica de compresión (compresión del glande del pene con un dedo a la altura del frenillo y otros dos uno a cada lado del surco balanoprepucial) ante la inminencia eyaculatoria. Esto hace que se produzca una desaparición de dicha inminencia con una pérdida parcial de la erección. En sucesivas fases, se recomienda la penetración superior para pasar luego a la lateral y posteriormente cualquier otra que implique un mayor trabajo para el hombre. Las mejorías con esta técnica superan el 90% de los casos, con la condición mencionada respecto a la motivación de la pareja.

B) Disfunción orgásmica o anorgasmia

Constituye el trastorno sexual más importante en la mujer. Es el retraso exagerado o imposibilidad de llegar al mismo después de una fase de excitación adecuada. Esta imposibilidad de conseguir el orgasmo suele producirse tanto por relación coital como por masturbación. Las mujeres que no tienen dificultades en conseguir el orgasmo por masturbación deben considerarse como anorgásmicas situacionales, posiblemente relacionadas con la pareja (aspecto, afecto, habilidad, etc.). En estos casos, un tratamiento parecido al comentado anteriormente para la disfunción eréctil psicógena suele ser muy útil: empezar por la masturbación solitaria, seguir con la masturbación mutua y, sólo en las últimas fases de este reaprendizaje, pasar a la penetración.

Las investigaciones a este respecto señalan que la respuesta sexual es idéntica por estimulación masturbatoria del clítoris que por penetración. Sin embargo, muchas mujeres refieren un grado de satisfacción distinto. La explicación parece relacionarse con factores psicológicos de "fusión" afectivo-sexual.

La proporción de mujeres anorgásmicas primarias, es decir, que nunca han experimentado un orgasmo por penetración o masturbación se sitúa alrededor del 5% y es más frecuente en solteras que entre casadas. La prevalencia de la anorgasmia sea del tipo que fuere se estima en un 30% de las mujeres. Es también importante saber que la capacidad orgásmica femenina se incrementa con la edad y es máxima entre los 35 y 40 años.

C) Disfunción orgásmica masculina o incapacidad eyaculatoria

Es un trastorno poco frecuente. Consiste en la incapacidad para eyacular durante el coito. Puede ser primario, si el paciente nunca ha eyaculado intravaginalmente, o situacional, si se produce después de un periodo de funcionamiento normal. Esta disfunción suele producirse únicamente en sujetos desarrollados en ambientes sexualmente muy rígidos y puritanos, con conceptos negativos hacia la eyaculación, como en el caso de los judíos ortodoxos.

En los casos de incapacidad eyaculatoria primaria suele existir una psicopatología severa con una incapacidad importante para mantener relaciones íntimas e incluso sociales adecuadas. En las disfunciones de este tipo adquiridas, suele haber algún tipo de cambio respecto a la pareja: posibilidad de embarazo, pérdida del atractivo, etcétera, y es más frecuente entre hombres con rasgos obsesivos de la personalidad.

El tratamiento postulado por Masters y Johnson es parecido a los descritos anteriormente e incluye la eyaculación por masturbación solitaria, masturbación mutua y, finalmente, coito. Sin embargo, en sujetos con influencias religiosas muy rígidas, un cambio previo en este tipo de emociones es casi imprescindible.

16.2.4. Disfunciones sexuales por dolor

A) Vaginismo

Es la disfunción sexual por dolor más frecuente. Consiste en una contracción involuntaria de la musculatura del tercio inferior de la vagina que impide la penetración y produce dolor en los sucesivos intentos. No se conoce la prevalencia del trastorno, aunque es probable que sea mucho mayor de lo que se cree. Afecta más a mujeres de nivel social y educativo alto y la resolución espontánea en una relación afectivamente adecuada, tolerante y "paciente" no puede descartarse.

Es bastante lógico pensar que una mujer joven, psicológica y sexualmente sana, sin experiencia coital y que experimente un cierto temor a sufrir dolor en las primeras penetraciones, pueda desarrollar una especial facilidad para la contractura muscular ante el más mínimo dolor (el dolor implica, en general, una cierta contracción muscular) podrá condicionar la citada respuesta vaginal frente a los intentos de penetración.

La técnica terapéutica consiste en la prohibición en las primeras fases del intento de penetración, estimulando los juegos sexuales de cualquier tipo. Durante estas relaciones se indica que el compañero sexual introduzca durante la masturbación un dedo en la vagina. En fases sucesivas la relación incluye la masturbación vaginal con dos o tres dedos hasta que finalmente la respuesta "psico-fisiológica" comentada anteriormente desaparece.

El tratamiento con este tipo de aproximación roza el 100% de eficacia y nunca está indicada la intervención quirúrgica o pastia vaginal. También existen en el mercado "dilatadores vaginales", aunque es más recomendable la terapia anteriormente descrita.

B) Dispareunia

La dispareunia hace referencia a la percepción de dolor durante el coito sin que esté causado por otras disfunciones como el mencionado vaginismo.

La causa es siempre orgánica o estructural. Por ejemplo, en la mujer falta de lubrificación vaginal en la menopausia, vaginitis, infecciones de las glándulas de Bartolino, etc.

En el hombre, la más frecuente es la existencia de un anillo de fimosis, infecciones por dificultad de higiene, frenillo demasiado corto, etc. El tratamiento de estas causas será efectuado por el especialista correspondiente.

- *Enfermedades y agentes farmacológicos relacionados con la disfunción sexual*

  - Infecciones y parasitosis (elefantiasis).
  - Cardiovasculares (insuficiencia aórtica).
  - Genito-urinarias. Nefropatías (insuficiencia renal crónica).

- Hepatopatías.
- Genéticas (s. de Klinelfelter).
- Trastornos nutricionales.
- Trastornos endocrinos (diabetes méllitus).
- Trastornos neurológicos (neuropatías periféricas).
- Estados debilitantes severos.
- Secuelas postquirúrgicas (prostatectomía).
- Psicofarmacológicos.
- Antihipertensivos.
- Hormonas (estrógenos, antiandrógenos).
- Alcohol y otras sustancias adictivas.

16.3. Bases de la terapia sexual según Masters y Johnson

Las bases de la terapia sexual serían:

Se debe realizar un tratamiento mixto (conductista y psicoterapéutico): *terapia conductal* con técnicas estructuradas y específicas, para tratar cada una de las disfunciones sexuales concretas, y *soporte psicoterapéutico* para tratar los problemas psicológicos (temores, resistencias...) que surgen frecuentemente y que básicamente será de apoyo (información, orientación...) y tranquilizador (desdramatización, desculpabilización...).

Este abordaje terapéutico está basado en:

1. Tratar a la pareja como tal. Para estos autores la disfunción sexual es un trastorno de la pareja, no de una persona, y traduce un problema de *comunicación* en el interior de la pareja.

   Esto implica que no hay un enfermo o un culpable, sino que es la propia pareja quien tiene un problema y que haya que analizar la relación afectiva de la pareja. Si es conflictiva no se podrá iniciar de entrada una terapia sexual.
2. Dado que el objetivo de la terapia psicosexual es normalizar la conducta desadaptativa a través de estrategias desensibilizadoras y de entrenamiento en habilidades sexuales que permiten una aproximación progresiva y satisfactoria de ambos miembros, este enfoque requiere la participación de los dos *partenaires*. Por esto, estos autores plantearon que la pareja debería ser tratada por un par de terapeutas de sexo diferente, lo que facilitaría la identificación con el terapeuta del mismo sexo.
3. Tratar de evitar el complejo de fracaso, es decir, el temor al fracaso en un miembro y el temor a la frustración en el otro miembro. Para ello, se intenta transformar el papel de espectador por el de actor (p. ej.: prohibiendo las relaciones sexuales completas durante el tiempo preciso...).
4. Evitar la interferencia de factores ambientales patógenos (estrés, trabajo, hijos, etcétera) y favorecer el reencuentro de la pareja.

En el curso del tratamiento se buscará:

1. Mejorar la comunicación de la pareja a todos los niveles, incluso el sexual.
2. Mejorar la información y desterrar ideas equivocadas o actitudes prejuiciosas (afán de lucimiento, demostración de hombría, temor a demostrar el orgasmo...).
3. Eliminar la ansiedad-temor-culpa, frustración y resentimiento en cada uno de los miembros de la pareja.
4. Realizar un aprendizaje nuevo –adquisición de habilidades sexuales– y, a la vez, vivir la sexualidad como una forma más de relación.
5. Reducir la ansiedad del "logro obligado del orgasmo". Para ello, durante un tiempo, se induce a la pareja a que se "abandone" en la realización de prácticas eróticas precoitales y en la observación y satisfacción hedónica propia y del compañero, sin llegar a la relación sexual completa.

16.3.1. Formato básico general de historia sexual

A) Historia del problema

1. Infancia y medio familiar:
   - Ambiente familiar.
   - Formación religiosa.
   - Actitudes de los padres y otros adultos significativos respecto al sexo.
   - Experiencias sexuales tempranas.

2. Pubertad y adolescencia:
   - Educación e información sexual que se ha tenido.
   - Primeras experiencias sexuales: sueños, fantasías, erección, menstruación, eyaculación, masturbación, orgasmo; experiencias sexuales: con el mismo sexo, con el otro sexo; primera experiencia de coito; otras experiencias sexuales.

3. Relación socio-sexual con su actual pareja: Primeras experiencias, experiencias posteriores.

B) Conducta sexual. Análisis funcional

1. Actitudes y creencias actuales respecto al sexo.
2. Conducta sexual:
   - Actividades sexuales distintas del coito.
   - Posibles relaciones extramaritales.

- Comunicación entre la pareja.
- Relación marital.
- Estilo de vida.

3. Dificultades o problemas sexuales existentes:
   - Descripción del problema.
   - Aparición y curso del problema.
   - Autoexplicación sobre el origen y mantenimiento del problema.
   - Intentos de solución del problema.

4. Expectativas y metas en relación con los resultados de la terapia.
5. Motivación hacia el cambio o la terapia.

16.3.2. Objetivos básicos a cubrir en cada una de las fases de la terapia

1. Estructuración de roles y creación de la alianza terapéutica:
   - Facilitar la asunción del rol de paciente.
   - Establecimiento de una relación terapéutica efectiva.
   - Asegurar un buen nivel de motivación del paciente.

2. Establecimiento de un acuerdo para el cambio:
   - Motivar al sujeto hacia el cambio.
   - Incitar al sujeto para el cambio de su estado actual.
   - Reducir la desmoralización.

3. Análisis funcional de la conducta problema:
   - Redefinición y reetiquetado del problema.
   - Identificación de las relaciones funcionales existentes.
   - Motivar al sujeto hacia la consecución de cambios específicos.

4. Negociación del plan de tratamiento:
   - Acuerdo respecto a las áreas a cambiar.
   - Establecer prioridades de cambio e iniciar el tratamiento.
   - Conseguir la aceptación de responsabilidad por parte del paciente.

5. Ejecución del tratamiento y mantenimiento de la motivación:
   - Desarrollo del programa terapéutico.
   - Evaluar los efectos parciales y colaterales del cambio.
   - Evaluar y potenciar la motivación para seguir el tratamiento.

6. Observación y evaluación del progreso terapéutico:
   - Evaluar el cambio logrado.
   - Evaluar el uso que el sujeto hace de las habilidades aprendidas.
   - Introducir nuevos objetivos.
   - Motivar para la finalización del tratamiento.

7. Finalización del tratamiento y generalización:
   - Evaluar y potenciar las habilidades de autocontrol para afrontar futuras situaciones problemáticas.
   - Espaciamiento de las sesiones y contactos con el paciente.

16.3.3. Principios y técnicas básicos en terapia sexual

– Condiciones previas terapéuticas:
   - Reetiquetado.
   - Explicación adecuada sobre el problema.
   - Responsabilidad sobre el problema y su solución.
   - Estilos de vida constructivos.

– 1.er nivel de intervención:
   - Información y educación sexual.
   - Cambio de actitudes negativas.
   - Mejorar la comunicación y la relación entre la pareja a nivel personal y a nivel sexual.

– 2.º nivel de intervención:
   - Reducir y eliminar la ansiedad ante la relación sexual.
   - Terapia sexual: Indicaciones o técnicas específicas según el problema.

– 3.er nivel de intervención:
   - Terapia intensiva psico-sexual: Problemas de identidad, orientación, roles, intimidad, rivalidad, etc.
   - Tratamiento de otros problemas psicológicos u orgánicos asociados.

16.3.4. Programas y técnicas específicos más utilizados en terapia sexual

1. Programa de Auto-Estimulación o Masturbación Dirigida (Lobitz y LoPiccolo (1972) y Heiman y LoPiccolo (1989).
2. Programa de actividades sexuales graduadas de Masters y Johnson (Masters y Johnson (1966, 1970, 1987).
3. Entrenamiento Muscular Vaginal (Arnold Kegel, 1952).

4. Técnica del Apretón, Técnica de la Compresión o Técnica del Squezze (Masters y Johnson, 1970).

16.4. Diagnósticos de enfermería relacionados con las disfunciones sexuales

Diagnósticos de enfermería primarios de la NANDA:

1. Alteración de la conducta sexual.
2. Disfunción sexual.

16.4.1. Alteración de la conducta sexual

1. Alteración de la conducta sexual relacionada con la no aceptación de la imagen corporal tras una mastectomía, evidenciada por la falta de interés por el sexo.
2. Alteración de la conducta sexual relacionada con la incapacidad de alcanzar el orgasmo, evidenciada por la insatisfacción sexual.
3. Alteración de la conducta sexual relacionada con la existencia de conflictos conyugales, evidenciada por la no excitación durante el juego sexual.

16.4.2. Disfunción sexual

1. Disfunción sexual relacionada con el consumo excesivo de alcohol, evidenciado por la incapacidad de conseguir la erección.
2. Disfunción sexual relacionada con el miedo a la penetración, evidenciada por la sensación de dolor durante las relaciones sexuales.

16.4.3. Ansiedad

Vago sentimiento de inquietud cuyo origen es frecuentemente inespecífico o desconocido por el sujeto, relacionado con la aprensión o expectativas sobre los síntomas físicos:

A) Objetivos

1. Identificar la causa.
2. Resolver las manifestaciones.

B) Actividades

1. Estimular la verbalización de sentimientos nos permitirá identificar el tema comprometido.
2. Ayudar a la exploración de las expectativas, ya que todo esfuerzo encaminado a concretarlas permite clarificar las percepciones erróneas y, por tanto, corregirlas.
3. Favorecer los mecanismos adaptativos que ayudan a la persona a disminuir la ansiedad de manera saludable.
4. Ofrecer retroalimentación positiva, y apoyar y estimular los logros en la disminución de la ansiedad.
5. Enseñar habilidades de afrontamiento y estrategias para enfrentarse a la ansiedad, que son particulares en cada sujeto.

16.4.4. Temor

Sentimiento de miedo cuyo origen es identificable por la persona, relacionado con experiencias traumáticas anteriores.

A) Objetivos

1. Reconocer el riesgo real.
2. Superar el temor.

B) Actividades

1. Favorecer la verbalización de temores y permitir que se expresen.
2. Escuchar al paciente con atención y huir expresamente de actitudes rutinarias.
3. Empatizar con el paciente, no minimizar la importancia de lo que nos ha explicado.
4. Corregir las percepciones o expectativas erróneas.
5. Proporcionar apoyos emocionales ante los temores fundados.

16.4.5. Dolor

Estado en que una persona experimenta y manifiesta la presencia de severo malestar o sensación de incomodidad, relacionado con alteraciones físicas.

A) Objetivos

1. Resolver el cuadro doloroso.
2. Prevenir su reaparición.

B) Actividades

1. Priorizar las actividades.
2. Proporcionar los cuidados específicos según la patología presente.
3. Identificar situaciones que incrementen o disminuyan dolor.
4. Ayudar a identificar medidas que aumentan el bienestar.
5. Implicar al sujeto en las decisiones convenientes para establecer un programa de actividades.

16.4.6. Trastorno de la autoestima

Evaluación/sentimientos negativos sobre sí mismo o las propias capacidades que pueden ser directa o indirectamente expresados, relacionada con sentimientos de desvalimiento y desvalorización, por exceso de perfeccionismo e imposibilidad de controlar pensamientos y actos irracionales.

A) Objetivos

1. Aumentar la sensación de competencia.
2. Aumentar la autoestima.
3. Obtener una imagen realista de uno mismo.

B) Actividades

1. Aceptar sus sentimientos, empatizar.
2. Ayudarle a relacionar la disminución de su autoestima con sentimientos de ansiedad.
3. Ayudarle a identificar las experiencias que aumentan estos sentimientos.
4. Utilizar resolución de problemas que incrementan la adecuación personal, control y competencia.
5. Explorar limitaciones y definir objetivos realistas.
6. Identificar sentimentos y confrontación directa.
7. Ayudarle a que discuta y exprese sus sentimientos.
8. *Feedback* realista en cuanto a sus capacidades y cualidades positivas.
9. Reforzar sus conductas satisfactorias.
10. Aumentar la competencia a través del aprendizaje de habilidades.

16.5. Parafilias

Una actividad parafílica está relacionada con situaciones u objetos que se apartan de la actividad sexual convencional. Se trata de fantasías y/o actividades que el sujeto efectúa de forma repetitiva y que le resulta imprescindible para una respuesta sexual gratificante. Aunque existe la idea de que causan un malestar persistente al sujeto, no siempre ocurre así. En muchas ocasiones, el sufrimiento del individuo está relacionado con la posibilidad de ser descubierto, detenido o castigado. Las parafilias más extravagante se suelen dar en personas de por sí extrañas, es decir, con trastornos de personalidad del grupo A.

Es importante considerar que la coexistencia de rasgos o comportamientos parafílicos en personas con una sexualidad habitualmente convencional no es rara y sólo se considerará parafilia si la situación o el objeto parafílico es imprescindible para conseguir una respuesta orgásmica.

El límite de normalidad de estos rasgos parafílicos debe situarse en el perjuicio a otras personas. Por ejemplo, la propia moda constituye una forma de exhibicionismo y el éxito del material erótico un "complemento voyeurista", el deseo ocasional de mantener una actitud pasiva es una rasgo masoquista, etc. *Sólo si la actitud o el objeto parafílico es imprescindible será considerado como parafilia.*

Las actividades parafílicas son llevadas a cabo con mucha mayor frecuencia por hombres y, aunque la prevalencia es muy baja, la naturaleza repetitiva de estas actuaciones hace que con frecuencia tengan trascendencia social e incluso judicial.

- *Principales parafilias*

A) Paidofilia o pedofilia

Es el deseo y la acción de mantener relaciones sexuales con niños. Se calcula que entre un 10 y un 20% de niños han sido objeto de algún abuso sexual. En los criterios del DSM-IV se consideran niños a personas de menos de 13 años y sus potenciales abusadores deber tener al menos cinco años más.

La excitación, el deseo, las fantasías y las actividades sexuales aparecen asociadas de forma persistente, durante 6 meses como mínimo, con niños/as menores de 13 años.

El 95% de los sujetos pedófilos son heterosexuales y un 5% homosexuales. Existe un alto riesgo de reiterar el comportamiento. El sujeto teme a la sexualidad adulta; tiene baja autoestima. Se calcula que entre el 10-20% de los niños han sido vejados al llegar a los 18 años.

Tratamiento: Internamiento en una unidad de tratamiento, psicoterapia de grupo, psicoterapia introspectiva y medicación antiandrogénica para disminuir el impulso sexual.

B) Sadismo

Consiste en la necesidad imperiosa de producir dolor, sufrimiento o humillación a otra persona para obtener placer. Junto a rasgos antisociales de la personalidad, el sadismo explica el placer del violador, incapaz de experimentar placer sexual si no humilla y agrede a su victima. Al contrario, las personas que necesitan ser humilladas o castigadas físicamente para llegar al orgasmo se denominan masoquistas.

La excitación, el deseo, las fantasías y las actividades sexuales aparecen asociadas de forma persistente, durante 6 meses como mínimo, a la imposición de sufrimiento físico o psicológico, real o simulado (incluyendo vejaciones).

Su predominio es en hombres. Se denomina así por el marqués de Sade. En ocasiones puede progresar a la violación.

Tratamiento: Psicoterapia introspectiva y condicionamiento aversivo.

C) Exhibicionismo

Es la necesidad, a veces compulsiva, de mostrar los genitales a mujeres o niñas. No es raro que una mujer haya soportado alguna vez en su vida algún espontáneo "espectáculo" de este tipo.

La excitación, el deseo, las fantasías y las actividades sexuales aparecen asociadas de forma persistente, durante 6 meses como mínimo, a la exhibición de los órganos genitales ante personas desconocidas y de forma inesperada.

El individuo busca provocar un *shock* en sus víctimas. La reacción de éstas es para él una confirmación de que el pene está intacto.

Tratamiento: Psicoterapia introspectiva y condicionamiento aversivo. Las mujeres deben tratar de ignorar al exhibicionista, que es ofensivo, pero no peligroso, o llamar a la policía.

D) Voyeurismo

Es la necesidad de observar o participar de la intimidad de los demás, sin el consentimiento de éstos. En contra de la creencia popular, el voyeurista no siempre busca la sexualidad explícita o la desnudez sino observar un comportamiento íntimo.

La excitación, el deseo, las fantasías y las actividades sexuales aparecen asociadas de forma persistente, durante 6 meses como mínimo, a la observación, sin ser visto, de personas que están desnudas, desnudándose o realizando cualquier tipo de actividad sexual.

Los individuos se suelen masturbar durante la actividad voyeurística; a menudo son arrestados por vagancia o fisgoneo.

Tratamiento: Psicoterapia introspectiva, condicionamiento de aversión.

E) Fetichismo

Es la focalización de la sexualidad en un objeto inanimado o en una parte únicamente del cuerpo. Una variante del fetichismo puede considerarse al travestismo o necesidad de mantener relaciones sexuales o masturbarse portando ropa del sexo opuesto. No debe confundirse el travestismo con el denominado trastorno de la identidad sexual, que popularmente también se conoce como travestismo, en el cual la identificación y las cogniciones propias del sexo contrario, el deseo a pertenecer y ser admitido socialmente como tal y finalmente emprender tratamientos médicos y/o quirúrgicos para adoptar una apariencia física del sexo opuesto.

La excitación, el deseo, las fantasías y las actividades sexuales aparecen asociados de forma persistente, durante 6 meses como mínimo, a objetos inanimados como, por ejemplo, la ropa interior de mujer.

Es una patología casi exclusiva en hombres. El comportamiento suele generar culpa.

Tratamiento: Psicoterapia introspectiva, condicionamiento de aversión, implosión; el paciente se masturba con el fetiche hasta que éste pierde su efecto excitante (saciedad masturbatoria).

F) Necrofilia

Excitación sexual a través del manejo de cadáveres. Suele tratarse de individuos que buscan trabajo en depósitos de cadáveres, funerarias, etc.

La excitación, el deseo, las fantasías y las actividades sexuales aparecen asociados de forma persistente, durante 6 meses como mínimo, a cadáveres.

Es una parafilia muy rara y casi siempre va asociada a otras perversiones. Los necrófilos son sujetos evidentemente anormales en otros sentidos.

Tratamiento: Internamiento en una unidad de tratamiento, psicoterapia de grupo y psicoterapia introspectiva y medicación antiandrogénica para disminuir el impulso sexual.

G) Frotteurismo

Excitación sexual, preferente o exclusiva, a través del frotamiento, roce, etc., que el sujeto realiza con otras personas, que suelen estar ajenas a su actividad. Estos sujetos suelen aprovechar las aglomeraciones (metro, autobús, almacenes, etc.).

La excitación, el deseo, las fantasías y las actividades sexuales aparecen asociados de forma persistente, durante 6 meses como mínimo, al roce intencionado con otras personas sin el consentimiento ni la participación de éstas.

Generalmente, lo practican hombres pasivos e inseguros, en sitios atestados de gente, tales como subterráneos, metro, etc.

Tratamiento: Psicoterapia de grupo, psicoterapia introspectiva, condicionamiento de aversión y medicación antiandrogénica para disminuir el impulso sexual.

H) Urofilia

Excitación sexual, preferente o exclusiva, a través de la orina de otra persona. También denominada "lluvia dorada".

La excitación, el deseo, las fantasías y las actividades sexuales aparecen asociados de forma persistente, durante 6 meses como mínimo, a la utilización de la orina propia o de otra persona.

Se trata de una fijación del estadio anal del desarrollo.

Tratamiento: Psicoterapia introspectiva.

I) Coprofilia

Excitación sexual, preferente o exclusiva, a través de la manipulación de heces.

La excitación, el deseo, las fantasías y las actividades sexuales aparecen asociados de forma persistente, durante 6 meses como mínimo, a la utilización y manipulación de las heces.

Se trata de una fijación del estadio anal del desarrollo.

Tratamiento: Psicoterapia introspectiva.

J) Clismafilia

Excitación sexual, preferente o exclusiva, a través de la utilización de enemas.

La excitación, el deseo, las fantasías y las actividades sexuales aparecen asociados de forma persistente, durante 6 meses como mínimo, a la introducción de enemas.

Se trata de una fijación del estadio anal del desarrollo.

Tratamiento: Psicoterapia introspectiva.

K) Zoofilia

El método exclusivo o preferente para conseguir excitación sexual consiste en el acto o la fantasía de mantener relaciones sexuales con animales.

La excitación, el deseo, las fantasías y las actividades sexuales aparecen asociados de forma persistente, durante 6 meses como mínimo, con la utilización de animales.

Parece darse sobre todo en situaciones de necesidad sexual: entre pastores, adolescentes del ámbito rural, en ocasiones oligofrénicos. En las mujeres se trataría de realizar sus fantasías con animales de compañía debido principalmente a su estado de soledad.

Tratamiento: Modificación del comportamiento y psicoterapia introspectiva.

L) Escatología telefónica

El método exclusivo o preferente para conseguir excitación sexual consiste en realizar llamadas telefónicas obscenas.

M) Parcialismo

El método exclusivo o preferente para conseguir excitación sexual consiste en la atención centrada exclusivamente en una parte del cuerpo.

Parte V

Metodología terapéutica

17

Tratamientos psicofarmacológicos

Objetivos

- Conocer los efectos terapéuticos de los distintos psicofármacos.
- Adquirir los conocimientos más elementales sobre los efectos secundarios de los distintos psicofármacos.
- Planificar los cuidados de enfermería en las diferentes situaciones terapéuticas.
- Conocer los métodos directos e indirectos de monitorizar a los pacientes psiquiátricos.

17.1. Concepto y clasificación de los psicofármacos

Los psicofármacos son aquellas sustancias que tienen un efecto específico sobre el psiquismo, sobre sus correlatos superiores (conducta, afectos, emociones, impulsos) y sobre sus correlatos neurovegetativos (endocrinos, químicos, neurológicos) con efectos en el psiquismo normal y patológico, en un intento de corregir conductas, pensamientos o estados de ánimo patológicos por medios químicos.

A) Criterios de administración de los psicofármacos

A la hora de utilizar los psicofármacos se debe seguir un proceso estándar fruto de la experiencia e investigación clínicas. Así, hay que realizar los siguientes pasos:

1. *Diagnóstico cuidadoso:* De él dependerá el segundo paso o selección del psicofármaco.

2. *Selección del fármaco:* Como anteriormente hemos señalado, depende del diagnóstico. Existen también otros factores que hay que tener en cuenta como son: la experiencia previa en ese paciente, el estado médico general, el perfil de efectos secundarios y la seguridad del fármaco (letalidad en caso de sobredosis).
3. *Dosis:* Utilizar siempre el psicofármaco a las dosis terapéuticas. No deben utilizarse infradosis (una de las causas más frecuente de no obtención de respuesta terapéutica).
4. *Duración del tratamiento:* Para determinar si un psicofármaco es eficaz o no, especialmente en el caso de los antidepresivos, es necesario esperar unas 3-6 semanas. Una vez que el fármaco ha demostrado ser eficaz, el tratamiento habrá que mantenerlo durante el tiempo recomendado y no sólo hasta que los síntomas hayan desaparecido o remitido.
5. *Información al paciente:* Es necesario informar al paciente de todos los aspectos relacionados con la toma del psicofármaco (por qué se le administra, latencia del efecto terapéutico, la posible aparición de una serie de efectos adversos, la duración del tratamiento, etc.). Se ha demostrado que la información facilita el cumplimiento terapéutico por parte del paciente.

La mayor parte de los psicofármacos tienen más de una indicación clínica. Por ejemplo, los antidepresivos inhibidores de la recaptación de serotonina, además de estar indicados para el tratamiento de la depresión, también están indicados para el tratamiento de la bulimia, del trastorno obsesivo-compulsivo, del trastorno de pánico y de la fobia social. En determinadas ocasiones estos psicofármacos se combinan entre sí o con otras medicaciones con el fin de potenciar sus efectos terapéuticos.

B) Clasificación de los psicofármacos

Tradicionalmente, se clasifican en:

1. Antidepresivos.
2. Ansiolíticos.
3. Hipnóticos.
4. Antipsicóticos.
5. Antimaniacos.

17.2. Fármacos antidepresivos

Los fármacos antidepresivos sirven para normalizar un estado de ánimo descendido. La mayoría actúan aumentando las disponibilidades de serotonina y noradrenalina, otros son precursores de la serotonina o inhibidores de su recaptación. Algunos actúan inhibiendo la monoaminooxidasa (IMAO), o como inhibidores reversibles específicos de la aminoaminooxidasa tipo A (RIMA).

Están indicados en todo tipo de trastornos depresivos y también resultan útiles en el tratamiento de los trastornos de ansiedad. Por ejemplo, se ha demostrado que la imipramina y algunos IMAO son eficaces en los trastornos de angustia (pánico), y la clomipramina en las neurosis obsesivas y en la ansiedad anticipatoria de algunos cuadros fóbicos.

Los antidepresivos más comunes, entre los comercializados en nuestro país, se muestran en el cuadro 17.1.

CUADRO 17.1
Antidepresivos más comunes

FAMILIA FARMACOLÓGICA	PRINCIPIO ACTIVO	NOMBRE COMERCIAL
Bicíclicos	Trazodona	Deprax®
Tricíclicos	Amitriptilina	Tryptizol®
	Clorimipramina	Anafranil®
	Doxepina	Sinequan®
	Imipramina	Tofranil®
	Nortriptilina	Martimil®, Paxtibi®
	Trimipramina	Surmontil®
Heterocíclicos y atípicos	Amineptino	Survector®
	Amoxapina	Demolox®
	Maprotilina	Ludiomil®
	Mianserina	Lantanon®
IRSN	Venlafaxina	Dobupal®, Vandral®
ISRS	Citalopram	Prisdal®, Seropram®
	Fluoxetina	Adofén®, Prozac®, Reneuron®
	Fluvoxamina	Dumirox®
	Paroxetina	Casbol®, Frosinor®, Motivan®, Seroxat®
	Aremis, Besitrán	
	Sertralina	
IRAS	Nefazodona	Dutonin®, Menfazona®, Rulivan®
	Trazodona	Deprax®
NASSA	Milnacipran	Próxima aparición
	Mirtazapina	Rexer®
IRNA	Reboxetina	Norebox®
IMAO	Fenelzina	Nardelzine®
	Tranilcipromina	Parnate®
RIMA	Moclobemida	Manerix®

Los efectos secundarios varían considerablemente de unas familias de fármacos a otras. A continuación, se expresan los perfiles diferenciales de los tratamientos antidepresivos:

A) Efectos secundarios de los tricíclicos

- Anticolinérgicos: sequedad de boca, visión borrosa, estreñimiento, retención urinaria...
- Efectos cardiotóxicos.
- Temblor.
- Disfunción sexual.

B) Efectos secundarios de los ISRS

- Gastrointestinales: naúseas, diarrea, estreñimiento.
- SNC: insomnio, somnolencia, nerviosismo, intranquilidad.
- Cefaleas.
- Disfunción sexual.

C) Efectos secundarios de los IMAO

Los efectos secundarios de los IMAO son muy numerosos y, junto con las restricciones dietéticas severas que tienen que seguir estos pacientes y las interacciones medicamentosas, hacen que sean unos fármacos para utilizar sólo en situaciones muy específicas.

Cuando un paciente está tomando IMAO no podrá ingerir: té, café, vinos, cerveza, colas, chocolate, conservas de pescado, ahumados, salazones, embutidos, yogur, quesos, uvas, legumbres, etc.

D) Psicoeducación

El personal de enfermería debe informar a los pacientes de algunas de las características especiales de estos medicamentos de cara a lograr una mejor cumplimentación:

1. Estos fármacos se utilizan para restablecer el equilibrio químico (de neurotransmisores) cerebral que se ha perdido en la depresión.
2. La acción sobre los neurotransmisores y receptores cerebrales se produce inmediatamente, pero por desgracia no tiene transducción clínica sobre la depresión hasta pasadas 2 o 6 semanas. Sin embargo, los efectos secundarios o indeseables suelen aparecer desde el primer momento.
3. El DUE deberá planificar sus cuidados y atención de enfermería teniendo en cuenta especialmente el perfil de efectos secundarios.

4. Una vez que el paciente ya no tenga síntomas y vuelva a su funcionamiento normal, *no* debe interrumpir la medicación por su cuenta.

17.3. Fármacos ansiolíticos

Los fármacos ansiolíticos se utilizan para disminuir la ansiedad en todas sus formas. Están indicados en el tratamiento de las neurosis, estados de ansiedad generalizada, crisis de angustia, fobias, etc. También se utilizan en los trastornos somatoformes, en los disociativos y en muchos otros trastornos que suelen cursar con ansiedad, como depresión, alcoholismo, abuso de sustancias, anorexia, algunos trastornos de la personalidad, enfermedades psicosomáticas, etc.

Existen dos familias de psicofármacos ansiolíticos: las benzodiacepinas y la buspirona.

Las benzodiacepinas actúan a nivel del SNC sobre el receptor benzodiacepina-GABA, aumentando la función del GABA (ácido Gamma-AminoButírico, principal neurotransmisor inhibidor del SNC) y producen los siguientes efectos:

- Efectos terapéuticos de tipo ansiolítico, sedativo/hipnótico, anticonvulsivante y miorrelajante.
- Efectos secundarios: hipoamnesia, dependencia, ataxia.

Las benzodiacepinas con efecto ansiolítico más potente aparecen en el cuadro 17.2.

CUADRO 17.2
Benzodiacepinas con efecto ansiolítico

MOLÉCULA	NOMBRE COMERCIAL	VIDA MEDIA (T1/2)
Alprazolam	Trankimazín®	Intermedia (8-12 h)
	Trankimazín Retard®	Intermedia (12-24 h)
Bentazepam	Tiadipona®	Corta
Bromazepam	Lexatín®	Intermedia (15 h)
Cloracepato	Nansius®	Larga (50 h)
	Tranxilium®	
Clotiazepam	Distensán®	Corta
Diazepam	Diacepam Prodes®	Larga (50 h)
	Valium®	
Halazepam	Alapryl®	Larga (50 h)
Ketazolam	Marcén®	Larga (50 h)
	Sedotime®	
Lorazepam	Idalprem®	Intermedia (13 h)
	Orfidal®	
Pinazepam	Duna®	Intermedia (14 h)

En función de la vida media, las distintas benzodiacepinas (bzd) se clasifican en:

1. Bzd de vida media larga.
2. Bzd de vida media intermedia.
3. Bzd de vida media corta.

Esta clasificación tiene importancia, ya que la vida media es uno de los dos parámetros (el otro es el volumen de distribución) de los que depende la duración del efecto del psicofármaco, y así, en general, se puede afirmar que a mayor vida media mayor duración del efecto terapéutico, en este caso ansiolítico.

A) Indicación de las benzodiacepinas ansiolíticas

- Trastorno de ansiedad generalizada.
- Trastorno de pánico.
- Ansiedad secundaria a enfermedades orgánicas.
- Síndrome de abstinencia: alcohol y otras drogas.
- Inducción a la anestesia.

B) Efectos secundarios más frecuentes de las BZD

- Dependencia psíquica.
- Dependencia física.
- Tolerancia.
- Síntomas de supresión o abstinencia.
- Sedación-somnolencia diurna.
- Dificultades de concentración.
- Amnesia anterógrada.
- Problemas psicomotores (accidentes, caídas).

Con respecto a la seguridad, las benzodiacepinas son los fármacos del SNC más seguros. En caso de sobredosis, los efectos depresores sobre el SNC rara vez conducen a la muerte (si la ingestión ha sido vía oral, sin otros fármacos ni alcohol, y en sujetos físicamente sanos). El tratamiento en estos casos se realiza con el flumazenil (Anexate®), que es un fármaco antagonista del receptor benzodiacepina-GABA.

C) Contraindicaciones de las benzodiacepinas

- Síndrome de apnea del sueño.
- Miastenia gravis.
- Primer trimestre de embarazo y lactancia.
- Riesgo de conductas autolíticas y/o adictivas.

D) Vías de administración

1. Oral: la más común.
2. Sublingual: especialmente en el caso de alprazolam, para conseguir una mayor rapidez de acción.
3. Intramuscular.
4. Intravenosa.

La retirada de un tratamiento con benzodiacepinas debe realizarse de forma progresiva a lo largo de varias semanas.

E) Psicoeducación

El profesional de enfermería deberá informar a los pacientes que estén recibiendo ansiolíticos sobre los siguientes aspectos concretos de estos medicamentos:

Son medicamentos que potencialmente pueden producir dependencia, por lo que deben seguir fielmente las instrucciones que el médico les hayan dado, tanto en cuanto a dosis como a frecuencia, tiempo de administración, y forma de discontinuar el tratamiento (no deben suspender bruscamente la medicación):

a) La cafeína puede disminuir el efecto terapéutico (ansiolítico) de estos medicamentos.
b) No deben ingerir alcohol mientras estén tomando ansiolíticos ni otra medicación sin consentimiento del médico.
c) Las mujeres en periodo de lactancia deberían suspenderla y pasar a alimentación artificial, ya que las benzodiacepinas se excretan en la leche materna.
d) Debería evitarse el embarazo mientras sea necesario el tratamiento con estos medicamentos.
e) Advertir a los pacientes que estén tomando buspirona que tiene un periodo de latencia de unas 2 semanas, es decir, que no notarán efectos sobre sus síntomas hasta pasado ese tiempo. Sin embargo, es fundamental que continúen tomándolo, tal como se lo prescribió el médico, para que aparezca el efecto deseado.

17.4. Fármacos hipnóticos

Los hipnóticos, también llamados hipnofacilitadores, son fármacos que sirven para facilitar la conciliación del sueño y su mantenimiento. Están indicados en aquellos casos en los que el insomnio sea de cierta consideración y no se deba a hábitos higiénicos.

Se utilizan en el insomnio primario, en el secundario a otros trastornos psicopatológicos (como depresión, manía, demencia, esquizofrenia y otras psicosis, trastornos por ansiedad, alcoholismo, etc.), así como en enfermedades médicas generales que debido al dolor o a otros motivos, cursen con insomnio.

Existen 4 familias de psicofármacos hipnóticos: benzodiacipinas, imidazopiridinas, ciclopirrolidonas y zaleplom. Las 4 familias hipnóticas actúan sobre el receptor benzodiacepina-GABA del SNC facilitando la transmisión GABAérgica y produciendo los efectos terapéuticos y secundarios descritos en el apartado de los ansiolíticos.

Actualmente, apenas se utilizan los hipnóticos barbitúricos, ya que tienen menos ventajas que los benzodiacepínicos y más inconvenientes.

En el cuadro 17.3 se recogen las benzodiacepinas con mayor poder hipnótico, así como las ciclopirrolidonas (zoplicona), imidazopiridinas (zolpidem) y el zaleplom.

CUADRO 17.3
Benzodiacepinas con efecto hipnótico

MOLÉCULA	NOMBRE COMERCIAL	VIDA MEDIA (T1/2)
Brotizolam	Sintonal®	Corta (3-6 h)
Flunitrazepam	Rohipnol®	Larga (20-30 h)
Flurazepam	Dormodor®	Intermedia
Lormetazepam	Loramet® Noctamid®	Intermedia (10-15 h)
Midazolam	Dormicum®	Corta (1-3 h)
Quazepam	Quiedorm®	Larga (27-41 h)
Triazolam	Halción®	Corta (2-5 h)
Zaleplom	Sonata®	Corta (1 h)
Zolpidem	Cedrol® Dalparan® Stilnox®	Corta (2-3 h)
Zopiclona	Datolan® Limovan®	Corta (5-6 h)

A) Indicaciones de los hipnóticos

Los fármacos hipnóticos están indicadas en el tratamiento sintomático del insomnio. En función de la naturaleza del insomnio estarán indicados unos u otros:

– Insomnio de conciliación: Hipnóticos de vida media corta.
– Insomnio de mantenimiento: Hipnóticos de vida media intermedia.

– Despertar precoz: Hipnóticos de vida media larga.
– Insomnio más ansiedad diurna: Hipnóticos de vida media larga.

El tratamiento con fármacos hipnóticos no debe mantenerse durante un tiempo prolongado. Se recomienda la administración en días alternos y la retirada progresiva del fármaco.

B) Efectos secundarios

Los efectos secundarios de las benzodiacepinas hipnóticas son los mismos que los de las benzodiacepinas ansiolíticas.

C) Efectos secundarios más frecuentes de las imidazopiridinas

– Náuseas.
– Somnolencia/astenia.
– Aturdimiento.
– Cefaleas.

D) Efectos secundarios más comunes con las ciclopirrolidonas

– Gusto metálico.
– Sequedad de boca.
– Cefaleas.
– Somnolencia/astenia.

En caso de producirse una sobredosis con cuaquiera de las tres familias hipnóticas, el tratamiento de primera elección es el antagonista del receptor benzodiacepina-GABA, flumacenil (Anexate©).

E) Vías de administración

Los hipnóticos pueden administrarse por vía:

– Oral: La más frecuente.
– Intramuscular: En preanestesia.

F) Contraindicaciones de los hipnóticos

La administración de las tres familias hipnóticas está contraindicada en los mismos casos que las benzodiacepinas ansiolíticas (ya que actúan sobre el mismo receptor en el SNC), estando además contraindicado su uso en el caso de seudoinsomnio o personas con necesidades de sueño pequeñas.

- Absolutas:
  - Seudoinsomnio y personas que precisan dormir poco.
  - Primer trimestre de embarazo y periodo de lactancia.
  - Riesgo de conductas autolíticas y/o dependencia.

- Relativas:
  - Afectación de ciertos sistemas orgánicos (insuficiencia hepática, renal, respiratoria...).
  - Distrofias musculares.
  - Miastenia gravis.

G) Psicoeducación

El profesional de enfermería debe educar al paciente que esté tomando hipnóticos sobre los siguientes aspectos:

- Como pueden producir dependencia, se recomienda su uso durante cortos periodos de tiempo, o bien uso intermitente durante periodos algo más prolongados.
- No deben interrumpir la medicación bruscamente.
- Deben tener precaución especial a la hora de conducir o manejar maquinaria mecánica.

17.5. Fármacos antipsicóticos

Los fármacos antipsicóticos son llamados también neurolépticos o tranquilizantes mayores, sirven en particular para organizar el pensamiento delirante y combatir la presencia de alucinaciones, por lo que son fármacos de elección, de forma aislada o combinada con otros, en el tratamiento de las psicosis, sobre todo de la esquizofrénica.

También se utilizan en las psicosis orgánicas, psicosis por drogas, psicosis alcohólicas, depresiones delirantes, en las fases maniacas, en los trastornos delirantes persistentes y en el síndrome de Gilles de la Tourette.

A) Clasificación de los antipsicóticos

Los antipsicóticos se subdividen en dos grandes grupos:

- Típicos, clásicos o neurolépticos (por sus efectos sobre la motricidad del paciente).
- Atípicos o nuevos (provocan escasos o nulos efectos sobre la motricidad).

Los antipsicóticos típicos actúan bloqueando los receptores dopaminérgicos D_2 del SNC, es decir, tienen un efecto antidopaminérgico. Mediante este mecanismo de acción producen:

– Efecto terapéutico: Reducción de los síntomas positivos (delirios, alucinaciones, agitación...).
– Efectos secundarios o indeseables: Efectos extrapiramidales, discinesia tardía, y neuroendocrinos.

Los antipsicóticos atípicos actúan fundamentalmente bloqueando los receptores dopaminérgicos D_2 (de forma más selectiva que los típicos) y los receptores serotoninérgicos $5HT_2$. Mediante este mecanismo de acción producen:

– Efecto terapéutico: Reducción de los síntomas positivos y mejoría de los síntomas negativos (aislamiento social, abulia, apatía, anhedonia, aplanamiento afectivo...).
– Efectos secundarios: Escasos efectos extrapiramidales y sobre la prolactina.

CUADRO 17.4
Fármacos antipsicóticos

ANTIPSICÓTICOS		MOLÉCULA	NOMBRE COMERCIAL
Típicos	Incisivos	Flufenazina	Modecate®
		Haloperidol	Haloperidol®
		Trifluoperazina	Eskazine®
		Zuclopentixol	Cisordinol®
			Clopixol®
	Sedativos	Clorpromacina	Largactil®
			Largatrex®
		Clotiapina	Etumina®
		Levomepromacina	Sinogán®
		Tioridacina	Meleril®
		Sulpiride	Dogmatil®
Atípicos		Clozapina	Leponex®
		Olanzapina	Zyprexa®
		Risperidona	Risperdal®
		Quetiepina	Seroquel®
		Ziprasidona	Zeldox®
		Zotepina	Próxima aparición®

B) Indicaciones de los antipsicóticos

– Trastornos esquizofrénicos.
– Psicosis no esquizofrénicas:
  • Trastorno esquizotípico.
  • Trastorno esquizoafectivo.

- Trastorno de ideas delirantes persistentes.
- Trastorno psicótico agudo y transitorio.
- Manía con síntomas psicóticos.
- Episodio depresivo con síntomas psicóticos.
- Psicosis secundarias a enfermedades.
- Psicosis secundarias a intoxicación por drogas.

– Agresividad y agitación.
– Algunos trastornos de la personalidad.
– Síndrome de Gilles de la Tourette, Corea de Hungtinton.

C) Efectos secundarios de los antipsicóticos

Los efectos secundarios de los antipsicóticos varían en función del tipo, así:

– Antipsicóticos típicos, clásicos o neurolépticos:
  - Efectos sobre el SNC: Sedación, efectos extrapiramidales (temblor, distonías, acatisia, parkinsonismo), discinesias tardías, convulsiones, síndrome neuroléptico maligno.
  - Efectos cardiovasculares: Hipotensión ortostática, alteraciones ECG.
  - Efectos anticolinérgicos: Sequedad de boca, estreñimiento, visión borrosa, retención urinaria.
  - Efectos endocrinos: Aumento de la prolactica (galactorrea, ginecomastia), descenso de la hormona del crecimiento.

– Antipsicóticos atípicos:
  - Escasos efectos extrapiramidales y discinesia tardía.
  - No afectación de la prolactina.
  - Agranulocitosis, sedación, taquicardia, hipotensión ortostática: Clozapina.
  - Trastornos del sueño, ansiedad: Risperidona.
  - Sedación, aumento de peso, taquicardia, hipotensión ortostática: Olanzapina.

Dos de estos efectos secundarios son graves e implican la retirada inmediata del fármaco:

– La agranulocitosis: Se produce en aproximadamente el 1% de los pacientes en tratamiento con Clozapina. Suele ser reversible al retirar la Clozapina.
– El síndrome neuroléptico maligno: Es un síndrome raro, pero letal en el 20% de los casos. Se caracteriza por hipertermia (41 °C), rigidez muscular, disfunción autonómica, taquicardia, hipertensión y nivel de conciencia variable. Es una emergencia médica. El tratamiento más eficaz son los agonistas dopaminérgicos (Bromocriptina), relajantes músculo-esqueléticos (Dantroleno) y la terapia electroconvulsiva.

D) Vías de administración

Los antipsicóticos se pueden administrar por vía:

- Oral.
- Intramuscular:
  - Intramuscular depot: resultan ser muy útiles en caso de antecedentes de mal cumplimiento terapéutico.

- Antipsicóticos depot:
  - Decanoato de flufenazina (Modecate®).
  - Decanoato de haloperidol (Haloperidol Retard®).
  - Decanoato de zuclopentixol (Cisordinol Depot®).

E) Psicoeducación

El manejo de estos fármacos es relativamente complicado y requiere supervisión estrecha del paciente por parte del personal de enfermería, especialmente en el caso de los antipsicóticos típicos. Los antipsicóticos atípicos, al presentar un perfil de efectos secundarios mucho menos importante, son más fáciles de manejar y de supervisar.

El personal de enfermería debe educar al paciente y a sus familiares sobre los aspectos más relevantes del tratamiento que el paciente está recibiendo. Esta educación consiste en una serie de precauciones generales que deberá seguir el paciente que esté recibiendo antipsicóticos, así como otras recomendaciones específicas en el caso de que esté tomando también antiparkinsonianos.

F) Recomendaciones generales que deben seguir los pacientes que están recibiendo antipsicóticos

- Protegerse adecuadamente cuando esté expuesto al sol (gafas, cremas protectoras, ropas...), ya que la piel se vuelve más sensible al sol (mayor probabilidad de quemaduras solares).
- Comunicar inmediatamente la ocurrencia de algunos de los siguientes acontecimientos:
  - Úlceras en la garganta, fiebre elevada y malestar, sobre todo en mujeres ancianas.
  - Sangrado inusual.
  - Facilidad para la aparición de moratones.
  - Náuseas y vómitos persistentes.
  - Dolores de cabeza severos.
  - Taquicardia.
  - Dificultad de micción.
  - Sacudidas musculares o temblores.

- Orina oscura.
- Piel u ojos amarillos.
- Incoordinación motora.
- *Rash*.

Las recomendaciones generales sobre las que debe educar el personal de enfermería a los pacientes que están recibiendo medicación antiparkinsoniana consisten en comunicar inmediatamente la ocurrencia de algunos de los siguientes síntomas:

- Sequedad de boca extrema.
- Dificultad de micción.
- Dolor abdominal.
- Estreñimiento.
- Palpitaciones o taquicardia.
- *Rash*.
- Trastornos de la visión.
- Dolor o sensibilidad delante de la oreja.
- No exponerse a temperaturas muy elevadas porque la sudoración disminuye con la medicación antiparkinsoniana y el organismo no puede regular su temperatura demasiado bien.

17.6. Fármacos antimaniacos

Son fármacos utilizados en el tratamiento y prevención de las fases maniacas del trastorno bipolar antiguamente llamado psicosis maniaco-depresiva. El más eficaz es el litio, administrado en general en forma de carbonato de litio. Sin embargo, y a pesar de las numerosas investigaciones que se han llevado a cabo para intentar descubrir su mecanismo de acción, éste no está todavía claro.

Se ha comprobado que equilibra muchos procesos dependientes del calcio y que reduce la sensibilidad de muchos receptores de neurotransmisores (serotonina, dopamina, acetilcolina y otros).

Los distintos fármacos antimaniacos se exponen en el cuadro 17.5.

El litio, pilar terapéutico de la manía, ayuda a controlar los episodios agudos y también a prevenir la aparición de nuevos episodios.

También se utiliza en:

- Trastornos esquizoafectivos.
- Depresiones resistentes como potenciador de los antidepresivos.

Su efecto antimaniaco tarda en aparecer entre unos días (4-15) y unas pocas semanas.

CUADRO 17.5

FAMILIA	MOLÉCULA	NOMBRE COMERCIAL
Sales de litio	Carbonato de litio	Plenur®
Anticonvulsivantes	Ácido valproico	Depakine®
	Carbamacepina	Tegretol®
	Clonazepam	Rivotril®
	Gabapentina	Neurontin®
	Lamotrigina	Lamictal®
	Topiramato	Topamax®
Antagonistas del calcio	Verapamilo	Manidon®

A) Efectos secundarios

Entre los efectos secundarios del litio se encuentran:

- Molestias gástricas: Diarreas, náuseas, vómitos.
- Somnolencia.
- Aumento de peso.
- Temblor.
- Tiroides: Hipotiroidismo subclínico (rara vez hipertiroidismo).
- Renal: Poliuria con polidipsia secundaria, diabetes insípida nefrogénica, insuficiencia renal.
- Afectación cutánea: Erupciones, exacerbación de psoriasis.
- Cardiacos: arritmias, alteraciones ECG.

Dada su toxicidad, es necesario controlar los niveles plasmáticos de litio (litemias: a las 12 h de la última dosis, al principio semanalmente e ir extendiendo la periodicidad). El rango terapéutico se sitúa entre 0,6 y 1,2 mEq/dl (aunque en caso de manía aguda puede ser necesario hasta 1,5). Por debajo de 0,6 no tiene efecto terapéutico y por encima de 1,2 el riesgo de toxicidad es mayor. También es necesario realizar pruebas de función renal, tiroidea y paratiroidea de forma anual.

B) Vías de administración

La vía de administración del litio es oral.

C) Psicoeducación

El profesional de enfermería deberá educar a los pacientes que estén tomando litio sobre los siguientes aspectos:

- Deben tomar la medicación regularmente, incluso cuando se encuentren bien. Si la administración de ésta es irregular existe mayor probabilidad de que los síntomas vuelvan a aparecer.
- Como puede aparecer somnolencia, han de tener especial cuidado a la hora de conducir o manejar maquinaria mecánica.
- Deben realizar una ingesta adecuada y regular de sodio y de líquidos para mantener estables los niveles de litio (litemia).
- Deben contactar al médico si presentan:
  - Vómitos o diarrea persistentes.
  - Ataxia.
  - Visión borrosa.
  - Tinnitus.
  - Aumento importante de la cantidad de orina.
  - Aumento de temblor.
  - Confusión mental.
- Deben llevar consigo una tarjeta que indique que están tomando litio.
- Debe evitarse el embarazo; en caso de que ocurra o de que se desee, debe comunicarse al médico.

Asimismo, los pacientes que estén tomando anticonvulsivantes deberán ser educados por los profesionales de enfermería en los siguientes aspectos:

- No deben interrumpir el tratamiento bruscamente. El médico les facilitará el modo de discontinuar progresivamene el tratamiento.
- Notificar al médico inmediatamente si aparecen:
  - Sangrado inusual.
  - Moratones espontáneos.
  - Úlceras en la garganta.
  - Fiebre.
  - Malestar.
  - Orina oscura.
  - Piel u ojos amarillos.
- No deben conducir o manejar maquinaria mecánica hasta que no hayan desarrollado tolerancia a la medicación.
- No deben utilizar alcohol ni otra medicación sin consultar al médico.
- Deben llevar siempre consigo el nombre de las medicaciones que toman.

Los pacientes que están tomando verapamilo deberán ser educados sobre los siguientes aspectos:

- Tomar la medicación con las comidas minimiza los efectos indeseables gastrointestinales.

– Poner especial cuidado cuando se conduce o maneja maquinaria mecánica.
– No interrumpir la medicación bruscamente, ya que puede producir problemas cardiovasculares.
– Notificar inmediatamente al médico si aparecen:
  • Latidos irregulares.
  • Dificultades respiratorias.
  • Hinchazón de manos y pies.
  • Somnolencia marcada.
  • Dolor precordial.
  • Dolor de cabeza severo y persistente.
  • Importantes oscilaciones del humor.

– Deben tomarse el pulso radial (tal como se les enseña) antes de cada toma y notificar si existen cambios importantes.
– Levantarse despacio, tanto desde la posición de sentado como tumbado, para evitar rápidos descensos de la presión arterial.
– No tomar ninguna otra medicación sin el consentimiento del médico.
– Llevar siempre consigo el nombre de las medicaciones que están tomando.

En resumen se puede aceptar que:

1. Todos los psicofármacos, además de los efectos terapéuticos, producen efectos secundarios que el personal de enfermería debe conocer y manejar con los cuidados apropiados.
2. La elevada falta de cumplimiento terapéutico (40-60%) mantiene una estrecha relación con el grado de motivación hacia el tratamiento y con la conciencia de enfermedad por parte del paciente, por lo que el DUE deberá intervenir mejorando el nivel de conciencia de la enfermedad y de la importancia de cumplir el tratamiento adecuadamente.
3. Una de las funciones esenciales del profesional de enfermería en relación con la terapéutica psicofarmacológica consiste en la monitorización y seguimiento de estos tratamientos.

18

Abordajes psicoterapéuticos

Objetivos

- Conocer las diferentes técnicas psicoterapéuticas.
- Describir las diferentes indicaciones de cada tratamiento.
- Exponer las distintas aplicaciones de las técnicas psicoterapéuticas.
- Conocer adecuadamente la planificación y ejecución de los cuidados de enfermería.

18.1. Introducción

A lo largo de toda la historia de la Psiquiatría, se observa cómo los tratamientos psicológicos son considerados uno de los pilares fundamentales en la atención de los enfermos del espíritu. No seríamos justos si no tomásemos en cuenta que los pioneros de estas técnicas se encuentran entre los primeros que aplicaron la hipnosis a sus pacientes (Charcot, Breuer, Braid, Bernheim y Liebault). Fue de estos primeros estudios de donde surgieron los trabajos posteriores de Janet y Freud.

La psicoterapia es un método de tratamiento de los trastornos físicos y psíquicos, debidos a conflictos intrapsíquicos conscientes e inconscientes sin resolver, que exige por parte del paciente un compromiso voluntario, una colaboración y el deseo y la posibilidad de entablar con el psicoterapeuta una relación interpersonal subjetiva muy particular a la que se llama relación psicoterapéutica. Esta relación permite que se establezca un proceso psicoterapéutico en el cual el lenguaje interviene como modo preferente de comunicación.

Fernández *et al.* han utilizado como definición de psicoterapia la siguiente: "Un proceso de comunicación interpersonal entre un profesional experto (terapeuta) y un sujeto necesitado de ayuda por problemas de salud mental (paciente), que tiene como objeto producir cambios para mejorar la salud mental del segundo".

Existen unos rasgos comunes a todas las psicoterapias, que podríamos enumerarlas de la siguiente manera:

- Relación confidencial, cargada emocionalmente.
- Método terapéutico aceptado mutuamente por el paciente y el terapeuta.
- Provisión de nueva información para el paciente que puede transmitirse por consejo, ejemplo y autodescubrimiento.
- Fuerte expectativa de ayuda por parte del paciente.
- Provisión de experimentos de éxito.
- Facilitación de la aparición de las propias emociones.

A partir de los modos de actuación de las diferentes terapias podríamos dividirlas en dos grupos prioritarios:

a) Técnicas con ánimo mecanicista, que pretenden enseñar al paciente e intentan obtener así la supresión de los síntomas.
b) Las que pretenden, a través de la expresión de los sentimientos y en una vía humanista, lograr conectar al paciente con sus valores intrínsecos y su propia naturaleza.

Estos dos sistemas actúan a través de tres mecanismos fundamentales:
- Identificación.
- Condicionamiento.
- *Insight.*

A) Principales técnicas de psicoterapia

INDIVIDUALES
- Psicoanalíticas:
  - Psicoanálisis.
  - Psicoterapia intensiva.
  - Psicoterapia limitada.

- Terapia de apoyo.
- Terapia de conducta.
- Terapia cognitiva.

NO INDIVIDUALES
- Terapia de pareja:
  - Conductual.
  - Psicoanalítica.

  - Transaccional.
  - Racional-emotiva.
  - Sexual.

- Terapia familiar:
  - Conductual.
  - Estructural.
  - Sistémica.

- Terapia de grupo:
  - De apoyo.
  - Psicoanalítica.
  - Transaccional.
  - Comportamental.

18.2. Psicoterapia psicoanalítica

18.2.1. Psicoanálisis

Freud incorpora las técnicas de hipnosis que Breuer había empleado en Anna O. para poder tener acceso a recuerdos de sus pacientes que de otra manera no podían recordar.

El psicoanálisis es el más intensivo y riguroso de este tipo de terapia. El paciente asiste a 3-5 sesiones semanales, generalmente por un mínimo de varios cientos de horas a lo largo de varios años. El paciente trata de decir libremente y sin censura todo lo que le viene a la mente, mediante asociaciones libres, a fin de seguir el hilo de sus pensamientos lo más profundamente posible hasta sus raíces más tempranas. Esto incluye asociaciones con material onírico y con las vivencias transferenciales que surgen del proceso.

El psicoanalista recurre a la interpretación y clarificación para ayudar al paciente a elaborar y resolver los conflictos que a menudo han estado afectando inconscientemente su vida. El psicoanálisis requiere que el paciente sea estable, esté altamente motivado y psicológicamente dispuesto, y que posea capacidad de verbalización; además, debe ser capaz de tolerar el estrés que genera el análisis, sin volverse francamente regresivo, perturbado o impulsivo.

18.2.2. Psicoterapia de orientación psicoanalítica

Se basa en los mismos principios y técnicas que el psicoanálisis clásico, pero es menos intensiva. Hay dos tipos: la psicoterapia introspectiva o expresiva y la psicoterapia de apoyo o de relación.

Los pacientes asisten a 1-2 sesiones semanales, y se sientan frente al terapeuta. Aquí, el acento se pone más en problemas de la realidad cotidiana, y no tanto en los fenómenos transferenciales.

Son aptos para este tipo de terapia los mismos pacientes que lo son para el psicoanálisis, aquellos con un rango más amplio de problemas sintomáticos y caracteriológicos, y también los individuos con trastornos de la personalidad.

La psicoterapia de apoyo consiste en la utilización de la relación terapéutica para reforzar el yo del paciente, en lo que también se ha llamado reaseguramiento *(reassurance),* y prestar la orientación necesaria para las modificaciones de conducta y de los contenidos del pensamiento que sean pertinentes.

Suele ser el tratamiento de elección para sujetos con serias vulnerabilidades yoicas, sobre todo psicóticos; también es adecuada para quienes viven situaciones de crisis, y/o situaciones de duelo.

El apoyo puede consistir en fijar límites, reforzar el juicio de realidad, transmisión de confianza, asesoramiento y contribución a la adquisición de aptitudes sociales.

18.3. Psicoterapia conductual

Se basa en la premisa de que el comportamiento inadaptado puede cambiar sin necesidad de reconocimiento de las causas subyacentes. Los síntomas conductuales se toman literalmente y no como manifestaciones de un problema más profundo.

Esta psicoterapia se basa en los principios de la teoría del aprendizaje, incluidos el condicionamiento clásico y el operativo.

El *condicionamiento operativo* parte de la premisa de que el comportamiento se conforma según sus consecuencias; es decir, aumentará si recibe un refuerzo positivo, y disminuirá si es castigado, y se extinguirá si no induce ninguna respuesta.

La premisa del *condicionamiento clásico* es que el comportamiento se conforma según se combine o no con estímulos que provocan ansiedad.

La psicoterapia conductual recurre a las siguientes técnicas:

- Terapia de aversión.
- Desensibilización sistemática.
- Economía de Téseras *(token economy).*
- Inundación *(flooding).*

• *Indicaciones de las técnicas conductuales*

De acuerdo con las diversas técnicas conductuales se puede establecer la siguiente clasificación:

- Trastornos de ansiedad:
  - Fobia específica.
  - Fobia social.
  - Agorafobia.
  - Trastorno de pánico.
  - Obsesiones.
  - Trastorno por estrés postraumático.
  - Trastorno de ansiedad generalizada.

- Trastornos sexuales:
  - Disfunciones sexuales.
  - Parafilia y delincuencia sexual.

- Trastornos somatoformes:
  - Hipocondría.
  - Trastorno dismórfico corporal.

- Trastornos del control de impulsos:
  - Juego patológico.
  - Tricotilomanía.

18.4. Psicoterapia de grupo

Las terapias grupales se basan en tantas teorías como las terapias individuales. Su espectro es muy amplio; desde las que ponen el acento en el apoyo y la mejoría de las aptitudes sociales, hasta las destinadas a lograr el alivio de determinados síntomas y las que contribuyen a elaborar conflictos intrapsíquicos no resueltos.

El foco puede ser un individuo dentro del contexto del grupo, las interacciones entre miembros del grupo, o el grupo como un todo. Actúan como factores terapéuticos la identificación, la universalización, la aceptación, el altruismo, la transferencia, el juicio de realidad y la exteriorización.

Los grupos, generalmente, se reúnen una o dos veces por semana con una duración de hora media. Pueden ser homogéneos o heterogéneos, según los diagnósticos.

A) Grupos homogéneos

Aplicaciones:

- Bajar de peso (obesidad).
- Dejar el hábito de fumar.
- Sida.
- Consumo de sustancias.

- T. por estrés postraumático.
- Pacientes paranoides.
- Personalidad antisocial.

Las diferentes técnicas de psicoterapia de grupo tienen unas características comunes y aspectos que las diferencian entre sí. Las cuatro tendencias más importantes dentro de la psicoterapia de grupo son:

A) Terapia de grupo de orientación analítica

La frecuencia es de una a tres veces por semana, con una duración de uno a tres años. Está indicada en alteraciones neuróticas y estados límite. Se requiere siempre una entrevista individual antes de comenzar el grupo. Se analizan la transferencia, los sueños, se interpretan los conflictos inconscientes. El terapeuta se muestra activo, poniendo a prueba las defensas del sujeto, proporcionando consejos o respuestas personales. Se tienen en cuenta situaciones de la vida pasada y presente, y las relaciones intra y extragrupales.

B) Terapia de grupo de apoyo

Tiene lugar una vez por semana, con una duración de seis meses. Está indicada en psicosis y neurosis y en reacciones pasajeras. Generalmente, se realiza una entrevista individual antes de comenzar la terapia en grupo. No se interpretan los conflictos inconscientes favoreciendo el que se establezca una transferencia positiva con el terapeuta, quien tenderá a favorecer las defensas mostrándose activo y dando consejos. Tiene gran importancia el líder como apoyo de los demás miembros. Se tienen en cuenta situaciones ambientales.

C) Terapia de grupo transaccional

Tiene lugar de una a tres veces por semana, con una duración de uno a tres años. Está indicada en trastornos neuróticos y psicóticos. Tiende a realizarse, generalmente, una entrevista individual antes de comenzar dentro del grupo. Lo que se interpreta son las pautas de comportamiento del "aquí" y "ahora". El terapeuta desafía las defensas del sujeto, dando su respuesta personal más que consejo. Se refuerzan los sentimientos positivos y se analizan los negativos. Se tienen en cuenta lo que ocurre "aquí" y "ahora" y las relaciones intragrupo.

D) Terapia de grupo comportamental

Tiene lugar de una a tres veces por semana, con una duración de hasta 6 meses. Está indicada en fobias, trastornos de ansiedad y trastornos sexuales. Se necesita, generalmente, una entrevista individual antes de comenzar la participación en el grupo. No se analiza la transferencia. Se da una gran confianza en el líder. No se fomenta la unión intragrupal. Se tienen en cuenta sólo los síntomas específicos sin centrarse en la causalidad. El terapeuta se muestra activo y directivo, ayudando a crear nuevas defensas.

De todo lo expuesto anteriormente, podemos decir que la psicoterapia de grupo es un tratamiento complejo, que requiere un conocimiento amplio de las teorías que sustenta cada técnica, por lo que debe ser aplicado por terapeutas experimentados y entrenados en las diferentes técnicas.

En el cuadro 18.1 se recogen las características de estas cuatro tendencias más importantes:

CUADRO 18.1
Psicoterapias de grupo

	ORIENTACIÓN ANALÍTICA	GRUPO DE APOYO	GRUPO TRANSACCIONAL	GRUPO COMPORTAMENTAL
1. Frecuencia	1-3 veces semana	1 vez semana	1-3 veces semana	1-3 veces semana
2. Duración	1-3 años	6 meses	1-3 años	6 meses
3. Indicación	Neurosis Estados límite	Psicosis Neurosis	Neurosis Psicosis	Fobias T. ansiedad T. sexuales
4. Entrevista Inicial	Sí	No siempre	No siempre	Sí siempre
5. Análisis transferencia sueños	Sí	No	No	No
6. Papel del terapeuta	Activo aconseja	Activo	Respuesta personal	Activo directivo
7. Objeto de estudio	Situaciones vida pasada y presente	Situaciones ambientales	El aquí y ahora	Se centra en los síntomas

Fuente: Tomado de: Salorio, P. y Santiuste, M.

18.5. Psicoterapia de pareja

La pareja humana presenta una doble vertiente, a nivel social y psicológica. En cierto modo, esta doble situación hará que cada aspecto condicione íntimamente el otro. Se puede afirmar que el aspecto social condiciona los sentimientos amorosos que han de unir al hombre y la mujer, pero, a un nivel profundo, la pareja significa para cada componente un marco de reaseguramiento personal, ya que en él se expresan tendencias muy regresivas, que difícilmente podrían ser expresadas en el marco social.

El equilibrio de estos aspectos regresivos y progresivos será el que posibilitará la relación de pareja.

Se calcula que los conflictos conyugales son el motivo por el que comienzan psicoterapia hasta el 50% de los pacientes, y afectan también a otro 25% que la inicia por otros problemas.

Podemos definir la psicoterapia de pareja como un tratamiento que tiene como objetivo la modificación psicológica de la interacción de dos personas que viven en pareja y que se encuentran en una situación conflictiva. Por tanto, el objetivo de esta terapia será que vaya desapareciendo el trastorno, cambiando conductas desadaptadas y favoreciendo el desarrollo y progreso de la personalidad.

• *Modelos teóricos*

Como en todos los tipos de intervención psicoterapéutica, en la terapia de pareja también encontramos diferentes enfoques teóricos que están en la base de las diferentes técnicas de tratamiento y que son los mismos que hemos descrito al hablar de la psicoterapia de grupo, pero aquí referidos a la situación de pareja.

Entre los modelos teóricos más importantes describiremos los siguientes:

- Modelo psicoanalítico.
- Modelo sistémico o interaccional.
- Modelo conductual.
- Modelo transaccional.

A) Modelo psicoanalítico

Se basa en los principios del psicoanálisis. Presupone la existencia de sentimientos inconscientes y conscientes entre ambos miembros de la pareja, originados en sus experiencias infantiles; por tanto, el conflicto de pareja será el resultado de esperanzas infantiles no resueltas que cada miembro pretende satisfacer en el otro. Por ello su objetivo será estudiar y analizar los temores y dificultades inconscientes en la comunicación afectiva, intentando reforzar los mecanismos de defensa más sanos y eliminar los patológicos. Es importante en este modelo el análisis de la transferencia y Contratransferencia.

B) Modelo sistémico o interaccional

Se basa en la teoría de la comunicación y general de sistemas. Considera a la pareja como un sistema abierto, circular y estable, importante y duradero para quienes lo integran, que estaría formado por dos subsistemas, hombre y mujer, que a su vez formarían otros subsistemas (familiar, padres, hijos...).

Para este modelo, lo importante en una pareja son las interacciones y que cuando se produce una disfunción en estas interacciones tiene lugar la patología. Así, establece que en una pareja normal existen dos modos básicos de relación, la simetría y la complementariedad, y que van alternando, pero cuando se hace rígida es cuando tiene lugar el conflicto. Por tanto el objetivo de este enfoque será modificar el tipo de interacciones entre los miembros de la pareja, enseñándoles a establecer límites internos y externos adecuados.

C) Modelo conductual

Basado en la teoría del aprendizaje, siendo su objetivo el de modelar, por medio del terapeuta, la conducta de cada uno de los miembros de la pareja de tal manera que las pautas negativas son reemplazadas por pautas positivas. A medida que la conducta cambie se establece un sistema recíproco de recompensa entre los cónyuges, y entre éstos y el terapeuta, el cual refuerza la interacción beneficiosa mediante su aprobación o desaprobación.

D) Modelo transaccional

Éste es uno de los modelos actuales que más tiende a aplicarse tanto en la terapia de pareja, como grupal o individual. El terapeuta estudia las transacciones entre los miembros de la pareja en el momento justo en que se producen y, cuando se van produciendo interacciones positivas, el terapeuta debe ir reforzándolas activamente.

Otros tipos de técnicas de terapia de pareja son:

- Tratamientos por conflictos centrados exclusivamente en la conducta sexual (terapias del tipo de Masters y Johnson).
- Tratamientos en grupos de parejas conducidos por otra pareja de terapeutas.
- Tratamiento de pareja mediante una pareja de terapéutas.
- Tratamiento convencional, consistente en que un solo terapeuta reciba a la pareja o a cada uno de sus miembros según sus necesidades.

18.6. Psicoterapia familiar

A) Introducción

Podemos definir la *terapia familiar* como un tipo de tratamiento psicoterapéutico en el que no se tiene en cuenta al sujeto aislado sino como un miembro de un grupo, que es la familia, considerando que la conducta sintomática es producto de una mala relación entre dos o más personas. Por tanto, el propósito de esta terapia es cambiar el modo de relación entre los diferentes miembros del núcleo familiar.

Esta teoría se basa en lo que se ha denominado orientación de sistemas familiares, según la cual una familia constituye un sistema que, por inadaptado que sea, intenta mantener la homeostasis. Las técnicas apuntan a la familia, más que al paciente identificado como tal. Por tanto, el paciente es la familia, y no el miembro de ella señalado como enfermo.

Uno de los principales objetivos del terapeuta familiar es determinar qué función homeostática, por patológica que sea, está desempeñando el paciente señalado en el sistema familiar.

B) Teoría del doble vínculo

A Bateson se debe la teoría del doble vínculo, como un modelo de comunicación característico de las familias con un miembro esquizofrénico. Este modelo está caracterizado por la presencia de mensajes contradictorios por parte de un miembro de la familia hacia el enfermo.

Por ejemplo: Madre = decirle al hijo que lo quiere.
Reacción = grito cuando intenta darle un beso.

Si bien las aportaciones de Bateson y otros autores no pudieron demostrarse con estudios posteriores, lo que está claro es que las comunicaciones desviantes son características de familias alteradas.

La psicoterapia familiar va a permitir entre otros:

- Modificar reglas inadaptadas que rigen a una familia.
- Mejorar el reconocimiento de la dinámica intergeneracional.
- Establecer un equilibrio entre individualidad y cohesión.
- Aumentar la comunicación directa de uno a uno.
- Desalentar la adjudicación de culpas y del rol de chivo emisario.

Basándose en la teoría de la comunicación y general de sistemas, las tres teorías más reconocidas actualmente son:

1. Terapéutica familiar interaccional. Se centra en los patrones de la comunicación e interacción para comprender las interacciones familiares. No se tiene en cuenta la interpretación, ni lo subjetivo, sino que es una terapia activa, del "aquí" y "ahora". Fue desarrollada por el grupo de Bateson.
2. Terapéutica estructural familiar. Se centra en el análisis de las interrelaciones dentro del sistema familiar y los subsistemas. Su máximo representante es S. Minuchin (1974). Se dedicó fundamentalmente al estudio de la estructura familiar con un miembro con patología psicosomática.

3. Terapéutica familiar estratégica. Su máximo representante es Haley (1967). El objetivo de este tratamiento es el de detectar un problema e idear el método para resolverlo.

18.6.1. Indicaciones de terapia familiar

La psicoterapia familiar está indicada en las familias que presentan algún tipo de disfunción motivada por problemas relacionales, o por la presencia de algún tipo de patología mental.

La contraindicación más relevante es la surgida de la inexperiencia del terapeuta.

18.6.2. Rol de enfermería en la psicoterapia

El rol del profesional de enfermería en los diferentes tipos de psicoterapia que hemos expuesto en este capítulo va a depender del nivel de formación y entrenamiento, ya que para poder llevar a cabo este tipo de intervención se requiere un mínimo de conocimiento de las teorías que se encuentran en la base de cada técnica psicoterapéutica y un mínimo de entrenamiento en cada una de ellas.

Si tenemos en cuenta el modelo de enfermería desarrollado por L. Hall y aplicado a la enfermería psiquiátrica y de salud mental, la intervención del enfermero en ese tipo de tratamientos va a ir desde una simple colaboración a un cierto protagonismo.

En relación a este nivel de la rehabilitación, existen trabajos que avalan el importante papel que el enfermero puede desempeñar en los grupos de psicoeducación familiar aplicada a la esquizofrenia, demencias y en general, cualquier enfermedad mental crónica.

19

Tratamientos electroconvulsivos

Objetivos

- Describir los principales avances sobre la terapia electroconvulsiva.
- Conocer los problemas potenciales asociados a esta técnica.
- Identificar los problemas de enfermería.
- Planificar los cuidados de enfermería.

19.1. Introducción

El descubrimiento del efecto terapéutico de las convulsiones generalizadas sobre los trastornos psiquiátricos se deben a Von Meduna, el cual en 1934 introdujo el llamado *shock* cardiazólico.

El éxito de Von Meduna llevó a Cerletti y sus discípulos, Bini, Acconero y Felici, a realizar el primer TEC en humanos, tras estudios preliminares en perros, en abril de 1938. Desde entonces hasta el descubrimiento del primer antipsicótico (clorpromacina, 1952) y el primer antidepresivo (imipramina, 1957) la TEC fue prácticamente la única terapia eficaz utilizada en Psiquiatría.

Con la introducción de los psicótropos en la década de 1950 y el triunfo de las actitudes antiautoritarias de la década de 1960, se produce una progresiva disminución en la utilización de la terapia electroconvulsiva. Sin embargo, la aparición de pacientes resistentes a la farmacoterapia, cuando no de complicaciones más o menos graves debido a los efectos secundarios y adversos de los fármacos, determinó a finales de la década de 1970 la reintroducción de los TEC.

El uso terapéutico de la electricidad se remonta al año 1946, documentada por Scribonius Largus, quien describe el uso de la descarga eléctrica del pez torpedo para el tratamiento de las cefaleas.

En 1755, J. B. LeRoy utiliza un tratamiento electroconvulsivo en un caso de ceguera psicógena. Charcot también utilizó corriente galvánica para el tratamiento de la histeria.

En España, Prieto Vidal, director del Hospital Psiquátrico San Luis de Palencia, en 1904 practica el primer electroshock, lo cual es publicado en la *Gaceta Médica Española*. Gutiérrez *et al.* describen la técnica que utilizaba Prieto Vidal: "La estimulación eléctrica era realizada manualmente por el médico, el cual efectuaba varias interrupciones; algunos pacientes experimentaban convulsiones con la primera descarga, mientras que otros precisaban hasta 6 descargas sucesivas, aunque lo habitual eran 3 descargas".

Hoy día la terapia electroconvulsiva sigue siendo uno de los principales tratamientos disponibles y utilizados en Psiquiatría para las enfermedades mentales graves o resistentes a otros tratamientos.

Sesenta años después de su introducción, la técnica de la TEC ha evolucionado notablemente. Hoy el tratamiento se realiza bajo un breve control anestésico, con miorrelajación, ventilación artificial y mediante la utilización de estimulación eléctrica con aparatos computerizados modulares que monitorizan electroencefalográficamente la ligera convulsión inducida por una onda de pulsos breves. De esta forma se ha logrado precisar una mínima intensidad en la estimulación eléctrica con una disminución de los efectos secundarios cognitivos y una reducción drástica de las complicaciones asociadas al tratamiento.

19.1.1. Fisiopatología de la TEC

El mecanismo de acción general de la TEC sigue siendo desconocido. Sin embargo, en estudios con ratas se ha encontrado regulación a la baja de receptores noradrenérgicos, al igual que los antidepresivos. Por el contrario, produce regulación a la alta de los receptores 5-HT2, y regulación a la baja de receptores muscarínicos. También facilita muchos aspectos de la transmisión dopaminérgica, así como alteración de los receptores opioides y las concentraciones de segundos mensajeros.

Asimismo, las crisis convulsivas repetitivas aumentan la permeabilidad de la barrera hematoencefálica.

Otrso estudios señalan que la TEC estimula las áreas hipotalámico-límbicas, de forma que aumenta la concentración de agonistas parciales que, en situaciones de déficit de ciertos neurotransmisores implicados en la patogenia de los trastornos mentales, actúan como agonistas y que, en situaciones de exceso de agonista, lo hacen como antagonistas.

19.1.2. Uso y manejo clínico

La terapia electroconvulsionante ha probado su eficacia y está especialmente indicada en los trastornos depresivos especialmente graves, sobre todo en las depresiones psicóticas, en algunos casos de manía aguda y en determinados cuadros esquizofrénicos.

La decisión de indicar la TEC se basa en criterios clínicos sobre la gravedad de la enfermedad, la consideración de indicaciones y contraindicaciones médicas, la resistencia a otros tipos de tratamiento, la valoración de situaciones especiales como el embarazo o riesgo grave de suicidio, antecedentes de buena respuesta en un episodio anterior y la preferencia del paciente.

19.1.3. Indicaciones de la TEC en los trastornos afectivos

Considerando los cuadros depresivos en su conjunto, la TEC ha demostrado que es la terapéutica más efectiva (70-85%), incluso por encima de los antidepresivos. Sin embargo, a largo plazo, su eficacia parece ser similar a la de la terapia farmacológica o incluso inferior, por lo que debería proseguirse el tratamiento con TEC de mantenimiento o fármacos (cuadro 19.1).

En las depresiones delirantes (psicóticas) es, para muchos autores, el tratamiento de primera elección. En líneas generales, se considera que el comienzo brusco, la duración inferior a un año, la inhibición pronunciada, la pérdida de peso, los despertares precoces, los antecedentes familiares de depresión, la existencia de buena respuesta a la TEC y la existencia de ideas delirantes son predictores de una mejor respuesta al tratamiento.

En las depresiones del paciente con demencia, la TEC puede ser superior a la farmacoterapia, aunque deberían ser valorados cuidadosamente los efectos secundarios, especialmente los vasculares y cognitivos.

CUADRO 19.1
Indicaciones de la TEC en los trastornos afectivos

INDICACIÓN CLÍNICA	MOTIVO
• Depresión delirante	• Más eficaz que los ADT o ADT + neuroléptico.
• Situaciones somáticas críticas	• Acción rápida y escasez de contraindicaciones.
• Riesgo grave de suicidio	• Acción rápida.
• Intensa agitación o inhibición	• Acción rápida.
• Seudodemencia	• Mayor eficacia.
• Contraindicación de ADT	• Enfermedades médicas intercurrentes.
• Embarazo	• Intolerancia, o efectos secundarios, teratogeneidad.
• Paciente senil	• Contraindicación de ADT.
• Depresión resistente	• Mayor eficacia y evitar efectos secundarios de los ADT.
• Prevención de recurrencias	• Mayor eficacia (índice de eficacia 50%).
	• TEC de mantenimiento en pacientes con respuesta escasa a los AD.

El número de sesiones debe determinarse desde un punto de vista clínico, si bien normalmente la mejoría suele aparecer hacia la 4.ª o 6.ª sesión, administrándose una media de 6 a 12. Algunos autores recomiendan añadir dos sesiones para evitar recaídas.

19.1.4. Indicaciones de la TEC en la manía

La TEC se muestra tan efectiva como el litio o los neurolépticos en el tratamiento de la manía aguda (cuadro 19.2). Sin embargo, se reserva para aquellos casos resistentes a los tratamientos farmacológicos o donde los psicofármacos no puedan ser utilizados. También será de elección cuando se requiera una respuesta rápida por la gravedad del cuadro.

La agitación suele asociarse a una buena respuesta a la TEC, mientras que los contenidos paranoides y la irritabilidad suelen ser indicativos de menor eficacia.

CUADRO 19.2
Indicaciones de la TEC en la manía

INDICACIÓN CLÍNICA	MOTIVO
• Delirio maniaco agudo.	• La TEC reduce la mortalidad.
• Agitación con altas dosis de fármacos.	• La TEC se muestra eficaz.
• Cuadros prolongados.	• La manía de curso crónico puede responder a la TEC.
• Cuadros resistentes al tratamiento. farmacológico.	• Responden en un 56% asociados a neurolépticos.
• Contraindicación de fármacos.	• Efectos secundarios, intolerancia, enfermedades intercurrentes.
• Gestante.	• Evitar teratogenia.
• Prevención de recurrencias.	• En enfermos que no responden o no toleran los psicofármacos.

Fuente: Modificado de Pifarre *et al.*

El número de sesiones varía, recomendándose tradicionalmente más aplicaciones que en la depresión, aunque estudios recientes no lo corroboran. Son más eficaces las aplicaciones bilaterales, sobre todo en pacientes más graves. En los pacientes tratados con litio se deberá prestar atención especial a la litemia, dado que la TEC favorece la neurotoxicidad de este fármaco por alteración de la barrera hematoencefálica.

19.1.5. Indicaciones de la TEC en la esquizofrenia

En la actualidad, la TEC se sitúa como tratamiento de segunda elección en la mayoría de cuadros esquizofrénicos. La esquizofrenia catatónica es la que mayor beneficio obtiene de esta terapia. Los episodios agudos y los esquizoafectivos presentan también buenos resultados. Por el contrario, en la esquizofrenia crónica se muestra prácticamente ineficaz (cuadro 19.3).

Existe una serie de datos clínicos que suelen relacionarse con una respuesta positiva a la TEC:

- Evolución inferior a dos años.
- Presencia de síntomas afectivos o catatónicos.
- Inicio agudo de la enfermedad o la ausencia de rasgos de personalidad paranoide o esquizoide.

También podemos distinguir una serie de características que implicarían una peor respuesta:

- Psicosis crónica.
- Gran apatía.
- Afecto aplanado.
- Existencia de deterioro.

CUADRO 19.3
Indicaciones de la TEC en la esquizofrenia

INDICACIÓN CLÍNICA	MOTIVO
• Catatonía*	• Primera elección. Más eficaz que los antipsicóticos.
• Agitación desorientación	• Acción rápida.
• Contraindicación de fármacos	• Intolerancia a los neurolépticos. Síndrome neuroléptico maligno.
• Depresión secundaria	• Buena respuesta de los cuadros con síntomas afectivos.
• Esquizoafectividad	• Resultado eficaz tras el fracaso de neurolépticos o antidepresivos.
• Mantenimiento	

* En este concepto se incluye no sólo la esquizofrenia catatónica, sino los secundarios a otros trastornos psiquiátricos, como la PMD o de etiología orgánica, como el LES o la fiebre tifoidea. Normalmente, la esquizofrenia catatónica requiere un mayor número de sesiones de TEC. *Fuente:* Tomado de Pifarre *et al.*

19.1.6. Indicaciones primarias de la TEC de acuerdo al consensus de la SEP (Sociedad Española de Psiquiatría)

A) Síndromes depresivos

Son indicaciones primarias de la TEC: los episodios depresivos graves con o sin síntomas psicóticos, cuando existe inhibición intensa, alto riesgo de suicidio o ansiedad/agitación severas y en situaciones especiales.

Se consideran otras indicaciones:

- Resistencia a los antidepresivos (6-8 semanas sin respuesta).
- Contraindicación de antidepresivos.
- Depresión durante el embarazo.
- Situaciones somáticas críticas que requieran de una rápida respuesta terapéutica.

Algunos autores consideran también la depresión en el enfermo senil y la pseudodemencia como indicaciones de la TEC.

B) Trastornos esquizofrénicos

La TEC es indicación primaria en:

- Los casos con grave agitación o estupor catatónicos.
- Los episodios agudos con severa agitación y gran desorganización conductual.
- Los casos con antecedentes de buena respuesta a la TEC.

Otras indicaciones son:

- Resistencia (6-8 semanas sin respuesta) al tratamiento farmacológico antipsicótico.
- Imposibilidad de administrar la medicación antipsicótica por negativa persistente del paciente.
- Existencia de efectos indeseables graves de los antipsicóticos (síndrome neuroléptico maligno).
- Existencia de clínica afectiva predominante y resistente (esquizoafectivos o depresión secundaria).
- Síndromes mentales orgánicos.
- Delirium.
- Estados acinéticos.
- Psicosis sintomáticas: secundarias a trastornos tóxicos, metabólicos, infecciosos, traumáticos, neoplásicos, endocrinos o epilépticos. Es particularmente eficaz en psicosis inducidas por anfetaminas, LSD o fenciclidina.
- Catatonía letal, secundaria a trasplante renal, fiebre tifoidea, lupus eritematoso sistémico, etc.
- Retraso mental con autolesiones.
- Síndrome neuroléptico maligno.
- Discinesias tardías.
- Enfermedad de Parkinson.

19.1.7. Indicaciones de la TEC de mantenimiento

La TEC de mantenimiento es un régimen de tratamiento a largo plazo en el que los pacientes reciben TEC en intervalos constantes o variables, durante un periodo de tiempo. El objetivo es prevenir un nuevo episodio tras el tratamiento efectivo del episodio previo con TEC. La duración total del tratamiento oscila entre 6 y 7 meses, iniciándose con sesiones semanales que posteriormente serán quincenales y, por último, a intervalo mensual. Algunos pacientes se benefician de este tratamiento prolongado durante años.

Las indicaciones de la TEC de mantenimiento son: Historia de enfermedad episódica recurrente que ha respondido a TEC y en la que la farmacoterapia por sí sola no ha probado su eficacia en la prevención de recaídas o no puede administrarse de forma segura.

19.1.8. Efectos adversos

La mayoría de los efectos adversos de la TEC parecen deberse a la conjunción de diversos factores somáticos del paciente, la anestesia general y los fallos de monitorización. Pueden aparecer:

- Apnea prolongada.
- Convulsión prolongada.
- Confusión.
- Arritmias.
- Euforia.
- Dolor postconvulsivo.
- Convulsiones tardías.
- Alteraciones cognitivas.

19.1.9. Contraindicaciones de la TEC según el grupo de consensus de la SEP

A) Absolutas

No existen contraindicaciones absolutas para la TEC, sino situaciones que implican riesgo relativo. Existen numerosas evidencias que indican que las poblaciones de alto riesgo, tanto médico como psiquiátrico, son las que más se benefician de la TEC.

B) Relativas

Se pueden definir una serie de situaciones de alto riesgo, en las que la indicación de tratamiento debe basarse en la valoración cuidadosa del riesgo/beneficio tales como:

- Alteraciones cerebrales (tumores, aneurismas, etc.).
- Infarto agudo de miocardio reciente.
- Hipertensión grave.
- Arritmias cardiacas.
- Desprendimiento de retina.
- Glaucoma.
- Riesgo a la anestesia.

En estos casos, la prescripción de TEC se condicionará a la gravedad y duración de la enfermedad a tratar, la amenaza vital y la respuesta anterior al TEC .

9.1.10. Poblaciones especiales

A) Niños y adolescentes

No existen estudios a este respecto. La TEC produce un síndrome cerebral agudo al que es altamente sensible este grupo de edad.

B) Población senil

Si bien la depresión en poblaciones seniles responde de forma espectacular a la TEC, la asociación a otras patologías y a la polimedicación puede condicionar su utilización.

C) Embarazo

Su utilización se recomienda para evitar el riesgo teratogénico por psicofármacos. En el último trimestre se recomienda la realización de ecografía, dinamometría y gasometría a la paciente.

19.1.11. Procedimiento de la TEC

Al aplicar la terapia electroconvulsiva es imprescindible contar con las condiciones técnicas, metodológicas, de monitorización, de evaluación pre y posterapéutica, anestésicas y farmacológicas, que nos permitan obtener la mayor eficacia con el mínimo riesgo y con la máxima reducción de los efectos secundarios. Además, es necesario procurar una correcta información tanto al paciente como a sus familiares.

Los aparatos de la TEC más avanzados incorporan corriente de pulsos breves de onda cuadrada; ésta genera menos efectos secundarios porque provoca la convulsión con una dosis menor de electricidad, lo que resulta en menor alteración cognitiva.

Estos aparatos incorporan también la posibilidad de modificar distintos parámetros y hacer autotest antes de la liberación del estímulo, con lo que se consigue minimizar el riesgo de lesiones en la piel del paciente por una impedancia aumentada. También suele incorporarse la grabación en papel del registro del tratamiento y de las características técnicas y la monitorización del ECG y EEG. Algunos de estos aparatos incorporan un sistema de autoanálisis del trazado electroencefalográfico para determinar el final de la convulsión.

A) Evaluación pre-TEC

- Indicación de TEC por parte del médico psiquiatra.
- Folleto explicativo en el que se relate el procedimiento del TEC y donde figure que se requiere una anestesia general de corta duración.
- Consentimiento informado y firmado (común para psiquiatría y anestesiología).
- Exploraciones complementarias.
- Visita preanestésica.
- Exploraciones específicas.
- Valoraciones de otros especialistas si se precisa.

CUADRO 19.4

Prevención de riesgos en la TEC de enfermos con patología asociada

• Hiperglucemia	• Control adecuado en diabéticos.
• Descompensación cardiopatías	• Evitar aumentos de TA y arritmias.
• Bradicardia-asístole	• Vigilar si toma, B-bloqueantes.
• Isquemia cardiaca	• Evitar aumentos TA y FC.
• Dolor	• Analgésicos si procede.
• Hipertensión	• Nitroglicerina, nifedipino, etc.

B) Evaluación post-TEC

- Mientras el paciente se recupera de la anestesia lo primero será asegurarse de que tiene una buena ventilación y oxígeno.
- Monitorizar el pulso y la tensión arterial hasta que sean estables.
- El paciente debe ser evaluado por el profesional de enfermería hasta que se encuentre consciente y orientado.
- Si se prevé riesgo para el paciente porque éste pueda levantarse de la cama y caerse o golperarse, puede estar indicado aplicar medidas físicas de contención, tales como la colocación de barras hasta que se considere que ha desaparecido el peligro. El midazolan endovenoso es útil para sedar al pequeño porcentaje de pacientes que se agitan durante la recuperación anestésica.

CUADRO 19.5
Efectos indeseables de la TEC y cómo paliarlos

• Durante la TEC	• Buena relajación. • Inmovilización adecuada. • Utilización de mordedor.
• Dolor de cabeza	• Analgésicos. • Buena oxigenación. • Buena relajación.
• Alteración de la memoria transitoria	• Evitar la convulsión prolongada.
• Desorientación prolongada	• Disminuir la amplitud de pulso de convulsión.
• Depresión respiratoria, náuseas y vómitos	• Controlar la reorientación. • Evitar aspiraciones. • Oxigenación.
• Cansancio, dolor muscular	• Buena relajación durante la TEC.
• Inquietud, caída de la cama, lesiones	• Vigilancia. • Camas/camillas adecuadas.

19.2. Técnicas de aplicación y tipo de corriente

19.2.1. Técnicas de aplicación

Las dos técnicas principales son la aplicación bilateral y la unilateral en el hemisferio no dominante. En general, se acepta que la aplicación unilateral produce menos efectos secundarios, si bien también puede resultar menos eficaz.

En la administración de la TEC se siguen estos pasos:

- Asegurarse de que se ha realizado la evaluación pre-TEC completa y que ésta permite realizar el tratamiento. Los resultados de dicha evaluación deben incluirse en la historia clínica y estar disponibles en la sala de TEC. Antes de iniciar el tratamiento, revisar las incidencias de sesiones anteriores y asegurarse de que el paciente ha vaciado la vejiga y el recto.
- Comprobar, preguntando al propio paciente y a la enfermera encargada, que el paciente no haya ingerido sólidos durante las 8 horas anteriores y líquidos en las 3-4 horas anteriores al procedimiento de la TEC.
- Si el paciente tiene entre sus indicaciones una premedicación comprobar que la ha tomado con un mínimo de agua, y que lo realice en presencia del profesional de enfermería.
- Una vez tumbado el paciente en decúbito supino en la camilla debe iniciarse una serie de acciones tales como:

- Colocar la vía EV, la cual se mantendrá durante la post-TEC inmediata.
- Realizar un primer control de constantes (pulso y TA).
- Colocar los electrodos de monitorización habiendo limpiado previamente la superficie con alcohol o acetona, conectarlos y comprobar el buen funcionamiento de los registros.
- Poner al paciente el sensor del pulsioxímetro.
- Asegurarse de que el paciente no tiene prótesis u objetos metálicos.

– Comprobar el estado de funcionamiento del aspirador y fuente de oxígeno. Conexión del ambú y la sonda de aspiración limpia. También que esté disponible un tubo orofaríngeo y el carro de reanimación cardiopulmonar.
– Colocar el manguito en el brazo contrario de la vía EV con el fin de poder realizar el control visual de la convulsión, al evitar el paso del miorrelajante.
– Asegurarse del correcto funcionamiento del aparato de TEC. Seleccionar la dosis eléctrica mediante el ajuste de los parámetros y preparar los electrodos poniendo una capa fina de pasta conductora que facilite la transmisión del estímulo.
– Una vez dados los pasos anteriores, comienza el tratamiento en sí con la anestesia. Conseguir una saturación de oxígeno cercana al 100% en los momentos previos de la anestesia facilita que el tratamiento sea eficaz y disminuye el riesgo de hipoxia.
– Colocar en la posición adecuada los electrodos de tratamiento y el protector dental asegurando que quedan libres la lengua y los labios. El protector dental debe tener la parte anterior más amplia para separar labios y lengua, y un canal para la entrada de oxígeno y del catéter de aspiración. No debe utilizarse el tubo orofaríngeo para este propósito.
– Asistencia ventilatoria manual con presión positiva mediante mascarilla a FiO_2 = 100%. Modo de actuación: Hiperventilación con pulsos amplios a una frecuencia de 15 p/m y una saturación arteriolar de O_2 lo más cercana posible al 100%.
– En este paso se suministra el estímulo eléctrico al paciente. Es importante asegurarse de que el paciente sigue inconsciente. Otra persona del equipo sujeta la mandíbula del paciente en hiperextensión o toda la cabeza si la colocación es unilateral y evita así que se mueva y provoque un mal contacto y un estímulo insuficiente.
– Un vez administrado el estímulo, el anestesista facilita la ventilación adecuada del paciente con hiperventilación hasta la recuperación de ventilación espontánea suficiente. En cuanto sea posible se retira el protector dental y se inicia el control de constantes. En la post-TEC inmediata se mantiene al paciente con ventilación asistida hasta la total recuperación.
– Al mismo tiempo que se lleva a cabo el paso anterior, el personal correspondiente debe valorar la duración de la convulsión por el trazado EEG y/o la crisis motora, finalizada la cual se deshincha el manguito.
– Permanecer junto al paciente hasta que éste responda a estímulos y administrar ventilación asistida si es necesario.

- En la hoja de recogida de datos para la realización de la TEC, anotar en este momento las incidencias del tratamiento antes de que ningún miembro del equipo abandone la zona para evitar que se pierdan observaciones de interés.
- Antes de que el paciente sea trasladado a la habitación o zona de recuperación, según los casos, dar las indicaciones pertinentes para cada paciente: mascarilla de oxígeno, mantenimiento de la vía EV, vigilancia de aspectos particulares, etc.
- Recomendaciones: Es aconsejable la abstinencia tabáquica del paciente durante al menos 24 horas antes del TEC.

19.2.2. Tipo de corriente

Actualmente se suele utilizar la corriente pulsátil o de breve pulso, con pulsos de 0,5 a 0,7 mseg, con frecuencias entre 90 a 249 Hz y duración total de 1 a 5 seg. La impedancia total ha de ser menor de 3.000 Ohms . Estas medidas pueden variar ligeramente según el aparato utilizado.

– Material preciso:

- Camilla o cama.
- Aparato de TEC.
- Monitor ECG, EEG.
- Bombona de oxígeno.
- Pulsioxímetro.
- Aspirador.
- Carro de paradas.
- Fonendoscopio y esfingomanómetro.
- Fármacos.
- Carro de curas.
- Mascarilla de oxígeno y ambú.
- Material para venoclisis.
- Tubos de Mayo.
- Gasas y suero fisiológico.
- Algodón, alcohol y esparadrapo.
- Mordedor.

19.3. Cuidados de enfermería según recomendaciones del consensus de la SEP (Sociedad Española de Psiquiatría)

19.3.1. Relacionados con el paciente

- La noche anterior al tratamiento se tendrá al paciente en ayuno absoluto (mínimo 8 h).

- Baño o ducha la noche anterior al tratamiento.
- Asegurar el vaciamiento de la vejiga y del recto
- Retirada de la dentadura postiza, lentes o lentillas, audífonos o prótesis.
- En caso de uso de prótesis dental incompleta, se aconseja dejarlas para prevenir posibles roturas dentales.
- Asegurarse de que el paciente no lleva objetos metálicos (cadenas, pendientes, horquillas, etc.).
- Retirar lociones cutáneas o capilares, como esmalte de uñas, maquillajes, pintura de labios, etc.
- Retirar prendas ajustadas.
- Control de constantes vitales, prestando especial atención a la tensión arterial para descartar una hipertensión.
- Proporcionar apoyo psicológico ante los temores por el tratamiento.

19.3.2. Cuidados al paciente en la TEC

- Acompañar al paciente al lugar donde se va a realizar la técnica.
- Proporcionar tranquilidad y seguridad con la presencia física junto al paciente.
- Colocar al paciente en la postura correcta: Decúbito supino, evitando que cruce las piernas y los brazos rectos alineados con el tronco.
- Si la zona de colocación de los electrodos es muy pilosa, conviene rasurarla.
- Se aplican sobre la frente del paciente unos toques de algodón impregnados en alcohol o suero salino para colocar los electrodos.
- Monitorizar el ECG y EEG del paciente durante la técnica.

19.3.3. Cuidados relacionados con el equipo

- Material de la bandeja de premedicación.
- Instrumental eléctrico y sus conexiones.
- Bandeja de urgencias, con el material necesario para reanimación en caso de necesidad.

19.3.4. Cuidados durante la realización de la TEC

- Selección de una vía permeable por donde el anestesista inyecte al paciente la anestesia y los relajantes musculares.
- Se coloca entre los dientes del paciente un separador bucal blando que no oprima la dentadura para evitar fracturas.
- Si el paciente convulsiona muy bruscamente, se le puede sujetar por los hombros dejando la pelvis suelta.

- Es preciso vigilar la coloración de la piel durante el tratamiento.
- Una vez terminada la fase convulsiva se retira el protector bucal y la presión sobre la extremidad.
- Aspiración de secreciones cuando sea preciso.
- Mientras el paciente permanece inconsciente, cambiar a posición de decúbito lateral izquierdo, que permite una mejor ventilación.
- Al despertar el paciente, se encontrará confuso y aturdido. Se le retirarán los electrodos, pulsioxímetro, etc. y se le puede trasladar a la habitación.

19.3.5. Cuidados tras la TEC

- Se limpian bien las zonas de colocación de electrodos y la zona bucal.
- Se coloca al paciente en su habitación en un entorno oscuro y tranquilo, estimulando el reposo al menos durante 2 horas tras la TEC.
- Vigilar la coloración del paciente y la aparición de cianosis para posible oxigenoterapia o limpieza de las vías aéreas.
- Verificar que en la zona de electrodos no hay quemaduras y, si existen, proceder a la cura de las mismas.
- Si el paciente se encuentra confuso, evitar el riesgo de caídas colocando barras laterales de protección en la cama del paciente, elevando la cabecera de la cama para su pronta recuperación.
- Tranquilizar al paciente cuando se despierta si se encuentra confuso, informándole de que se trata de un efecto secundario del tratamiento, habitual y transitorio.

19.3.6. Otros cuidados

- Retirar la vía cuando el paciente esté orientado y haya tolerado la alimentación normalmente.
- Realizar cura tópica si la zona de la vía se ha extravasado.
- Colocar las prótesis dentales finalizado el periodo de recuperación de la anestesia.
- Anotar en la hoja de evolución de enfermería las observaciones diarias de las 24 horas posteriores a la TEC.
- Valorar si se observan cambios de humor o de orientación en el paciente entre una sesión y otra.
- El paciente podrá comenzar a realizar actividades que no exijan gran esfuerzo mental en el mismo día.

19.3.7. Requerimientos para la TEC ambulatoria

- Ficha de citación individualizada especificando:
  - Número de sesiones y fechas de inicio.

  - Horario de entrada al hospital.
  - Ayuno absoluto mínimo 8 horas antes.

- El paciente debe venir siempre acompañado por personal sanitario.
- Cuidados de enfermería previos a la TEC.
- Hoja de registro.
- Permanencia en la unidad hasta 4 h después del tratamiento.
- Necesidad de abandonar el hospital acompañado del personal sanitario.
- Pautas que se han de seguir fuera del hospital:
  - Evitar conducir el mismo día del tratamiento.

- Control telefónico en caso de cambio o no asistencia del paciente a la sesión.

19.3.8. Principales problemas de la TEC y actuación de enfermería

DESCENSO DE LA TA O FC

- Control de constantes vitales cada 15 minutos:
  - Evitar hipotensión o bradicardia provocada por B-bloqueantes.

CEFALEA

- Administración de analgesia bajo prescripción médica una vez valorado el reflejo de la deglución.
- Acomodar al paciente en una habitación tranquila y en penumbra.

NÁUSEAS Y VÓMITOS

- Posición de seguridad: decubito lateral izquierdo.
- Ayuno de 4 a 6 horas:
  - Evitar riesgo de aspiración.

LESIÓN EN LA LENGUA

- Curar, si es preciso suturar.
- Administración analgésica por prescripción médica:
  - Colocar el protector de dientes y labios adecuadamente .

FRACTURAS ÓSEAS DEBIDAS A CONVULSIONES BRUSCAS

- Avisar al médico especialista.
- Observar las constantes vitales:
  - Mantener la integridad física.

INSUFICIENCIA RESPIRATORIA Y APNEA PROLONGADA

- Permeabilidad de las vías aéreas.
- Administración de oxígeno.

- Medición de la frecuencia respiratoria, tipo y ritmo.
- Intubación, si precisa.
- Masaje respiratorio tras comprobar permeabilidad de las vías respiratorias:
  - Valoración respiratoria. Se puede deprimir por la utilización de la anestesia.
  - Evitar el paro cardiaco, y la insuficiencia respiratoria.

AUMENTO DE LA TEMPERATURA CORPORAL

- Control cada hora.
- Valorar cuidados de hipertermia:
  - Efecto secundario de la TEC.
  - Vigilar la integridad física.

ESTRÉS

- Apoyo de enfermería:
  - Mantener la integridad psicológica.

CONFUSIÓN Y DESORIENTACIÓN

- Técnicas de reorientación personal, espacial y temporal.
- Observación cercana:
  - Evitar angustia y cuadros de agresividad.
  - Evitar el riesgo de caídas.

PÉRDIDA TRANSITORIA DE MEMORIA

- Explicar que se trata de un efecto secundario pero que la recuperará.
- Dirigirse al paciente por su nombre:
  - Reorientación.
  - Disminuir la ansiedad.

PARADA CARDIO-RESPIRATORIA

- Resucitación cardiopulmonar.
- Traslado a UCI:
  - Evitar la muerte del paciente.

Parte VI

Dispositivos asistenciales

20

Asistencia en dispositivos ambulatorios

Objetivos

- Identificar los distintos dispositivos asistenciales ambulatorios indispensables para una asistencia psiquiátrica integral.
- Describir el funcionamiento y la utilidad de cada uno de estos dispositivos.
- Conocer el rol del profesional de enfermería en cada uno de los dispositivos asistenciales.

20.1. Centros de salud mental (CSM)

El centro de salud mental se define como el eje principal o núcleo básico de la Red de Servicios de Salud Mental.

Son servicios públicos que forman parte de la organización sanitaria, cuya finalidad es la atención a los problemas de salud mental en la misma comunidad donde se producen y se manifiestan.

20.1.1. Historia de los centros de salud mental

Entre los años 1945 y 1947, se posibilita la política sectorial en Francia, y no se desarrolla salvo por la circular ministerial de 1960, siendo en 1961 cuando surge en París el llamado Distrito XIII.

En España, se crean en 1971 por decisión del Consejo de Ministros, los llamados Centros de Salud Mental. Estos centros, según la definición francesa, deben ser la puerta de entrada de un sector, organizando la Psiquiatría hospitalaria, extrahospitalaria y comunitaria o preventiva.

En el año 1969, se define a través del Patronato Nacional de Asistencia Psiquiátrica (PANAP) como una buena asistencia planificada para el paciente psíquico, aquella que integre los elementos siguientes:

1. Unidad de asistencia, con la finalidad de no separar la medicina preventiva y la rehabilitadora, ofreciendo el sistema a toda la población, a través de un funcionamiento armónico entre los centros.
2. Graduación de la asistencia, teniendo una diferenciada cadena de centros en los que la ubicación permita el acceso a núcleos concretos de la población.
3. Equilibrio y fluidez del sistema por interconexión armónica de los centros, además de la integración social y coste económico.

En 1974 se encuentran en funcionamiento 10 CSM en 8 provincias (Badajoz, Barcelona, Cádiz, Madrid [3], Málaga, Murcia, Santander y Vizcaya), y de ellos se dice por parte de la Administración Pública que su función ha de ser el pivote alrededor del cual gire la asistencia sectorizada, con misión tanto dentro de la Psiquiatría preventiva como curativa.

Pero de un tiempo a esta parte surge una preocupación por humanizar la asistencia que se presta a la sociedad en materia de salud mental y, siguiendo los indicadores de Alma Ata, un gran número de trabajadores inician las reformas psiquiátricas, centradas fundamentalmente en acercar la Psiquiatría a la comunidad. Con una visión ecologista de la enfermedad mental, que contempla al individuo íntimamente relacionado con su entorno, va a definir la actuación posterior de toda la red asistencial.

En todo este proceso es fundamental y significativo que todos los recursos, tanto humanos como materiales, se desplazan del tradicional hospital psiquiátrico a los distintos dispositivos que, en materia de salud mental, existen en la comunidad. Esto conlleva un movimiento organizativo que implica una movilidad funcional importante y decisiva para posteriores programas asistenciales. A partir de estos planteamientos, podemos decir que la atención a la salud mental va a ser tarea importante para profesionales de distintas ciencias, como son las sociales (sociólogos y trabajadores sociales), de la conducta (psicólogos) y de la medicina (médicos y DUE). Los diferentes equipos multidisciplinarios estarán formados por los citados miembros y trabajarán íntimamente relacionados para lograr el fin común, que no es otro que el brindar a la población una asistencia mejor y más profesional.

Esta asistencia deberá regirse por el principio de la sectorización o, lo que es lo mismo, el encargarse cada equipo de una zona o área determinada geográficamente en la relación de un equipo por cada 100.000 habitantes.

El equipo multidisciplinario, como ya veremos, deberá estar relacionado con los profesionales que prestan sus servicios en las unidades de agudos de los hospitales generales, en los hospitales psiquiátricos, dispositivos de rehabilitación y, cuestión importante, con los agentes terapeúticos que trabajan en los centros de atención primaria a fin de que colaboren en la salud mental siguiendo el modelo de apoyo.

20.1.2. Funcionamiento de los CSM

En los centros de salud mental se localiza un equipo interdisciplinario que tiene como tarea la atención a un territorio o área determinada. El equipo está formado por diversos profesionales: médico psiquiatra, psicólogo, DUE, asistente social, auxiliar de enfermería y administrativo; encargados de recibir la demanda o petición que formulan los usuarios, a quienes orientarán actuando de una forma integral; es decir, en el sentido de la prevención, tratamiento y rehabilitación.

El equipo es el que debe valorar las formas de intervención más apropiadas para la resolución de cada problema. Unas veces las actuaciones se harán por parte del propio equipo, y otras mediante servicios distintos, no debiendo producirse ninguna intervención especializada, excepto las que requieran las situaciones de urgencia, sin ser evaluado el problema previamente en los centros de salud mental, evitando así actuaciones innecesarias o precipitadas.

Cuando sea preciso una hospitalización, el centro de salud mental informará del procedimiento a seguir y se pondrá en contacto con el servicio de hospitalización que haya de acoger al usuario.

Los centros de salud mental deben funcionar de acuerdo a los criterios básicos del modelo organizativo de Psiquiatría comunitaria, fundamentados en:

1. Actuación circunscrita a determinados territorios o áreas geográficas.
2. Atención integral (prevención, tratamiento y rehabilitación).
3. Participación de la comunidad y en ella misma.

Asimismo, deben asumir funciones tales como:

1. Apoyo y/o asesoramiento de los EAP (Equipos de Atención Primaria).
2. Atención a los pacientes remitidos por los EAP ambulatorios, judicatura, etc.
3. Control y seguimiento de los pacientes remitidos por la UPsH (Unidad Psiquiátrica de Hospitalización) al alta.
4. Cobertura de urgencia e intervención en situación de crisis.
5. Puesta en funcionamiento de programas enfocados hacia la promoción de la salud y prevención de la enfermedad.
6. Apoyo, cooperación y asesoramiento con el resto de la red asistencial, social y educativa del área o territorio en que está inmerso.
7. Desarrollar actividades de formación e investigación al objeto de mejorar la cualificación profesional, la mejora de la calidad asistencial y la evaluación de los programas.
8. Prestación de asistencia en la comunidad y domicilio familiar del paciente cuando las circunstancias lo requieran, con el fin de lograr una mejor eficacia terapéutica.

20.1.3. El centro de salud mental como eje de la asistencia

La asistencia que en materia de salud mental se brinda a la población deberá ser articulada desde el CSM y a partir de este principio básico se podrán desarrollar las líneas de actuación posteriores o, lo que es lo mismo, progresar y contribuir a elevar el nivel de salud de una comunidad.

El CSM cumple los criterios asistenciales que su nombre indica y cubre las necesidades que, en materia de prevención primaria, secundaria y terciaria, tiene la comunidad.

A) Prevención primaria

Las actividades que en materia de prevención primaria tiene un CSM, se pueden resumir en los siguientes parámetros:

- Identificación de grupos de riesgo (alcoholismo, poblaciones marginales...).
- Evaluación del estrés psicosocial.
- Intervenciones en crisis (brotes psicóticos...).
- Patologías psicosomáticas.
- Situaciones y alteraciones psicopatológicas asociadas a enfermedades orgánicas.
- Higiene y psicoprofilaxis mental.
- Vigilancia epidemiológica.
- Educación en salud mental a los líderes comunitarios (jueces, alcalde, presidentes de asociaciones de vecinos, sacerdotes...).

B) Prevención secundaria

En materia de prevención secundaria, la labor de los CSM se basa en dos pilares fundamentales:

- El diagnóstico precoz del problema.
- El tratamiento adecuado.

Esta actuación, puede tener lugar de dos maneras:

- Haciendo descender la proporción de casos nuevos, mediante la modificación de los factores que llevan al trastorno.
- Haciendo descender la proporción de los casos declarados al acortar su duración mediante el tratamiento adecuado.

C) Prevención terciaria

La prevención terciaria procura reducir, en la comunidad, la proporción de funcionamiento defectuoso debido a trastornos mentales; esto se consigue, básicamente, mediante la rehabilitación del paciente que debe de comenzar en el momento mismo del diagnóstico. Para lograr esto no se debe de esperar a los estadios finales del tratamiento ni a la terminación de la enfermedad.

Se facilita la prevención terciaria manteniendo a aquellas personas afectadas de un problema de salud mental el mínimo tiempo posible en una institución a fin de mantener su comunicación con la red social intacta. La intensidad del problema puede atenuarse reduciendo el ingreso a su más mínima expresión, evitando con ello otro grave problema asistencial: el hospitalismo.

En definitiva, se puede decir que la prevención terciaria se centra en la reducción de los efectos residuales de la enfermedad mental, entendiendo por esto la reducción de las capacidades del individuo para contribuir al entorno ecológico de la comunidad.

Se puede ayudar a esto con la creación de centros de día, talleres y pisos protegidos, centros o comunidades terapéuticas, etc.

20.2. Rol del profesional de enfermería. Niveles de actuación

El profesional de enfermería, como parte integrante del equipo sanitario, tiene una participación activa en el desarrollo y funcionamiento de los distintos programas.

El papel del enfermero en el CSM viene definido, fundamentalmente, por el *seguimiento* de aquellos pacientes que presentan una cronificación en su proceso psicopatológico, así como por la colaboración en los distintos planes que tenga pensado realizar el equipo, referidos prioritariamente a aquellos que tienen relación con la prevención primaria, como es el caso de contactos con otros profesionales de la salud y líderes comunitarios, educación sanitaria, etc.

Centrándose en lo citado en primer lugar (seguimiento de pacientes crónicos), podemos afirmar que ésta es una importante actividad porque: *a*) se evitan reingresos o reagudizaciones de los procesos psicopatológicos; *b*) se lucha por superar el estigma que la enfermedad mental lleva parejo.

La superación del estigma de la enfermedad mental puede lograr, a corto plazo, que la comunidad deje de mirar con recelos y miedos a aquellas personas que, por uno u otro motivo, han estado en contacto con algunos de los servicios de salud mental. La ruptura total con el núcleo familiar, social y laboral produce en estos pacientes graves deterioros que fomentan su ulterior rechazo por la sociedad. Para evitar esto se hace necesario un seguimiento o control posterior de los externados y éste debe producirse de inmediato allí en donde se produce el problema para intentar buscar una salida a la situación planteada, básicamente la solución de las crisis que se produzcan. Estas intervenciones en crisis estarían ubicadas entre la atención primaria y la secundaria, quizá más cerca de aquella que de ésta, ya que la intención es que la citada crisis no dé lugar a una salida patológica, sino que se pueda aprovechar para analizar la situación real e intentar que sirva para cambiar “algo”. Esta intervención debe ser rápida, en el contexto donde se ha iniciado y, además, concentrada en el "aquí" y el "ahora" consiguiendo un nuevo equilibrio en el que la persona sea más madura que antes de producirse la crisis.

Ante esto, las distintas administraciones deben proveer de los recursos suficientes en materia de enfermería para poder llevar a cabo lo que es fundamental en el papel diario, con el objetivo de lograr resultados eficaces por medio de las consultas de enfermería.

20.2.1. Consultas de enfermería

Enmarcadas dentro de un contexto teórico, se comienzan a desarrollar en España con cuatro logros fundamentales:

- Aumento de la atención directa al paciente.
- Aumento de la calidad asistencial, con la elaboración y control posterior de programas protocolizados para pacientes crónicos.
- Control directo de los citados crónicos por presentar patologías y tratamientos sistematizados.
- Colaboración dentro del equipo de salud mental formando parte de las distintas actividades multidisciplinarias.

Queda fuera de toda duda la íntima colaboración que debe existir entre todos los miembros del equipo multidisciplinario; no sería posible, sin ello, lograr una asistencia que pudiera calificarse de aceptable. El circular de la información, la redefinición de los roles y la toma de decisiones en común serán los pilares básicos de toda la asistencia.

El otro punto básico que define el papel del profesional de enfermería en un CSM son las visitas domiciliarias.

20.2.2. Visitas domiciliarias

Como ya se señaló anteriormente, el esquema a seguir sería el siguiente: Un paciente crónico es dado de alta de un centro hospitalario y pasa a ser controlado directamente por el CSM. En este momento el equipo decide la frecuencia de los controles posteriores al alta y quién los efectuará. Teniendo en cuenta que las visitas domiciliarias deben tener un objetivo terapéutico, han de circunscribirse a un ambiente terapéutico y deben de ser realizadas por un terapeuta, en este caso el profesional de enfermería.

Cuando en un CSM se observa que un paciente no acude a una de las consultas programadas por el equipo, lo más pronto posible, a lo máximo 2-3 días, se debe contactar telefónicamente con el paciente o su familia para intentar averiguar el motivo por el cual no se acudió a la cita programada de antemano. En el supuesto, de que haya sido por un deterioro del cuadro psicopatológico o social del paciente, el enfermero debe acudir de inmediato al domicilio e intentar controlar la situación mediante la observación y la intervención directas. Una vez logrado esto –solución de la crisis–, se tiene un alto porcentaje de probabilidades de que no se genere la necesidad de un nuevo ingreso a tiempo total en un centro de la red asistencial.

Estas situaciones, cotidianas en un CSM, deben ser valoradas por el equipo en pleno y sentarán las bases de toda actuación posterior, bien realizando otras visitas con el psiquiatra o cualquier miembro del equipo. Estas visitas deberán pautarse en el seno del equipo, pudiendo ser más frecuentes en el tiempo tras la crisis hasta espaciarlas logrando que el paciente acuda al CSM y lo vea como un lugar en el cual se le brinda la ayuda que precise en un momento determinado.

20.2.3. Rol asistencial

Atención a la demanda:

- En el CSM recogiendo demandas bien personalmente, o bien telefónicamente; participando en la toma de decisiones; informando al usuario de las alternativas que le ofrece el CSM; participando con el resto del equipo en intervenciones a fin de que la intervención posterior de seguimiento, bien sea en el propio CSM (consulta de enfermería), bien sea en el domicilio del usuario (visitas domiciliarias), sea coherente con lo previo, y con las funciones propias del rol de enfermería.
- En la comunidad, jugando un rol prioritario, tanto en la planificación, intervención y seguimiento de casos, asi como la participación activa en situaciones de crisis que demanden los propios usuarios.

20.2.4. Intervención en programas específicos

A) Rehabilitación y reinserción

- Seguimiento de pacientes crónicos desinstitucionalizados y reinsertados en el área, así como de los "nuevos crónicos", a través de la consulta de enfermería programada, como de visitas domiciliarias, con la finalidad primordial de la prevención de recaídas.

B) Psicogeriatría

Basado en tres pilares fundamentales:

- Detección precoz de trastornos cognoscitivos, mediante la utilización de instrumentos de *screening* a todos los usuarios mayores de 55 años que acuden al CSM.

- Control y seguimiento en el propio CSM a través de la consulta de enfermería con una periodicidad mensual, a todos aquellos sujetos que presenten algún tipo de trastornos cognoscitivo.
- Control y seguimiento en el domicilio del usuario con una periodicidad bimensual con el objetivo de comprobar la correcta utilización de los medicamentos prescritos, así como ver el entorno físico en que se desenvuelve el sujeto, dándole recomendaciones en torno a diversas áreas: alimentación, higiene, vestido, etc., con la única finalidad de intentar mejorar la calidad de vida del sujeto.

C) Toxicomanías

La atención al paciente toxicodependiente ha de llevar un seguimiento muy activo, con un registro preciso de su evolución clínica y psicológica, por cuanto se trata de un colectivo de gran nivel de desorganización, y por cuanto la problemática del VIH asociado así lo aconseja.

El programa de atención a las drogodependencias debe abarcar los siguientes aspectos:

- Atención a la demanda en el CSM explicándole las distintas modalidades de tratamiento que se le pueden ofrecer.
- Participación durante la fase de desintoxicación.
- Control y seguimiento durante el periodo post-desintoxicación.
- Actuación como coterapeuta en grupos.

20.2.4. Rol administrativo

La administración de la atención del enfermo, es decir, de las tareas de la enfermería, se vale de los conceptos básicos de la Administración, que son:

- Planificación.
- Organización.
- Realización.
- Evaluación.

En el CSM el profesional de enfermería deberá:

- Recoger datos cuando el sujeto demanda atención.
- Elaborar informes de solicitud de ingreso en unidades de desintoxicación hospitalaria.
- Elaborar protocolos de tratamiento con sustitutivos.
- Evaluar diariamente las actividades propias del rol.

20.2.5. Rol docente

Las actividades necesarias para cumplir la función docente son de distinto tipo:

- Educación sanitaria encaminada a la persona, familia, núcleo social y comunidad.
- Educación del equipo sanitario, capacitando a todos los integrantes para cumplir actividades de su competencia.

Es necesario fomentar el estudio o conocimiento de una especialidad entre los distintos miembros del CSM porque así se desmitifica la enfermedad mental y también porque se trabaja para lograr un mejor conocimiento de la enfermería psiquiátrica.

En este aspecto es importante la docencia a los alumnos de enfermería que rotan por los centros; el que logren un conocimiento mejor de lo que es la Psiquiatría puede redundar en el futuro en que existan más profesionales que conozcan la enfermería psiquiátrica mejor, e incluso deseen trabajar en la especialidad.

La formación continuada es igualmente necesaria, ya que favorece el aumento de conocimientos de todo el personal sanitario mediante cursos, charlas, seminarios, conferencias, etc. Asimismo, contribuye a elevar la calidad docente, existiendo relación directa entre mayor conocimiento y mayor capacidad docente. En definitiva, la educación permanente ha de ser la clave para continuar autoeducándose siguiendo de cerca los avances de las ciencias.

20.2.6. Rol de investigación

Consideramos esta función como toda actividad encaminada a fomentar la investigación, estableciendo un campo propio de investigación en enfermería, y también colaborando en los programas de investigación del resto del equipo sanitario como parte integrante del mismo.

Toda función investigadora está en relación íntima con la docencia, ya que cualquier actividad investigadora nos permitirá aprender nuevos aspectos de nuestra profesión y mejorar su práctica.

En la actualidad, los temas preferentes o líneas sobre los que se centra la investigación en enfermería psiquiátrica son:

- Investigación sobre enfermería clínica (praxis).
- Investigación relativa a la enseñanza de la profesión.
- Investigación relativa a la administración de los servicios de enfermería.
- Investigación sobre los aspectos preventivos de la enfermería psiquiátrica.

21

Asistencia en dispositivos hospitalarios

Objetivos

- Adquisición de los conocimientos básicos de la evolución de la asistencia psiquiátrica.
- Concepto y evolución de las unidades psiquiátricas en el hospital general (UPHG).
- Conocer los distintos dispositivos asistenciales de las UPHG.
- Conocer los aspectos legales de la hospitalización psiquiátrica.
- Identificar el rol de enfermería en las UPHG.

21.1. Introducción

La creación de las unidades psiquiátricas en los distintos hospitales generales del Estado español para la asistencia al enfermo mental, ha constituido la tendencia más definida y avanzada de la asistencia psiquiátrica durante las últimas décadas.

A pesar de las ventajas que ofrecen estas unidades (integración de la Psiquiatría con el resto de las especialidades médicas, accesibilidad del paciente al tratamiento, menor rechazo y estigmatización de la enfermedad mental, reconocimiento de los derechos del enfermo mental, etc.) en España no se han utilizado sus auténticas posibilidades en referencia a la escasez de servicios y recursos. Obviamente, el tiempo pasado desde el comienzo de la implantación de estos dispositivos juega a favor de una mayor utilización de los mismos en detrimento de los ya tradicionales hospitales psiquiátricos.

La creación de departamentos de Psiquiatría en todos los hospitales generales, constituye una exigencia irreemplazable en la organización de la asistencia psiquiátrica avanzada, con un derecho claro a contar con este recurso en el futuro. La consecuencia más inmediata, de hecho, sería la superación de las estructuras tradicionales en diversas etapas mediante la adopción de un conjunto de medidas dirigidas a evitar el desarraigo y la exclusión de las personas afectadas por trastornos mentales, superando las viejas formas de asistencia.

El desarrollo de programas específicos para sectores de la población en condiciones de vulnerabilidad sin atención adecuada, la formación de los profesionales que prestan sus servicios en estos dispositivos, el promover actitudes menos prejuiciosas y favorecedoras de formas de intervención más modernas y actualizadas y la integración de estos servicios extendiendo su actuación hasta la atención primaria, constituyen parte de los grandes objetivos de las unidades de Psiquiatría en hospitales generales.

En ciertos países, se han formulado planes asistenciales concentrados en los hospitales generales relegando al manicomio tradicional a un recurso en periodo de transición hasta la total desaparición de aquellos pacientes que podríamos denominar "irrecuperables". El papel de ambas instituciones (unidades de hospital general y hospital psiquiátrico) debe ser estudiado bajo dos perspectivas:

- El análisis de los datos estadísticos y de la demanda de la comunidad.
- La consideración de distinto perfil de estas estructuras asistenciales.

Ambas estructuras solamente coinciden, asistencialmente, en el tratamiento clínico de casos.

• *Referencia histórica*

Las primeras referencias literarias a la aparición de estructuras similares a lo que actualmente conocemos como Unidades Psiquiátricas en Hospital General nos remiten al siglo XV en Inglaterra, donde el Consejo de Dirección del Bethlem Hospital crea un "claustro" para el cuidado y asistencia de personas que "caen en un frenesí y pierden la memoria". El primer hospital que prestaba "asistencia y cuidado de los lunáticos" fue el Hospital de Pensilvania, fundado por Benjamín Franklin en 1775.

Es en el año 1783 cuando Benjamín Rush, en América del Norte, crea la primera de estas unidades, de estructura similar a las actualmente en uso. A principios del siglo XIX, Heinrot propone, y trata de llevar a cabo, la integración de los manicomios en las cátedras de Psiquiatría de las universidades, así como en los hospitales clínicos. En 1840, Griessinger, en Europa, hace el primer intento serio para la creación de unidades de este tipo, pero no sería hasta después de la Primera Guerra Mundial cuando empiezan a reconocerse como hospitales los centros de tratamiento de las enfermedades mentales. Donde realmente se definen las unidades psiquiátricas en el hospital general, es en Detroit, en el año 1924, en el Hospital Henry Ford. El desarrollo se fue acrecentando hasta recibir el impulso definitivo en 1963 cuando el informe final de la comisión conjunta sobre la enfermedad y la salud mental, establece la consideración de estas unidades como parte integral de un sistema total de servicios para los enfermos mentales. A partir de este momento, todos los esfuerzos concluyen en la acepción generalizada de la Psiquiatría como un servicio más dentro de los hospitales generales.

En España, en el año 1409, y a instancia de Fray Gilaberto Jofré, se crea en Valencia el "Hospital des Folls e Ignoscents", primer establecimiento dedicado exclusivamente al cuidado del paciente mental, aunque parece ser que, documentalmente, el Hospital de la Santa Cruz de Barcelona admitía enfermos mentales desde su fundación en 1404; esto da pie a pensar que, mucho antes, tales pacientes fueran acogidos en otros centros similares dedicados a la medicina general. Por otra parte, alguno de los manicomios más antiguos, como el de Zaragoza, construido en 1425, se configuran como departamentos del hospital general. La referencia es el manicomio de Valencia, que perdió su *status* como tal en 1512, pasando a ser directamente departamento del hospital general recién creado.

La primera referencia actual data del año 1972, cuando la Dirección General de Sanidad establece que los distintos hospitales generales deben tener un departamento de Psiquiatría dedicado al tratamiento de casos agudos, estando coordinado con un establecimiento de enfermos crónicos y tener, como mínimo, 15 camas para pacientes susceptibles de ingreso. Actualmente, se establece, por la OMS, un número de camas mínimo con una ratio de 1 cama/10.000 habitantes. Los datos parecen indicar que esta tendencia se mantendrá en el futuro.

21.2. La unidad psiquiátrica en hospitales generales

Estas unidades forman parte de la red de recursos de que dispone cada área de salud mental, dando respuesta adecuada a todas las demandas que surgen en los 3 niveles de prevención (primaria, secundaria y terciaria), prestando, básicamente, un servicio asistencial orientado a la contención y establecimiento de aquellos límites necesarios para que el enfermo pueda elaborar sus crisis, en las cuales se deterioran o destruyen sus vínculos reales, con el efecto inmediato sobre las interrelaciones con el entorno ecológico del paciente.

Partiendo desde sus inicios como una alternativa dentro del campo de la salud mental, forman parte de las estructuras asistenciales de la Psiquiatría de la comunidad o de sector acercando la Psiquiatría a la comunidad e implicando a ésta en todo el proceso asistencial. Así, se convierten estas unidades en un medio terapéutico en el cual todo lo que se hace es terapéutico, adoptando el papel de terapeutas todos los miembros del equipo multidisciplinar. Las unidades de hospitalización, por tanto, estando integradas en el funcionamiento general del centro hospitalario, se destinan al tratamiento de pacientes que precisan de un ingreso a tiempo completo por las características psicopatológicas de sus patologías y tienen su estructura adecuada a las peculiaridades propias derivadas de la especialidad.

Sus funciones básicas serán:

- La aplicación del tratamiento adecuado a las características del paciente ingresado.
- La atención a los pacientes ingresados en otros servicios que precisen cuidados psiquiátricos.
- La atención en el servicio de urgencias a los pacientes que lo precisen.
- Ejercer las funciones de docencia e investigación que le sean asignadas.

21.2.1. Marco estructural

El modelo elegido y las soluciones arquitectónicas no constituyen garantía de absoluta eficacia, siendo mucho más importante el espíritu comunitario del equipo asistencial, así como el grado de coordinación de las diferentes estructuras asistenciales, tanto intra como extrahospitalarias. Es útil, no obstante, reseñar las normas generales que orientan el diseño y el funcionamiento de las unidades de hospitalización psiquiátrica de acuerdo con las necesidades peculiares de la población atendida y de las características del servicio dirigido, todo ello, a la aplicación de todas las formas de tratamiento psiquiátrico.

En la planificación de estos servicios psiquiátricos es necesario cubrir tres áreas diferentes de exigencias de carácter funcional:

- Los elementos asistenciales comunes al resto del centro.
- Los requerimientos estructurales emanados de los tratamientos psiquiátricos específicos usados en las unidades (talleres de terapia ocupacional, salas para psicoterapia grupal, etc.).
- Atenciones especiales derivadas de las necesidades peculiares del paciente psiquiátrico (salas de reunión, tratamientos de choque, perfusiones, etc.).

En cuanto al emplazamiento de las unidades psiquiátricas en el marco estructural del hospital general, se han suscitado diversas opiniones, distinguiendo, en principio, dos concepciones radicamente diferentes: por un lado, la creación de un gran pabellón psiquiátrico separado del bloque general del hospital, orientando su planteamiento hacia la demanda de ingresos a expensas del psiquiátrico tradicional. De otra parte situarlas como parte integrante del centro general con una estructura vertical: en piso alto, en piso bajo o en posición "tipo sandwich".

Los elementos básicos de las UPHG son:

- El servicio de internamiento propiamente dicho.
- La atención a las urgencias, mediante un servicio permanente.
- La atención interdepartamental a los diferentes pacientes de otras especialidades.
- Consultas externas dirigidas a pacientes en régimen ambulatorio de alta reciente.

– Ocasionalmente, y en determinadas circunstancias, de un centro de día (ingreso parcial).

21.2.2. El servicio de internamiento a tiempo completo

Constituye el elemento básico de las unidades psiquiátricas en el hospital general y se caracteriza básicamente por absorber la mayor parte de los recursos, tanto personales (médicos, enfermeras, auxiliares, trabajadores sociales, etc.) como de índole general, por contar con mayores posibilidades diagnósticas, docentes e investigadoras y porque garantiza las mejores condiciones de abordaje no sólo de las distintas patologías susceptibles de ingreso, sino de la realización de un verdadero trabajo en equipo, auténtica base del funcionamiento de estas unidades.

Las indicaciones de ingreso se basan en dos criterios:

1. *Clínico:* En relación con la severidad de la sintomatología en todas sus expresiones.
2. *Pronóstico:* Estimación de reversibilidad del cuadro clínico con una corta estancia del paciente (generalmente inferior a 30 días) disponiendo de todos los recursos asistenciales y estrategias terapéuticas posibles.

Desde el punto de vista del diagnóstico, prácticamente todas las entidades nosológicas recogidas en los distintos manuales de diagnóstico son susceptibles de atención y abordaje, básicamente, pacientes con brotes de origen psicótico, psicosis afectivas, psicosis alcohólicas agudas, reacciones vivenciales anormales, etc. Es importante señalar que, en cuanto a los pacientes con manifestaciones neuróticas, la mayoría de los autores desaconsejan su ingreso a tiempo completo en estas unidades evitando, de este modo, la aparición de refuerzo de los mecanismos neuróticos de ganancia secundaria, regresión emocional y contaminación ambiental. Obviamente, hay excepciones a esta indicación, como pueden ser los casos de descompensación neurótica autoagresiva o psicomotriz y neurosis fóbica u obsesiva tras fracaso de tratamiento ambulatorio.

Pero en ningún caso debe servir la hospitalización para:

1. Resolver y valorar sólo factores socioeconómicos.
2. Satisfacer las fantasías referidas a la omnipotencia de la hospitalización.
3. Ser únicamente el último recurso asistencial en la escalada terapeútica tras el fracaso de otras alternativas asistenciales.

21.2.3. Servicio de atención a las urgencias

Siendo la referencia bibliográfica muy amplia no hay criterios bien definidos en relación con el concepto de urgencia psiquiátrica y la orientación y organización de los distintos servicios. La APA (Asociación Psiquiátrica Americana) tras una encuesta entre diferentes hospitales psiquiátricos y centros de salud mental intentó definir la urgencia psiquiátrica; de las 89 definiciones recibidas, sólo tres fueron consideradas expresivas del concepto:

1. Trastorno funcional u orgánico, con un abordaje inmediato, lo que posibilita la recuperación del enfermo o que precisa de protección inmediata.
2. Las urgencias existen en la esfera de las enfermedades emocionales, del mismo modo que se presentan en la esfera de las enfermedades de origen físico.
3. Cualquier problema constituye una emergencia cuando el sujeto que remite al paciente (médico, familiares, etc.), se siente incapaz de manejar la situación y reclama ayuda.

A pesar de la selección tan amplia, ninguna de estas afirmaciones puede ser aceptada sin reservas para definir exactamente el concepto de urgencia psiquiátrica.

El concepto de crisis, desarrollado por Erikson y Lindeman, encuentra en Caplan su principal impulsor en el marco teórico de referencia y en sus aplicaciones asistenciales. La crisis, para Caplan, surge cuando el sujeto se enfrenta a un problema que no puede resolver, existiendo un aumento de la tensión interna, así como la aparición de signos de ansiedad y funcionamiento desorganizado. Miller resume todo lo anterior al señalar los rasgos básicos del concepto de crisis:

- Es de carácter agudo.
- Presenta signos de cambio de la conducta en el individuo.
- Hay sentimientos de soledad e incapacidad manifiesta.
- Crea tensión en el organismo, expresada de diferentes formas.
- Hay percepción de amenaza inminente relativa y peculiar del sujeto que la padece.

Con frecuencia, las entidades clínicas que con mayor frecuencia precisan de asistencia de urgencia son, básicamente:

- Cuadros de agitación psicomotriz.
- Crisis o situaciones de ansiedad.
- Conductas suicidas.
- Síndromes confusionales de etiología diversa.
- Alteraciones de la conducta y/o agresividad patológica (paranoia, impulsividad maniaca).

Las ventajas de la asistencia en hospitalización completa, depende, fundamentalmente, de la adopción de criterios adecuados en la selección de los pacientes susceptibles de recibir tratamiento en este régimen. En este sentido, hay acuerdo en considerar susceptibles de ingreso: las psicosis agudas y las de crónicos exacerbadas, las psicosis alcohólicas agudas, episodios confusionales, síndromes depresivos graves con riesgo suicida y a determinadas crisis de origen neurótico descompensadas tras fallo de abordaje ambulatorio.

21.2.4. La consulta psiquiátrica interdepartamental

Englobada dentro de la prevención secundaria (detección y abordaje precoces), la asunción de la consulta interdepartamental por parte del servicio de Psiquiatría del hospital general orientada al resto de la institución constituye, de hecho, una de las funciones más específicas y de mayor trascendencia de las inidades psiquiátricas. Todas las especialidades médicas atienden a gran cantidad de pacientes con algún tipo de alteración de origen psiquiátrico, en general como consecuencia de alteraciones de origen físico, aceptándose por parte de toda la comunidad científica un porcentaje en torno al 20%, lo que constituye un claro exponente de la necesidad de la integración de la Psiquiatría con el resto de las especialidades médicas.

Las aportaciones del equipo de salud mental al resto de especialidades son, sustancialmente: contribuir a ampliar la visión sobre los conceptos de salud y enfermedad, introducir en los abordajes clínicos los aspectos psicológicos y sociales del enfermo y hacer comprender, a un equipo, que sus relaciones emocionales con el paciente están descuidadas. El establecimiento de los servicios de Psiquiatría en los hospitales generales ha permitido no sólo el desarrollo de estas consultas y su generalización, sino la confirmación de gran cantidad de entidades clínicas en las que el tratamiento psiquiátrico ha contribuido a la resolución del problema.

Independientemente de las acciones clínicas y los tratamientos correspondientes, hay un aspecto a destacar en las relaciones con el resto de los equipos hospitalarios: la docencia fuera del equipo psiquiátrico. Con la adopción de medidas de este tipo, se conseguirá que el resto de trabajadores del centro general se acerquen a la comprensión de la psiquiatría, desmitificando su abordaje, sus miedos y su enfrentamiento con las diferentes situaciones que se generen. Estas consideraciones conllevarán actuaciones subjetivas orientadas a conocer el manejo de entidades clínicas y situaciones que anteriormente desencadenaban problemas por desconocimiento.

21.2.5. Aspectos legales en la hospitalización psiquiátrica

Es muy importante tener presente la legalidad vigente dentro de la hospitalización del enfermo mental. Tradicionalmente, el ingreso se producía sin ningún control, necesitándose, únicamente, la presencia del enfermo en el centro y la valoración del mismo por parte de personal psiquiátrico competente. Esto conllevó, a lo largo de décadas de uso del internamiento psiquiátrico en los tradicionales manicomios, la aparición de múltiples casos de enfermos que no necesitaban un ingreso a tiempo completo. Éste estaba condicionado, en muchos de los casos, por circunstancias no clínicas (herencias, diferencias en el núcleo familiar, agresiones, etc.). Este hecho de proceder a internar a una persona en contra de su voluntad se interpreta como una privación de los derechos de libertad del individuo que demanda unas ciertas garantías de orden jurídico que, necesariamente, requiere de la intervención de la autoridad judicial. Otro de los aspectos importantes a tener en cuenta en este tipo de ingresos es la nula conciencia de enfermedad que, habitualmente, presentan los pacientes con alteraciones psiquiátricas no sólo en cuanto a la aceptación de un tratamiento farmacológico, sino a los de tipo psicoterapéutico.

La referencia legal se sitúa en el Código Civil que, en su artículo 211, establece que "el internamiento de un presunto incapaz requerirá la previa autorización judicial, salvo que por razones de urgencia se hiciese necesaria la inmediata adopción de tal medida, de la que se dará cuenta cuanto antes al juez, y en todo caso en un plazo de 24 horas. El juez, tras examinar a la persona, y oír el dictamen de un facultativo designado por él, concederá o denegará la autorización y pondrá los hechos en conocimiento del Ministerio Fiscal, a los efectos prevenidos en el artículo 203. Sin perjuicio de lo previsto en el artículo 296.4, el juez de oficio recabará información sobre la necesidad de proseguir el internamiento, cuando lo crea conveniente y en todo caso cada seis meses, en forma igual a la prevista en el párrafo anterior y acordará lo procedente sobre la continuidad o no del internamiento".

Según esta reglamentación legal se consideran dos tipos de internamiento:

1. *Voluntario:* El paciente da su conformidad al internamiento tras constatar la presencia de algún tipo de alteración psicopatológica por parte del equipo multidisciplinario. Este tipo de internamiento conlleva la no existencia de engaños, presión familiar, etc., dando el paciente su consentimiento libremente y sin sufrir ningún tipo de coacción. Por este mismo motivo, puede solicitar el alta médica voluntaria en el momento en que lo estime oportuno.
2. *Involuntario:* Constituye un caso de no aceptación voluntaria del ingreso en un centro hospitalario a tiempo completo. En este caso hay situaciones en las que es preciso ingresar al enfermo mental, no estando éste de acuerdo, pero existiendo una clara indicación médica o judicial. Así, se puede ingresar a un paciente:
   - *Urgente forzoso:* Existe una situación de urgencia médica psiquiátrica, con riesgo para el paciente o su entorno. En este caso hay que enviar un comunicado al juzgado en un plazo máximo de 24 horas, explicando el motivo de la adopción de tal medida. El juez, en este momento autoriza o no el internamiento, pudiendo solicitar o no la valoración del médico forense.
   - *Con autorización judicial:* En este caso, cualquier persona relacionada con el paciente solicita al juez el internamiento psiquiátrico antes de producirse éste y siempre tras la valoración del médico forense o informes médicos previos que indiquen la existencia de patología psiquiátrica susceptible de ingreso hospitalario. El juez, una vez conocidos estos informes, decidirá o no el ingreso de la persona indicada. El ingreso y el alta del paciente

depende del criterio del médico psiquiatra, ya que el juez no es quien ingresa al paciente, sino el que autoriza y supervisa el mismo.

- *Internamiento penal:* Se realiza a través de una orden de la autoridad judicial, pudiendo producirse dos situaciones diferentes: *a)* someter a observación a una persona que ha cometido un delito con un diagnóstico de patología mental en un establecimiento psiquiátria penitenciario o en uno público, pudiendo conmutar la pena, y *b)* el caso de una persona que esté cumpliendo una condena y le surja una enfermedad mental, pudiendo el juez, en este caso, decidir el traslado del paciente a un centro psiquiátrico, igual que si apareciesen circunstancias atenuantes o eximentes. El alta siempre será autorizada por el juez que ordenó el ingreso.

21.3. Rol del profesional de enfermería en las unidades psiquiátricas del hospital general

Las unidades psiquiátricas en los hospitales generales (UPHG) se están convirtiendo, en la actualidad, en un medio en el que todo lo que se hace es terapéutico, y son terapeutas los integrantes del equipo multidisciplinar. Esta circunstancia conlleva que todos los que participan en la actividad asistencial sean aprovechados al máximo contribuyendo, con ello, a mejorar la atención al paciente y a todo lo que ello significa.

Este planteamiento básico de comunidad terapéutica exige la aparición de la denominada descentralización en la toma de decisiones, desplazándose ésta del individuo a la totalidad de los miembros del equipo. Basándose en este objetivo y en su análisis posterior, las UPHG y las decisiones que allí se tomen han de pasar necesariamente por el equipo, circulando en él el máximo de información posible. El trabajo en equipo asume, pues, un papel fundamental si partimos de la base de que el interés se desplaza de personas concretas a la actuación en grupo. Cada miembro de éste debe afrontar y asumir la responsabilidad que significa saberse agente terapéutico, tomando las medidas necesarias para lograr este fin.

Su actuación es, por tanto, importante en el proceso de la enfermedad mental, ya que esta concepción grupal de la acción terapéutica supone la implicación de profesionales no sólo de las ciencias médicas, sino de las de la conducta (psicólogos) o sociales (trabajador social, sociólogo), lo que supone una mayor responsabilidad y trabajo aunque éste, en definitiva, aparecerá como gratificante, en tanto en cuanto el grupo es el lugar de confrontación y afrontamiento de problemas, pudiendo adoptar objetivos adecuados para llevarlos a la práctica por todos sus miembros. Asimismo, las decisiones son revisables y los roles se flexibilizan, aunque se vigila estrechamente todo desdibujamiento de las parcelas de cada uno de los miembros del equipo. Con ello se puede llegar a afirmar que es el grupo el sostén básico de las UPHG.

Enfermería, en este momento, adquiere un papel específico dentro de la complejidad del proceso terapéutico, ya que, una vez desarrolladas sus líneas de actuación, debe acercarse al entorno ecológico del enfermo mental (familiar y sociolaboral) formando parte de los equipos multidisciplinares que se creen al respecto.

Enfermería, como parte activa del equipo asistencial, adquiere un papel que, fundamentalmente, viene dado por todo lo que se decida en las distintas reuniones del grupo que se instauren al respecto, en las que se van difuminando los distintos roles de sus integrantes, pero donde la jerarquización del trabajo no debe estar alterada lo más mínimo. Es en este momento donde aparecen las funciones específicas que corresponden al personal de enfermería y que se entroncan directamente con las funciones dentro de la UPHG.

Las unidades psiquiátricas del hospital general tienen, en consecuencia, unas funciones específicas dentro del organigrama de la asistencia psiquiátrica que se brinda a la población de un área determinada geográficamente dentro de la nueva organización de los servicios de salud mental, con una orientación dentro de la Psiquiatría de la comunidad o de sector.

21.3.1. Función asistencial

Como funciones asistenciales cabe mencionar las atenciones que precisen los casos en los que no sea posible mantener al paciente en el entorno ecológico de inserción (familia, barrio, etc.), debido a cualquier situación de crisis o trastornos psicopatológicos y emocionales graves que puedan afectar a los vínculos de la persona afectada y que determinen la obligatoriedad de mantener al paciente en un régimen de hospitalización a tiempo completo.

Esta función asistencial debe basarse en criterios de enlace con otras instancias implicadas en el proceso de atención de enfermería y es importante la coordinación con estas estructuras asistenciales, como son el centro de salud mental, hospital de día, taller protegido... La atención no se centra exclusivamente en la planta de hospitalización, sino que las urgencias que aparezcan constituyen un capítulo importante en el hospital. El peligro existente que se observa en otras experiencias en los servicios de urgencia se centra en las demandas ininterrumpidas que se suceden, con la consecuencia de una exagerada psiquiatrización de determinados problemas médicos de índole generalista.

Las consultas interdepartamentales constituyen, de hecho, un capítulo importante dentro de la actividad clínica diaria en las UPHG. Deben ser atendidas por aquellos integrantes del equipo que así se decida, valorando, en la recogida de la demanda, la necesidad o no de instaurar un tratamiento, sea éste urgente o programado.

El personal de enfermería está obligado a pensar siempre en términos de lo que es útil o perjudicial en la rehabilitación del paciente psiquiátrico para su readaptación lo más rápida posible a su vida normal, no debiendo sacrificar esta finalidad por ninguna otra consideración ni personal ni organizativa. Comprender al enfermo supone saber observar e interpretar sus actitudes y demandas conociendo, realmente, lo que hay tras las manifestaciones psicológicas del paciente. Conocer al enfermo supone verlo tal cual es, un enfermo, nunca como un caso clínico en estudio. Se debe crear un ambiente terapéutico de respeto y dignificación que haga posible, y por lo menos fomente, en el paciente su intención de readaptarse lo más rápido posible a su entorno, con los consiguientes cambios en todas sus esferas, conociendo las influencias que la enfermedad mental puede tener sobre las reacciones del paciente.

El hecho innegable de que el personal de enfermería convive las 24 horas del día con el paciente ingresado en las UPHG dota a éste de un papel preponderante dentro de la práctica asistencial diaria, estando este hecho siempre en función de lo que el equipo decida. Si en el seno de éste se dota a la enfermería de responsabilidades concretas, esto redundará en beneficio no sólo del paciente, sino del equipo propiamente dicho.

La actitud a tomar debe ser siempre terapéutica y enmarcada en las decisiones adoptadas en equipo. Se debe comprender y aceptar al paciente tal cual es, con sus angustias, sus miedos, sus delirios y alucinaciones, su problemática general desde el mismo momento del ingreso, acto que se debe convertir en algo no traumático. En la mayoría de los casos, una buena actitud ante el ingreso condiciona el posterior manejo de la problemática psicopatológica. La hospitalización dentro del área de referencia (lugar habitual de residencia), ya crea, de por sí, una motivación positiva para el paciente y su familia, pero este aspecto positivo debe ser encauzado, sobre todo con las actividades terapéuticas diarias de todo el equipo.

Una vez hecho el ingreso del paciente, el personal de enfermería tiene la obligación de enseñar el espacio físico en el cual se va a mover el paciente: dónde están los aseos, su habitación, la cama, las normas de la unidad sobre horarios, etc. Antes de asignar la habitación al paciente, debe conocerse la patología que presenta para dotarle del espacio más adecuado a las características psicopatológicas de su cuadro clínico.

Deben ser anotadas las reacciones del paciente al ingreso (lo acepta, no lo acepta), motivo del ingreso, estado mental (presencia o no de delirios, alucinaciones, orientación-desorientación, etc.), ya que esto puede condicionar dificultades en las diferentes fases del tratamiento, bien farmacológico, bien psicoterapéutico. Es importante la participación del personal de enfermería como coterapeutas en las diversas actividades que se realicen, generalmente entrevistas (individuales o familiares), colaborando, en definitiva, en las decisiones y planteamientos terapéuticos del equipo:

- Participación y conducción de diferentes grupos que estén establecidos, siempre que ello sea posible (grupos de alcohólicos, psicóticos, etc.) observando y anotando el comportamiento y evolución del paciente enfocados a la pronta readaptación y reinserción del paciente.
- Anotar e informar al equipo de cambios en la esfera psíquica del paciente: mejora en su relación, está más tranquilo, acepta los distintos tratamientos que se le administran, menor presencia de angustia, etc., apoyándose para ello en distintos protocolos de diagnósticos y evaluación.

Es importante el papel de la enfermería en las *intervenciones en crisis* que el equipo deba afrontar, viendo la crisis no como un acto de agresividad en sí mismo, sino como un episodio en la vida del enfermo como respuesta a algo que le está haciendo sufrir interiormente apareciendo, la agresividad, como un síntoma dentro del proceso de la enfermedad mental. La intervención en este caso de agresividad tiene que tender a solucionar la misma sin responder a la violencia existente en esos momentos. En el supuesto de no lograr la emisión de la misma mediante el diálogo, será precisa la administración de la medicación pertinente (sedante), generalmente en contra de la opinión del paciente, para que, una vez tranquilo, se pueda establecer un diálogo con el enfermo e intentar llegar al fondo del problema que generó la crisis.

Es, en definitiva, el papel de la enfermería dentro del equipo psiquiátrico, igual al de cualquier otro miembro del mismo, siempre en función de la formación que se tenga en el momento preciso y que no debe ser olvidada en ningún momento con el objetivo de mantener una evolución constante dentro de los planes de atención de enfermería. La consecuencia de todo ello significa la asunción por el personal de enfermería de un papel diferente al ya tradicional de ser meros cuidadores y administradores de atenciones a los enfermos mentales.

21.3.2. Función docente

Las actividades que precisa el personal de ejercer enfermería desde el punto de vista docente son:

- Educación sanitaria dirigida a la persona, la familia del paciente, el núcleo social y la comunidad.
- Educación sanitaria dentro del propio equipo multidisciplinar, capacitando a todos sus integrantes para cumplir las actividades propias del mismo.
- Educación sanitaria dirigida al resto de profesionales del centro intentando, con la adopción de medidas en este campo, que el resto de profesionales del centro sanitario tengan un mayor conocimiento de la enfermedad mental, así como de sus consecuencias en el individuo y su entorno. De esta manera se desmitifica la enfermedad mental y se trabaja en lograr un mejor conocimiento de la enfermería en salud mental.

Los miembros del equipo participan, indistintamente, repartiendo las labores según se decida en las sucesivas reuniones y acuerdos de la totalidad de sus miembros.

La formación continuada es igualmente necesaria, ya que favorece el aumento de conocimientos de todo el personal sanitario, mediante la realización de cursos, charlas, conferencias, etc., logrando de esta manera elevar la calidad docente, con una clara relación directa entre mayor conocimiento y mayor capacidad.

La educación permanente, en definitiva, ha de ser la clave para continuar autoeducándose, siguiendo de cerca los avances de las distintas ciencias que participan en la rehabilitación y posterior reinserción del enfermo mental.

21.3.3. Función investigadora

Se considera esta función como la actividad encaminada a fomentar la investigación, estableciendo un campo propio en el ámbito de la enfermería, colaborando, asimismo, con los programas de investigación del resto del equipo multidisciplinar, decidiendo qué miembros del mismo realizarán un determinado estudio y su enfoque.

Toda función investigadora tiene que estar, inexorablemente, en íntima relación con la docencia en tanto en cuanto nos permitirá aprender nuevos aspectos determinantes de la profesión de enfermería, mejorando con ello la práctica diaria con la adquisición de nuevos conocimientos. La atención diaria al enfermo mental permitirá el conocer múltiples detalles para perfeccionar la asistencia diaria y poder transmitirlo al resto de personas interesadas (alumnos, integrantes, etc.).

Independientemente de su valor científico, el trabajo de investigación tiene que ser de utilidad no sólo para el equipo de salud mental, sino que debe orientar su conocimiento al resto de profesionales del hospital transmitiendo la posibilidad de adquirir un espíritu crítico y un juicio constante del trabajo que se realiza.

Las líneas sobre las que se centra la investigación psiquiátrica de enfermería son:

- La investigación sobre la enfermería clínica (praxis).
- La investigación relativa a la enseñanza de la profesión de enfermería.
- Investigación relativa a la administración de los servicios de enfermría en salud mental.
- Investigación sobre aspectos de prevención de la salud mental.

21.3.4. Función administrativa

La administración de la atención al enfermo mental, y por extensión de las tareas de enfermería, se apoya en conceptos clásicos de administración, a saber:

- Planificación
- Organización.
- Realización.
- Evaluación.

La técnica para seguir en estas tareas es la de evaluar al paciente como persona, incluidas sus necesidades básicas, planear la forma de satisfacer dichas necesidades, llevar a la práctica los planes y evaluar los resultados de la intervención planteada.

La valoración es el primer paso a seguir por parte del personal de enfermería. Emplea todas aquellas actividades que nos ayudan a determinar lo más exactamente posible las experiencias que el paciente ha tenido anteriormente, sus conocimientos y sentimientos actuales, así como sus esperanzas futuras en relación con su nivel de salud y bienestar.

La valoración es un procedimiento progresivo para recopilar, ratificar e interpretar la información acerca del paciente como una unidad individual dentro de un entorno concreto.

Dentro de esta función administrativa en la que enfermería debe solucionar problemas inherentes a la organización, suministro y valoración de la asistencia brindada al paciente, es completamente necesario continuar con la investigación, redundando todas estas medidas en una mejor planificación de los presupuestos, en un mayor grado de satisfacción en el trabajo diario y en un nivel más alto de satisfacción del enfermo mental por la asistencia recibida, considerando, finalmente, que cualquier acción de enfermería deberá emplear todos los recursos disponibles con metas específicas a corto, medio y largo plazo.

22

Asistencia en dispositivos de rehabilitación

Objetivos

- Identificar los distintos dispositivos asistenciales de rehabilitación indispensables para una asistencia psiquiátrica integral.
- Describir el funcionamiento y la utilidad de cada uno de estos dispositivos.
- Conocer el rol del profesional de enfermería en cada uno de los dispositivos asistenciales.

22.1. Hospital de día

Los llamados hospitales de día surgen como una nueva filosofía asistencial, la cual se nutre de dos tendencias, en respuesta a necesidades detectadas:

1. Acercamiento del enfermo y de su terapia a la comunidad.
2. Acercamiento del enfermo y de su terapia a la medicina.

Por ello, surgen conceptos nuevos, como alternativas al hospital psiquiátrico clásico.

– Primera tendencia:
  - Hospitalización parcial (hospital de día, centro de día).
  - Hospitalización domiciliaria.

– Segunda tendencia:
  - Unidades psiquiátricas de hospitalización (UPH).
  - Psiquiatría de enlace.

El concepto de hospitalización parcial surge, pues, como una fórmula intermedia entre el hospital psiquiátrico y la incorporación del paciente a la comunidad, de manera que alterne entre el medio sociofamiliar y/o un sistema de cuidados o protección.

- *Reseña histórica*

El primer hospital de día psiquiátrico se creó en la antigua Unión Soviética a principio de la década de 1930, en un intento de reducir los tiempos de estancia en régimen de hospitalización.

En los países occidentales, el hospital de día no apareció hasta pasada la Segunda Guerra Mundial. Así, en 1947, Cameron instauró un hospital de día en Montreal (Canadá) concibiéndolo no como un elemento de transición sino como un centro de tratamiento caracterizado por :

- El mantenimiento de los vínculos familiares y sociales del paciente.
- El énfasis en las actividades terapéuticas.

Unos meses más tarde, Bierer (1948) inaguró otro hospital de día en la ciudad de Londres, añadiendo:

- Remotivación y reactivación de las capacidades del paciente.
- Atmósfera terapéutica.
- Cooperación del equipo asistencial-paciente.

No obstante, hasta la década de 1960, los hospitales de día se fueron desarrollando muy lentamente, con la excepción de Inglaterra.

A partir de 1960, los hospitales de día se extendieron por todos los países industrializados, casi siempre como consecuencia de las políticas de reforma de la asistencia psiquiátrica y, más concretamente, en relación con políticas de sectorización y de Psiquiatría comunitaria.

A) Concepto

El hospital de día se delimita como un centro de hospitalización parcial, para llevar a cabo en régimen de media estancia, tratamiento intensivo tanto biológico como psicoterapéutico e institucional.

Dentro del contexto de la Psiquiatría comunitaria, se entiende como un recurso sanitario insertado en la propia comunidad, con funciones no sólo asistenciales, sino de tipo preventivo y educativo.

El hospital de día ha de configurarse como un espacio en el cual se fomenta al máximo la participación y la autogestión de los pacientes en las actividades comunes.

Su funcionalidad es la de abordar el tratamiento del paciente en condiciones que eviten la desinserción de la comunidad y mejorar la interrelación entre el núcleo familiar y social.

Consideramos que el hospital de día es, básicamente, un centro de asistencia activa, completa y continuada, y no un centro de rehabilitación, un club socioterapeútico o un centro de asistencia social.

B) Ventajas de un hospital de día

- Permite el tratamiento de pacientes cuyo ingreso no está indicado y que en asistencia ambulatoria no tiene buenas perspectivas.
- Facilita una mejor valoración de las dificultades de adaptación del paciente.
- Favorece la rehabilitación y reinserción posterior del paciente en su comunidad.
- Hace posible el tratamiento de pacientes que no pueden eludir completamente sus responsabilidades familiares.
- Disminuye el riesgo de dependencia hospitalaria y la aparición de pautas de conducta regresivas.
- Posibilita el tratamiento de aquellos pacientes que presenten un rechazo total al internamiento psiquiátrico.
- Constituye para muchos enfermos una opción equiparable a la hospitalización psiquiátrica.
- Promueve la responsabilidad y colaboración de la familia en el proceso terapéutico, evitando la desinserción del núcleo familiar.
- Permite a la UPHG el dar altas más precoces.
- Económicamente, la inversión es menor que la hospitalización a tiempo total.

C) Indicaciones de ingreso en un hospital de día

Entendiendo que un hospital de día no debería atender urgencias, en cuanto a sus indicaciones no habría otros límites que los que se deriven de la extrema gravedad de la propia psicopatología del sujeto (agitación, estados delirantes, síndromes de abstinencia, demencia senil, etc.) o que las condiciones sociofamiliares no resulten continentes fuera del espacio terapéutico.

La indicación prioritaria será de pacientes jóvenes, residentes en instituciones psiquiátricas de media-larga estancia o que están precariamente contenidos en el medio familiar, y con una desconexión sociolaboral.

Los criterios no están claramente definidos y no se determinan por el diagnóstico del paciente, sino por:

- La intensidad de la alteración psicopatológica.
- La existencia de responsabilidad del paciente.
- La posibilidad de supervisión.

– El soporte familiar.
– La posibilidad del transporte.

Fundamentalmente, las indicaciones son:

– Pacientes neuróticos graves y con trastornos caracteriológicos tras el fracaso del tratamiento ambulatorio.
– Pacientes psicóticos tras la remisión reciente de un episodio psicopatológico agudo y con riesgo de incremento de los síntomas al enfrentarse con sus obligaciones familiares, laborales y sociales.

Contraindicaciones:

– Pacientes crónicos.
– Síndromes psicoorgánicos.
– Epilépticos deteriorados.
– Readaptación laboral de pacientes recuperados.
– Riesgos de suicidio.
– Alcohólicos inmotivados.
– Delirantes agudos.
– Cuadros de agitación psicomotriz.
– Toxicómanos.
– Psicópatas con reacciones antisociales graves.

D) Características físicas y recursos humanos

El hospital de día adquiere su pleno sentido funcional y terapéutico cuando se encuentra insertado en una infraestructura plenamente coordinada, debiéndose encontrar cerca del núcleo poblacional a atender y con unas buenas comunicaciones. La estructura física debe ser lo suficientemente amplia como para albergar entre 25 y 35 pacientes.

El equipo del hospital de día debe ser multidisciplinario y estar compuesto por médico psiquiatra, psicólogo, DUE, auxiliar, terapeuta ocupacional, administrativo, personal de limpieza y personal de cocina.

Un equipo de hospital de día ha de disponer de los medios de formación y reciclaje que garanticen una adecuada capacidad para su tarea específica, la cual incluye, además de la formación psiquiátrica y psicológica, un especial énfasis en disciplinas como la psicoterapia individual y de grupo, técnicas de animación, técnicas de relajación y psicomotricidad, y socioterapia.

E) Contrato terapéutico

La aceptación del compromiso terapéutico es voluntaria; con ello los implicados se comprometen a cumplir las normas siguientes comunes a todos los pacientes ingresados y a sus familias:

1. Debe asistir todas las mañanas con puntualidad. En caso de no ser posible la asistencia, deberá notificarlo telefónicamente o personalmente. Es preciso cumplir el horario previsto inicialmente.
2. No se permitirá la utilización de bebidas alcohólicas, ni de sustancias psicótropas mientras dure el tratamiento.
3. No se permitirán agresiones de tipo físico a otras personas.
4. La familia se compromete a responsabilizarse del tratamiento en todo momento y a cumplir las indicaciones que se le den. Las entrevistas familiares serán programadas a horas prefijadas.
5. El equipo se compromete a prestar las atenciones que considere oportunas en todo momento, dentro del horario y del recinto hospitalario, tanto al sujeto como a su familia.
6. El no cumplimiento de las citadas normas puede ser motivo de rescisión del contrato terapéutico.

F) Actividades asistenciales

- Reunión de buenos días.
- Psicoterapia de grupo e individual. Grupos de familias.
- Dinámica de grupo y grupos operativos.
- Actividades de expresión corporal y contacto corporal.
- Actividades de motivación dramática.
- Tratamientos psicofarmacológicos.
- Actividades sociales (películas, vídeos, fiestas, etc.).
- Actividades de tiempo libre.
- Terapia ocupacional.

El horario durante el cual los pacientes acuden a las actividades mencionadas debe abarcar un abanico lo más amplio posible dentro de las limitaciones normales, pudiendo ser de 9 de la mañana a 6 de la tarde, con la conveniencia de que el almuerzo tenga lugar dentro de la propia institución.

22.2. Centro de día

Es una estructura que comparte alguno de los elementos estructurales del hospital de día, pero con un contenido más rehabilitador y resocializador, ejerciendo una función básica de reinserción comunitaria, dirigida a aquellos usuarios que, procedentes de cualquier punto de la comunidad o de cualquier eslabón de la red asistencial, pueden beneficiarse de técnicas rehabilitadoras cualificadas en régimen de día.

La oferta se hace, en general, a una población de enfermos más cronificados, más dañados por el proceso psicopatológico y por el medio institucional, o con mayor hándicap adaptativo al entorno.

Convenientemente diseñado, puede concebirse un dispositivo mixto que aglutine las funciones y los objetivos del hospital y el centro de día. Ello implicaría una notable ampliación de infraestructura y de equipo terapéutico, así como un esfuerzo coordinador importante, sin perder su eficacia y su valor asistencial en un grado significativo.

El centro de día es, sin duda, una fórmula asistencial necesaria, con objetivos muy diferentes a los de un hospital de día. Mientras el hospital de día trata de curar o mejorar al paciente, el centro de día busca, únicamente, dar un soporte social al mismo para que pueda mantenerse adecuadamente dentro de la comunidad, lo cual resulta muy útil a pacientes con una minusvalía psíquica.

En consecuencia, los centros de día se inscribirían, por consiguiente, dentro de una acción social, fuera del ámbito médico-sanitario, si bien, en la actualidad, en la realidad de la psiquiatría española, pueden resultar un buen sistema para dar cobertura a buen número de pacientes crónicos desinstitucionalizados y reducir el tiempo de estancia en las unidades de hospitalización.

El centro de día ha de estar situado cerca y acesible a la comunidad con unos horarios flexibles y compatibles con otras actividades sociales y comunitarias.

La zona geodemográfica de asistencia debe ser de unos 200.000 habitantes. En cuanto al número de pacientes, puede tener una capacidad de entre 40-50 plazas, ya que un volumen superior crearía fenómenos grupales de masificación.

El equipo terapéutico, dada la orientación hacia la rehabilitación y mantenimiento, debe estar compuesto fundamentalmente por terapeutas ocupacionales, asistentes sociales, psicólogo, médico psiquiatra y DUE. Asimismo, podrían añadirse profesionales tales como: logopedas, fisioterapeutas, etc.

22.3. Hogares protegidos

Son estructuras concebidas para albergar a aquellos pacientes que no pueden aspirar a ningún otro tipo de integración comunitaria, agotados ya todos los esfuerzos de reinserción.

No se trata de una alternativa a la hospitalización ni un eslabón a medio camino, sino de una opción global de existencia.

- *Reseña histórica*

A lo largo de los tiempos, el destino del enfermo mental ha sido durante mucho tiempo sombrío. Siguiendo a Vincent, frecuentemente fue rechazado y abandonado por su propia comunidad.

Algunas pequeñas sociedades son la excepción a esta regla; la más conocida es, quizá, la de Gheel, en Bélgica, la cual se convirtió, a finales de la Edad Media, en lugar de peregrinación para los enfermos mentales. Precisamente esta comunidad es la que va a dar origen a la primera colonia familiar, es decir, el primer albergue familiar para enfermos mentales.

La Edad Media, lógicamente, supuso el desarrollo de un gran número de peregrinaciones, a las que Sans denomina terapéuticas, de las cuales algunas hacían referencia a los enfermos mentales. Éstos, iban solos o acompañados a invocar a los santos para lograr la curación de sus males. Más concretamente, a Gheel se iba a implorar la curación a santa Dymphene, una joven princesa irlandesa que se refugió allí para huir de los deseos incestuosos de su padre. Estos sucesos ocurren hacia el siglo VII. Su padre la encuentra y la decapita. Posteriormente, es canonizada por la Iglesia y en ese lugar se construye una iglesia la cual será centro de peregrinaciones en el siglo XIII.

En una casa adosada a la iglesia, los enfermos mentales esperaban la curación. Para ello se encargaba un novenario. Si transcurrido este tiempo, y tras una serie de rituales, no había resultados, el enfermo pasaba a habitar en el seno de alguna familia del lugar, a fin de poder continuar acudiendo a la iglesia en espera de la curación. La fama de la santa se extendió por todas partes y Gheel se convirtió en la primera colonia para enfermos mentales.

Dando un amplio salto en la historia, nos situamos en el siglo XIX. Falret, en Francia, en 1861, tras estudiar esta colonia, presenta un informe a la Sociedad Médico Psicológica que servirá de referencia para la discusión de los emplazamientos familiares en ese país.

Asimismo, en el siglo XIX hay antecedentes de hogares familiares para enfermos mentales en Alemania. En Inglaterra, por entonces, se experimentó con hostales.

Pero el verdadero desarrollo de los hogares protegidos va parejo con el movimiento de desinstitucionalización que surge finalizada la Segunda Guerra Mundial y que, siguiendo a Rutman (1977), se basa en cinco acontecimientos fundamentales:

1. El impacto de las terapéuticas psicofarmacológicas, que abren el hospital y reducen la duración de las hospitalizaciones, permitiendo los tratamientos ambulatorios.
2. La organización de programas de asistencia extrahospitalaria: Los centros de salud mental comunitaria de Estados Unidos, aprobados en 1963, la política de sector en Francia en 1960 y la creación del Servicio Nacional de Salud en Inglaterra en 1948.
3. La crítica de la institución psiquiátrica, ampliamente difundida a finales de la década de 1960.
4. Ciertas reformas jurídicas: Mental Health Act de 1959, en Inglaterra que pone el acento sobre la rehabilitación social de minusválidos psíquicos y asigna el cuidado de los mismos a las autoridades locales; y la Community Mental Health Act de 1963, en Estados Unidos, debidas a la acción de asociaciones de enfermos, que hacen más difícil el uso coercitivo de la psiquiatría, en cuanto a la práctica del internamiento o la prescripción de ciertos tratamientos biológicos contra la voluntad de los pacientes.
5. El desarrollo de programas de reinserción social. Es esto, tal vez, lo único que ha llevado a una alternativa eficaz a las instituciones, y aquí se enmarcan los

hogares protegidos que, con distintas denominaciones, han ido surgiendo por todo el mundo.

En España, hay experiencias a partir de mediados de la década de 1970: En el Instituto Psiquiátrico Femenino de Sant Boi de LLobregat (1975), en el Hospital Psiquiátrico de Málaga (1982), en el Hogar Izarra en Vizcaya (1975), en Asturias (1982), y en Valladolid (1976).

Los hogares protegidos alojan a una pequeña comunidad de entre 3 y 6 pacientes que se constituyen en un núcleo de convivencia, el cual sustituye al medio familiar de forma permanente.

Los pacientes tributarios de este tipo de estructura pueden ser de una gran heterogeneidad, incluida la diversidad diagnóstica, aunque deben ser cuidadosamente selecionados con el fin de evitar incompatibilidades convivenciales. A menudo, incluye pacientes con una profunda carga de institucionalización, con años de "experiencia manicomial".

El grado de tutelaje que el equipo ejerce sobre estos hogares es altamente variable, desde un gran proteccionismo hasta una mínima presencia asistencial. Debe evitarse la pernocta de personal de equipo (salvo en casos excepcionales), y en todo caso debe concebirse la apertura de un hogar como el inicio de un proceso rehabilitador a medio o largo plazo.

El equipo estará siempre atento a cualquier modificación en el entorno de origen de cada paciente que le permita una reinserción más individualizada. Normalmente, los grupos que habitan estos hogares son grupos cerrados, aunque cabe la sustitución apropiada de uno de sus miembros cuando se produce una vacante (por reinserción familiar, exitus, etc.).

Hay dos grandes grupos de hogares protegidos:

1. Hogares adoptivos: Hogares familiares en los que una familia se encarga o adopta a una serie de pacientes.
2. Hogares asistidos: En los cuales un grupo de pacientes viven en su casa y son tutelados por un equipo asistencial.

22.4. Granjas terapéuticas

Se trata de una modalidad especial de hogar protegido, instalado en un medio rural o urbano limítrofe, para enfermos provenientes de un medio agrícola o aquellos en los que se estima útil un cierto aprendizaje o rehabilitación en contacto con la naturaleza y los trabajos del campo.

Normalmente, se constituyen en comunidades terapéuticas en su sentido más estricto. A menudo son concebidas con un carácter y unos objetivos altamente específicos y diferenciados, como las conocidas comunidades y granjas de rehabilitación de toxicómanos.

22.5. Comunidades terapéuticas

Como método de tratamiento, la comunidad terapéutica se utiliza para tratar una gran variedad de problemas conductuales de tipo emocional. El objetivo principal de la comunidad terapéutica es ayudar a la persona a adquirir un sentido de responsabilidad hacia sí misma y los demás.

Esto se logra dentro de un ambiente hogareño, donde los pacientes y el personal compartan la responsabilidad de la vida diaria.

Cada persona tiene la oportunidad de analizar sus sentimientos, su conducta y el afecto de su comportamiento con los demás miembros de la comunidad.

Se les da la oportunidad de ensayar nuevas conductas en un ambiente seguro. El uso de los principios de la modificación de conducta por parte de los miembros del grupo en la toma de decisiones ayuda a los pacientes a ser más responsables e independientes, y a gobernarse por sí mismos.

El cuidado y la convivencia se constituyen en los principios directrices de todos los pacientes. El profesional de enfermería, como miembro de la comunidad, desempeña un rol de modelo y asesor de los pacientes. La capacidad del personal para ser abiertos, cuidar y compartir los pensamientos y sentimientos, ayuda a determinar el valor de este programa humanístico.

- *Conceptos importantes en una comunidad terapéutica*

  - Un clima terapéutico para enfermos mentales depende de la actitud del personal hacia la enfermedad mental y hacia las necesidades de los pacientes.
  - El objetivo de un ambiente terapéutico es ayudar al paciente a desarrollar un sentido de autoestimación y valor personal, a mejorar su capacidad para relacionarse con otras personas, a aprender a confiar en otros y a regresar a la comunidad mejor preparado para reasumir su papel en la vida y en el trabajo.
  - La clave de un ambiente terapéutico es ocuparse de las necesidades particulares de cada enfermo y no tratar a los pacientes como miembros de una muchedumbre.
  - La comunidad terapéutica es un enfoque contemporáneo del cuidado de los enfermos mentales que tiene por base compartir la responsabilidad del tratamiento entre los pacientes y el personal hospitalario.
  - Un aspecto importante de una situación democrática es que los individuos afectados por una decisión participan en el hecho de tomar dicha decisión.
  - A pesar de la causa de hospitalización, la mayoría de los pacientes adultos pueden tomar decisiones válidas acerca de muchos de los casos que afectan a su bienestar y debe dárseles la oportunidad de probarlo.
  - Tanto los pacientes como los miembros del personal hospitalario deben entender cuáles son las responsabilidades de gobierno en que participan los propios pacientes, y cuáles son las áreas que no quedan en su campo de acción.

- Para que tenga éxito la participación de los enfermos en su propio gobierno, es necesario que haya ratificación administrativa, aceptación e interés activos.
- Con frecuencia es el personal de enfermería quien tiene que fijar las restricciones, aunque las decisiones, a este respecto, suelen tomarse en juntas en las que participa todo el equipo.
- El trabajo de la comunidad terapéutica y el mantenimiento de una red abierta de comunicación se logran mediante una reunión diaria a la que asisten el personal y todos los pacientes y trabajadores del la comunidad terapéutica.
- Es fácil que la enfermera confunda la imposición de restricciones con el control total de la conducta del enfermo.
- No es posible desarrollar un ambiente terapéutico, sin la guía enérgica e inteligente de un profesional de la enfermería o de alguna persona capaz que actúe como tal.
- En un ambiente terapéutico, será necesario para el profesional de enfermería delegar en otras personas el trabajo burocrático y dedicar todo su tiempo para orientar al personal de la comunidad conforme participa con los pacientes en todas las actividades planeadas.
- En gran parte, la efectividad terapéutica de la experiencia que el enfermo vive en la comunidad terapéutica dependerá del nivel de orientación profesional que el personal de enfermería establezca de antemano.

22.6. Residencias asistidas

Las residencias asistidas tienen como objetivo primordial el cuidado de personas marginadas que, por diferentes motivos (insuficiencia mental, deterioro psíquico, desarraigo social, etc.), tienen la posibilidad de inserción muy limitada y precisan de ayudas, por lo general, de tipo físico.

En las residencias asistidas se tratará de proporcionar al paciente aquellas actividades tanto de tipo básico de residencia, tales como aseo, alimentación, ocio, socioterapia, etc., como de actividades de tipo terapéutico, con el fin de ir corrigiendo las discapacidades en orden a una integración social lo más adecuada posible.

Bibliografía

AGÜERA ORTIZ, L. F.: *Demencia, una aproximación práctica*. Barcelona: Masson, 1998.

ALFARO, R.: *El proceso de atención de enfermería. Guía práctica*. Barcelona: Doyma, 1988.

ALMENAR, C. y CAMPILLO, M.: "Trastornos no orgánicos del sueño". En: BARCIA, D. (ed.). *Tratado de Psiquiatría*. Madrid: ARAN, 2000.

American Psychiatric Association: DSM-IV. *Manual diagnóstico y estadístico de los trastornos mentales*. Barcelona: Masson, 1995.

AYUSO, J. L. y CALVE, A.: *La psiquiatría en el hospital general*. Madrid: Paz Montalbo, 1976.

BLEANDONU, G. y DESPINOY, M.: *Hopitaux de jour et psychiatre dans la communaute*. París: Payot, 1974.

BOBES, J.: *No te rindas ante los trastornos del sueño*. Madrid: Rialp, 1992.

BOBES, J.: *Salud mental. Psicopatología*. Madrid: Síntesis, 1994.

BOBES, J.: *Salud mental. Enfermería psiquiátrica*. Madrid: Síntesis, 1994.

BOBES, J.; GONZÁLEZ-QUIRÓS, P. y GARCÍA-PORTILLA, P.: *30 años de alcohol y otras drogas en Asturias*. Oviedo: Gofer, 1996.

BOBES, J.; BOUSOÑO, M. y GONZÁLEZ, M. P.: *Manejo de los trastornos mentales y del comportamiento en asistencia primaria* (2.ª ed.). Oviedo: Gofer, 1997.

BOBES GARCÍA, J.; GONZÁLEZ SEIJO, J. C. y SÁIZ MARTÍNEZ, P. A.: *Prevención de las conductas suicidas y parasuicidas*. Barcelona: Masson, 1997.

BOBES, J.; GONZÁLEZ, M. P.; SÁIZ, P. A. y BOUSOÑO, M.: "Trastornos del sueño". En: VÁZQUEZ-BARQUERO, J. L. (ed.). *Psiquiatría en atención primaria*. Madrid: Aula Médica, 1998.

BOBES GARCÍA, J.; BOUSOÑO GARCÍA, M.; SÁIZ MARTÍNEZ, P. A. y GONZÁLEZ GARCÍA-PORTILLA, M. P.: *Enfermería Psiquiátrica*. Barcelona: Doyma, 2000.

BOBES, J.; BOUSOÑO, M.; GONZÁLEZ, M. P. y SÁIZ, P. A.: *Manejo de los trastornos de ansiedad y los trastornos depresivos en asistencia primaria*. Barcelona: Masson, 2001.

BOUSOÑO GARCÍA, M.; GONZÁLEZ GARCÍA-PORTILLA, M. P. y BOBES GARCÍA, J.: *Psicobiología de la bulimia nerviosa*. Barcelona: EdiDe, 1994.

CABALLO VICENTE, E.: *Manual para el tratamiento cognitivo-conductual de los trastornos psicológicos* (vol. 1). Madrid: Siglo XXI, 1997.

CABRERA BONET, R. y TORRECILLA JIMÉNEZ, J. M.: *Manual de drogodependencias*. Madrid: Cauce Editorial, 1998.

CAPLAN, G.: *Principes of preventive psyquiatry*. Nueva York: Basic Books, 1964.

CARROBLES, J. y SANZ, A.: *Terapia sexual*. Madrid: Fundación Universidad-Empresa, 1991.

CASTILLA DEL PINO, C.: "Homenaje a Castilla del Pino". *Revista de la AEN*. 1998, VIII (27): 664.

CHINCHILLA, A.: *Anorexia y bulimia nerviosas*. Madrid: Ediciones Ergón, 1994.

CIBANAL, L. y ARCE, M. C.: *La relación enfermera-paciente*. Alicante: Universidad de Alicante, 1991.

COOK, J. S. y FONTAINE, K. L.: *Enfermería psiquiátrica* (2.ª ed.). Madrid: McGraw-Hill Interamericana, 1993.

CRESPO, J.; GIRÓN, S. y MARTÍNEZ, J. M.: "Trastornos debidos al consumo de drogas". En: BOBES, J. (ed.). *Enfermería Psiquiátrica*. Madrid: Síntesis, 1994.

DAVANLOO, H.: *Tratado de psiquiatría* (2.ª ed.). Barcelona: Salvat, 1989.

DÍEZ MANRIQUE, J. y PEÑA, C.: "Prevención del consumo excesivo de alcohol". En: VÁZQUEZ-BARQUERO, J. L. (ed.). *Psiquiatría en atención primaria*. Madrid: Aula Médica, 1998.

FERNÁNDEZ, F. y TURÓN, V.: *Trastornos de la alimentación. Guía básica de tratamiento en anorexia y bulimia*. Barcelona: Masson, 1998.

FORNES, J.; GILI, M. y ROCA, M.: "Trastornos neuróticos". En: BOBES, J. (ed.). *Enfermería Psiquiátrica*. Madrid: Síntesis, 1994.

FRANCH, J.; SOTO, A. y VIAÑA, J. L.: "Disfunciones sexuales". En: BOBES, J. (ed.). *Enfermería Psiquiátrica*. Madrid: Síntesis, 1994.

GELDER, M.; GATH, D. y MAYOU, R.: *Psiquiatría* (2.ª ed.). Madrid: McGraw-Hill Interamericana, 1993.

GIBERT, J.: *Lo que siempre quiso saber de los psicofármacos y nunca se atrevió a preguntar* (2.ª ed.). Madrid: Aula Médica, 2000.

GINER UBAGO, J. y FRANCO FÉRNANDEZ, M. D.: "Problemas relacionados con el alcohol". En: VÁZQUEZ-BARQUERO, J. L. (ed.). *Psiquiatría en atención primaria*. Madrid: Aula Médica, 1998.

GONZÁLEZ, E.; SÁIZ, P. A.; GONZÁLEZ, M. P.; BOUSOÑO, M. y BOBES, J.: "Trastornos esquizofrénicos". En: Bobes, J. (ed.). *Enfermería Psiquiátrica*. Barcelona: Doyma, 2000.

GONZÁLEZ, M. P.; SÁIZ, P. A.; RODRÍGUEZ, L. F.; BOUSOÑO, M. y BOBES, J.: "Trastornos esquizofrénicos". En: BOBES, J.; BOUSOÑO, M. y GONZÁLEZ, P. (eds.). *Manejo de los trastornos mentales y del comportamiento en asistencia primaria* (2.ª ed.). Oviedo: Gofer, 1997.

GONZÁLEZ, M. P.; SÁIZ, P. A.; BOUSOÑO, M. y BOBES, J.: *Trastornos del ritmo sueño/vigilia: cuidados y atención*. Barcelona: Doyma, 2000.

GRANDE-COVIÁN, F.: *Alimentación y nutrición*. Barcelona: Salvat, 1984.

GUILLÉN, F. y PÉREZ DEL MOLINO, J.: *Síndromes y cuidados en el paciente geriátrico*. Barcelona: Masson, 1994.

ISAACS, A.: *Enfermería de salud mental y psiquiátrica* (2.ª ed.). Madrid: McGraw-Hill Interamericana, 1998.

KAPLAN, H. I. y SADOCK, B. J.: *Sinopsis de psiquiatría* (8.ª ed.). Madrid: Panamericana, 1999.

KASCHAK, D. y JAKOVAC, D.: *Planes de cuidados en geriatría*. Barcelona: Mosby-Doyma, 1994.

KYES, J. y HOFLING, C.: *Enfermería psiquiátrica*. Madrid: Editorial Interamericana, 1982.

LAÍN ENTRALGO, P.: *Concepto de salud y enfermedad*. Barcelona: Toray, 1965.

LEMOS GIRÁLDEZ, S.: "Los trastornos de ansiedad". En: GARCÍA, A. (ed.). *Manual práctico de psiquiatría actual*. Oviedo: Nobel, 1994.

LIPKIN, G. y COHEN, R.: *Cuidados de enfermería en pacientes con conductas especiales*. Barcelona: Doyma 1989.

LÓPEZ SÁNCHEZ, J. M.: "Nosología y diagnóstico". En: LÓPEZ IBOR, J. J. (ed.). *Psiquiatría*. Tomo I. Barcelona: Toray, 1982.

MALKA, R.: *Manual de alcohología*. Barcelona: Masson, 1988.

MASSÉ, P. y COICOU, A.: "Psicopatología de la vida instintiva: sueño, nutrición, sexualidad y agresividad". En: CERVERA ENGUIX, S. *et al.* (eds.). *Manual del residente de psiquiatría*. Madrid: Litofinter, 1997.

MCFARLAND, G.; WASLI, E. y GERETY, E.: *Nursing diagnoses and process in psychiatric mental health Nursing* (2.ª ed.). Philadelphia: J. B. Lippincott, 1992.

MÉNDEZ, J. R.; RODRÍGUEZ, M. D. y PÉREZ, A.: *Asistencia psicogeriátrica*. En: Bobes, J. (ed.). *Enfermería Psiquiátrica*. Madrid: Síntesis, 1994.

MERENESS, D.: *Elementos de enfermería psiquiátrica*. México: La Prensa Médica Mexicana, 1988.

North American Nursing Diagnosis Association (NANDA). *Taxonomy I Revised*. St. Louis, Missouri: NANDA, 1990.

O'BRIEN, P. G.; KENNEDY, W. Z. y BALLARD, K. A.: *Enfermería psiquiátrica*. México DF: McGraw-Hill Interamericana, 2001.

Organización Mundial de la Salud. CIE-10. *Décima revisión de la Clasificación Internacional de Enfermedades. Trastornos Mentales y del Comportamiento*. Madrid: Meditor, 1992.

Organización Mundial de la Salud. CIE-10. *Décima revisión de la Clasificación Internacional de Enfermedades. Trastornos Mentales y del Comportamiento. Pautas diagnósticas y de actuación en atención primaria*. Madrid: Meditor, 1996.

Organización Mundial de la Salud. CIE-10. *Clasificación de los Trastornos Mentales y del Comportamiento con glosarios y criterios diagnósticos de investigación. CIE-10: CDI-10*. Madrid: Médica Panamericana, 2000.

PELLETIER, L.: *Enfermería psiquiátrica, estudio de casos, diagnóstico y planes de cuidados*. Barcelona: Doyma, 1987.

POCH, J.: *Introducción a la psicopatología y la psiquiatría*. Barcelona: Salvat Editores, 1985.

POLAINO, A. y DE LAS HERAS, J.: "Introducción a la psiquiatría". En: GARCÍA, A. (ed.). *Manual práctico de psiquiatría actual*. Oviedo: Nobel, 1994.

RAMÓN ROSA, F. y TORRECILLA JIMÉNEZ, J. M.: *El drogodependiente en urgencias*. Madrid: Agencia Antidroga de la Comunidad de Madrid, 1999.

RIGOL, A.: "Trastornos esquizofrénicos". En: RIGOL, A. y UGALDE, M. (eds.). *Enfermería de salud mental y psiquiátrica*. Barcelona: Masson, 1995.

ROCA, M.: *Trastornos del humor*. Madrid: Médica Panamericana, 2000.

ROS MONTALBÁN, S.: *La conducta suicida*. Madrid: Ed. Libro del Año SL, 1997.
RUBIO LARROSA, V. y MURO BAQUERO, C.: *Apuntes de Enfermería Psiquiátrica*. Hospital Provincial Nuestra Señora de Gracia. Zaragoza: Diputación de Zaragoza, 1998.
RUIPÉREZ, I.; BAZTÁN, J.; JIMÉNEZ, C. y SEPÚLVEDA, D.: *El paciente anciano*. Madrid: Interamericana, 1998.
SALES, R.; ALBERTOS, S.; PIQUÉ, J. y MERELLES, A.: *Diagnósticos de enfermería: aplicación en una Unidad Psiquiátrica de un Hospital General*. Valencia: Nau Llibres, 1991.
SALORIO, P. y SANTIUSTE, M.: "Psicoterapia de grupo, pareja y familia". En: BOBES, J. (ed.). *Enfermería Psiquiátrica*. Madrid: Síntesis, 1994.
SLAIKEU, K. A.: *Intervención en crisis*. México: Ed. Manual Moderno, 1988.
SPENCER BROWN, G.: *Laws of form*. Nueva York: Bantam, 1973.
STAAB, A. y HODGES, L.: *Enfermería gerontológica*. México: Interamericana, 1996.
STUART, G. y SUNDEEN, S. *Enfermería psiquiátrica*. Madrid: McGraw-Hill Interamericana, 1992.
TAYLOR, C. M.: *Mereness'Essentials of psychiatric nursing* (11.ª ed.). St Louis: Mosby, 1986.
TAYLOR, D. y GARY, F.: "Sexual health and disorders of sexual functioning". En: GARY, F. y KAVANAGH, Ch. (eds.). *Psychiatric mental health nursing*. Philadelphia: JB Lippincott, 1991.
TORO, J.: *El cuerpo como delito. Anorexia, bulimia, cultura y sociedad*. Barcelona: Ariel, 1996.
TORO, J. y ARTIGAS, M.: *El cuerpo como enemigo. Comprender la anorexia*. Barcelona: Martínez Roca, 2000.
TORO, J. y VILARDELL, E.: *Anorexia nerviosa*. Barcelona: Martínez Roca, 1987.
TURÓN GIL, V.: *Trastornos de la alimentación. Anorexia nerviosa, bulimia y obesidad*. Barcelona: Masson, 1997.
UGALDE, M.: "Alteraciones psicofisiológicas". En: RIGOL, A. y UGALDE, M. (eds.). *Enfermería de salud mental y psiquiátrica*. Barcelona: Masson, 1995.
VALLEJO, J.: *Introducción a la Psicopatología y la Psiquiatría* (4.ª ed.). Barcelona: Masson, 1998.
VÁZQUEZ-BARQUERO, J. L.: *Psiquiatría en atención primaria*. Madrid: Grupo Aula Médica, 1998.
VERA, M. y FERNÁNDEZ, M.: *Prevención y tratamiento de la obesidad*. Barcelona: Martínez Roca, 1989.
VIAR, I. y UNZUETA, B.: "Psicoterapia Individual". En: BOBES, J. (ed.). *Enfermería psiquiátrica*. Madrid: Síntesis, 1994.
VIETA, E.: *Abordaje actual de los trastornos bipolares*. Barcelona: Masson, 1999.
WILLS, R.: "Problemas psiquiátricos del anciano". En: CARNEVALI, D. y PATRICK, M. (eds.). *Tratado de enfermería geriátrica* (2.ª ed.). México: McGraw-Hill Interamericana, 1988.